AF345102

ourragères, parmi lesquelles il y en a plusieurs qui doivent être regardées comme véritablement agricoles. En 1804, John Elleman a introduit en Angleterre le *trèfle incarnat* (TRIFOLIUM INCARNATUM, L.), cultivé depuis longtemps en France dans les provinces du Sud-Ouest; en 1831, Thompson y importa de Munich le *ray-grass d'Italie* (LOLIUM ITALICUM, V.); en 1834, Georges Stephens y propagea le *trèfle hybride* (TRIFOLIUM HYBRIDUM, L.), qu'il avait reçu de Suède; en 1841, M. P. Lawson recommanda à l'attention des agriculteurs le *brome Schrœder* (BROMUS SCHRŒDERI) que lui avait envoyé le directeur du jardin botanique de Berlin.

En France, nos acquisitions, depuis le commencement de ce siècle, ont été aussi très-importantes. Nous devons à M. Vilmorin père la *carotte blanche à collet vert*, qu'il avait reçue de Belgique en 1825; à M. Princepré de Buire, le *sainfoin à deux coupes*, très-répandu aujourd'hui dans la Picardie; à M. Planchard, le *trèfle incarnat tardif;* à M. de Boëssière, le *chou de Lannilis;* à M. de Val, la *gesse velue* (LATYRUS HIRSUTUS, L.) espèce très-rustique et fourrageuse; à M. Galliot, le *trèfle élégant* (TRIFOLIUM ELEGANS, S.); à M. Bossin, la *spergule géante* (SPERGULA MAXIMA, Reich.) décrite par Thaër dans les premières années de ce siècle.

Toutes ces plantes peuvent être cultivées avec succès en France, dans les localités qui leur conviennent et sur les terres qu'elles exigent. Je regrette que beaucoup d'entr'elles soient encore si peu connues de nos agriculteurs et qu'elles n'occupent pas chaque année une étendue plus grande que celle qui leur est consacrée. Si l'agriculture anglaise a fait depuis un siècle de si grands progrès, c'est qu'elle sait apprécier toute l'importance des plantes cultivées pour les animaux domestiques; si elle possède plus

GOURDON, chef des travaux d'anatomie et de chirurgie à l'École impériale vétérinaire de Toulouse. — ÉLÉMENTS DE CHIRURGIE VÉTÉ-
RINAIRE. 2 forts vol. in-8, accompagnés de 350 à 400 figures intercalées
dans le texte.

L'ouvrage sera divisé en 6 livraisons qui paraîtront successivement de trois
mois en mois. — Les cinq premières livraisons sont en vente. — Prix.   17 fr. 50

LECOQ, directeur, professeur à l'École vétérinaire de Lyon. — TRAITÉ DE
L'EXTÉRIEUR DU CHEVAL ET DES PRINCIPAUX ANIMAUX DO-
MESTIQUES. 3e édition, ornée de 155 figures intercalées dans le texte.
1 beau vol. in-8. 1855.   9 fr.

MAGNE, professeur à l'École vétérinaire d'Alfort. — PRINCIPES D'AGRI-
CULTURE ET D'HYGIÈNE VÉTÉRINAIRE, 3e édition, augmentée et ornée de figures intercalées dans le texte. (Sous presse pour paraître dans le
courant de l'année 1857.)

MAGNE. — CHOIX DES VACHES LAITIÈRES, ou Description de tous
les signes à l'aide desquels on peut apprécier les qualités lactifères des vaches.
2e édition. 1 vol. in-12, avec planches. 1853.   1 fr. 25

MAGNE. — CHOIX DU CHEVAL, ou Appréciation de tous les caractères
à l'aide desquels on peut reconnaître l'aptitude des chevaux aux divers services ; 1 vol. in-12, avec planches. 1853.   1 fr. 25

NOUVEAU DICTIONNAIRE LEXICOGRAPHIQUE ET DESCRIPTIF DES
SCIENCES MÉDICALES ET VÉTÉRINAIRES, comprenant l'Anatomie,
la Physiologie, la Pathologie générale, la Pathologie spéciale, l'Hygiène, la
Thérapeutique, la Pharmacologie, l'Obstétrique, les Opérations chirurgicales,
la Médecine légale, la Toxicologie et les Sciences accessoires ; avec planches
intercalées dans le texte; suivi d'un VOCABULAIRE BIOGRAPHIQUE,
par MM. RAIGE-DELORME, D. M., bibliothécaire à la Faculté de médecine de
Paris, ancien rédacteur en chef des *Archives générales de médecine;*
Ch. DAREMBERG. D. M., bibliothécaire à la bibliothèque Mazarine, et bibliothécaire honoraire de l'Académie nationale de médecine; H. BOULEY, professeur de clinique et de chirurgie à l'École vétérinaire d'Alfort; J. MIGNON,
docteur en médecine, ancien chef de service à l'École vétérinaire d'Alfort,
avec la collaboration de M. Ch. LAMY, pour la partie chimique.

L'ouvrage formera 1 très-fort vol. in-8 de plus de 1,200 pages à 2 colonnes
texte compacte avec figures intercalées; il sera publié en QUATRE livraisons.
Les trois premières, contenant la matière de 6 forts volumes in-8, sont en vente.
Prix de ces trois livraisons.   14 fr. 50

RAINARD, directeur de l'École nationale vétérinaire de Lyon. — TRAITÉ
COMPLET DE LA PARTURITION DES PRINCIPALES FEMELLES
DOMESTIQUES, suivi d'un Traité sur les maladies propres aux femelles et
aux jeunes animaux. 2 vol. in-8. 1845.   12 fr.

RIGOT ET **LAVOCAT**. — TRAITÉ COMPLET DE L'ANATOMIE DES
ANIMAUX DOMESTIQUES, divisé en 6 livraisons.

Les quatre premières livraisons comprenant la SYNDESMOLOGIE, l'OSTÉOLOGIE,
la MYOLOGIE et l'ANGÉIOLOGIE (1re partie), par RIGOT, professeur d'anatomie et
de physiologie à l'École royale vétérinaire d'Alfort. Les livraisons 5 et 6 comprenant l'ANGÉIOLOGIE (2e partie), la NÉVROLOGIE, la SPLANCHNOLOGIE, les APPAREILS
DES SENS et l'OVOLOGIE, par A. LAVOCAT, professeur d'anatomie et de physiologie à l'École vétérinaire de Toulouse. 6 parties in-8. Prix.   24 fr.

RODET (H.-J.-A.), professeur à l'École impériale vétérinaire d'Alfort. —
BOTANIQUE AGRICOLE ET MÉDICALE, ou Étude des Plantes qui
intéressent principalement les Vétérinaires et les Agriculteurs, et suivie d'une
méthode dichotomique, ayant pour but de conduire au nom de ces Plantes.
1 très-fort volume in-8 de 850 pages, accompagné de 328 figures intercalées
dans le texte. 1857.   12 fr.

Imprimerie de W. REMQUET et Cie, rue Garancière, 5.

RACES BOVINES FRANÇAISES.

AVERTISSEMENT DE L'ÉDITEUR.

Sous ce titre : *Hygiène vétérinaire appliquée*, M. Magne vient de publier un ouvrage étendu, dans lequel il a étudié avec le plus grand soin les nombreuses questions relatives à nos principaux animaux domestiques.

Dans cet ouvrage, l'auteur, que de fréquents voyages dans nos provinces ont mis à même d'acquérir des connaissances précises sur toutes les questions relatives à la production, au perfectionnement et à l'utilisation de nos animaux domestiques, donne les caractères de nos races, fait ressortir leurs défauts et leurs qualités, indique les moyens de les améliorer et trace les règles relatives à l'entretien, à la multiplication, à l'élevage, à l'éducation ou à l'engraissement de chaque espèce.

L'ensemble de ces matières forme un guide complet dans lequel les propriétaires d'animaux trouveront les notions nécessaires à la pratique des différentes branches de l'hygiène vétérinaire.

Pour rendre son ouvrage plus pratique, l'auteur a eu soin d'étudier chaque espèce séparément par rapport aux races qu'elle fournit, aux soins qu'elle réclame et aux usages auxquels elle est propre. L'histoire du cheval, celle du bœuf, celle du mouton et celle du porc constituent ainsi autant de monographies, de traités complets.

Cette marche suivie par M. Magne, les divisions qu'il a adoptées nous ont permis de séparer les diverses parties de l'ouvrage (1), et de répondre aux désirs des cultivateurs qui s'occupent plus spécialement de la production et de l'élevage de telle ou telle espèce, et qui ne tiennent à se procurer que les travaux relatifs à la branche de la zootechnie qu'ils pratiquent.

Ce volume, que nous livrons au public, n'est donc qu'une partie de l'ouvrage de M. Magne sur l'hygiène vétérinaire, mais une partie complète sur la matière qu'elle traite, et pour l'intelligence de laquelle il n'est nul besoin de recourir aux autres.

(1) 1. Étude du Cheval, de l'Ane et du Mulet, précédée de considérations sur l'amélioration de tous les animaux domestiques. 1 fort vol. in-8°. . . . . 8 fr.

2. Étude du Bœuf. 1 vol. in-8°. 5

3. Étude du Mouton, de la Chèvre et du Porc. 1 vol. in-8°. 5

4. Étude du Porc séparément. 1 vol. in-8°. 2

DU BOEUF.

CHAPITRE PREMIER.

Du genre Bœuf et de ses principales espèces.

De l'ordre des ruminants, ce genre renferme plusieurs espèces qui présentent les caractères suivants : 32 dents, —
24 molaires, 12 à chaque mâchoire, et 8 incisives à la mâchoire inférieure, ces dernières, larges en forme de palettes,
disposées en une rangée régulière, pas de crochets ; — tête
grosse, à chanfrein droit, terminée par un mufle ; 2 cornes sur
le frontal, simples, coniques, divergentes, à surface lisse, portées sur un prolongement osseux dont l'intérieur communique
avec les sinus ; oreilles mobiles, en cornet ; queue en balai ;
corps trapu ; membres forts, courts, terminés par deux doigts,
chacun revêtu d'un onglon ; 2 onglons rudimentaires appelés *ergots* ; 4 estomacs ; une vésicule biliaire ; 4 mamelles
inguinales ; peau forte, ample ; membrane buccale épaisse et
rugueuse.

Animaux de forte taille, essentiellement herbivores, vivant
par troupes dans les contrées chaudes, et de préférence dans
les plaines ; s'accommodant plutôt d'herbe longue, fût-elle
grosse, que d'herbe courte : ils tondent difficilement les gazons
avec leur mâchoire édentée. Après le repas, propension au

repos pour ruminer. Les mâles deviennent féroces avec l'âge, surtout à l'époque des amours, et les femelles sont unipares.

AUROCH. *Bœuf sauvage de Pologne, bos taurus ferus.* — De très-forte taille, à cornes fortes, à front large bombé, à occipital saillant, à corps long, il a un pelage brun, plus laineux en hiver qu'en été et assez long sur l'encolure pour couvrir les épaules ; sa gorge est garnie d'une barbe pendante.

L'auroch vit aujourd'hui dans les Karpathes et le Caucase, la Lithuanie, la Moldavie. On l'appelle bison d'Europe à cause de sa ressemblance avec le suivant.

BISON. *Bœuf sauvage d'Amérique, bos americanus.* — Corps gros, trapu ; tête courte, grosse ; cornes moyennes ; menton pourvu d'une barbe longue, épaisse, non frisée ; garrot saillant, couvert d'une masse charnue ; membres courts ; queue terminée par un bouquet de crins ; poils longs, crépus, laineux sur le cou, la tête, les épaules et les avant-bras (*fig.* 1re).

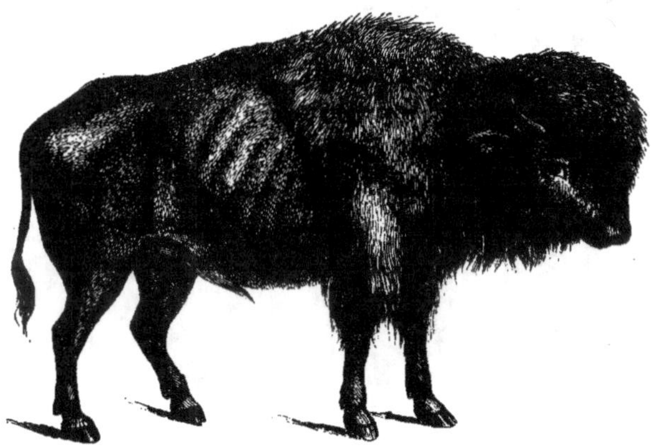

Fig. 1. — BISON.

Le bœuf d'Amérique habite l'été dans des prés, l'hiver dans les forêts de l'Amérique du Nord ; il est d'un naturel paisible, facile à apprivoiser ; la viande en est bonne ainsi que la peau ; sa fourrure, qu'on emploie à faire des tissus, peut, dans certaines positions, donner à cette espèce une supériorité sur nos bœufs domestiques.

L'auroch et le bison sont considérés, par quelques naturalistes, comme formant un sous-genre.

Bœuf musqué. *Bos moschatus.* — Petit, très-trapu ; poil long touchant presque à terre, mêlé en hiver à un duvet épais qui tombe en été ; cornes aplaties à la base, descendant sur les côtés de la tête et se relevant en pointe ; odeur de musc très-forte. Vit en troupes dans le nord de l'Amérique septentrionale.

Bœuf d'Afrique. *Bos caffer.* — Cornes noires, grandes, écartées, à base aplatie recouvrant le sommet de la tête ; corps volumineux ; jambes courtes ; fanon ample ; pelage ras, brun. Se trouve dans l'Afrique méridionale, attaque l'homme et se défend contre les carnassiers. Son cuir est très-estimé. Ces deux dernières espèces n'offrent pas d'intérêt.

Yack. *Bos grunniens.* —Corps trapu ; garrot saillant ; chanfrein enfoncé ; poil laineux, long sur tout le corps ; queue touffue garnie de poils longs qui ont fait appeler cet animal *buffle à queue de cheval* (*fig.* 2).

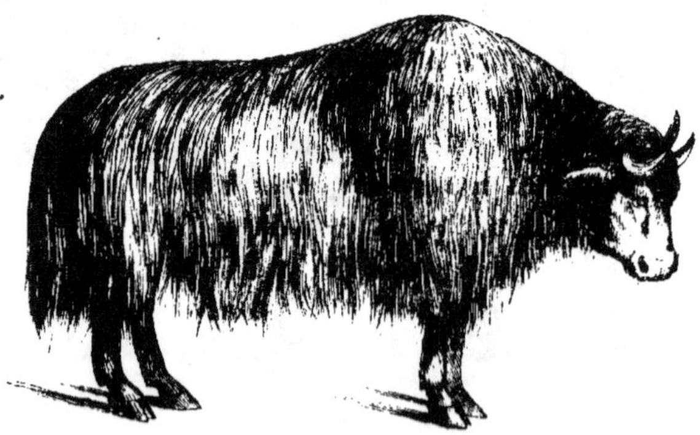

Fig. 2. — YACK.

Le yack vit en troupes dans la Tartarie, le Thibet, et est domestique chez les Mongols, les Kalmoucks où on l'emploie comme bête de somme et comme bête de labour. Amené de la Chine il y a quelques années par M. de Montigny, il se multiplie au Muséum d'histoire naturelle, et il en a été importé

1.

dans le département de l'Isère par les soins de la Société d'acclimatation.

Ce bœuf se recommande par son aptitude à travailler, et s'il est loin de valoir notre bœuf domestique pour la viande et le lait, il a une laine longue, grosse, mais assez douce. Comme il est élevé sur les plus hautes montagnes du Thibet, on a pensé qu'il pourrait servir à utiliser les sommités de nos Alpes.

BUFFLE. *Bos bubalus.* — Le buffle, dont quelques auteurs admettent plusieurs espèces, a 13 paires de côtes ; des jambes courtes, robustes ; un front saillant ; des cornes longues, divergeant un peu en arc en arrière, avec une crête très-marquée sur la face antérieure (*fig.* 3).

Il vit en troupes en Afrique et en Asie. Il est domestique dans la Chine, la Perse, l'archipel Indien, l'Arabie, l'Égypte, la Grèce, l'Italie et la Hongrie. Presque sauvage dans beaucoup de localités, il maigrit en hiver et reprend de l'embonpoint à la pousse de l'herbe. Il recherche les lieux les plus humides et résiste, dit-on, à l'influence des marais. Cependant il est affecté, en Italie dans les contrées paludiennes, d'une maladie qui paraît charbonneuse.

Le buffle est très-fort et très-robuste. Il donne un fumier excellent, un lait abondant qui, quoique un peu musqué, fait de bons fromages et un beurre très-estimé. Ce bœuf a une belle conformation : le cou est mince et la tête fine, tandis que les parties qui fournissent la meilleure viande, les lombes, la croupe, sont larges. Il a beaucoup de suif et le cuir en est très-recherché.

Souvent importé en France, le buffle, quoique intelligent et d'un entretien très-facile, a toujours disparu parce qu'il n'a jamais été trouvé supérieur à notre bœuf.

ZÉBU. *Bos indicus.*— C'est le nom du bœuf des Indes appelé *bœuf à bosse* à cause d'une loupe qu'il porte sur le garrot. Quoique donné comme une espèce particulière, caractérisée par cette proéminence, il doit être regardé comme une race de notre bœuf domestique, car il produit avec elle des individus féconds.

Le zébu a la taille très-variable, le corps trapu, couvert de poils ras, fins, jaunes, blancs ou gris, la tête courte, le chanfrein busqué, les oreilles grandes, les cornes fines, contournées, un peu aplaties, le fanon ample, ondulé, s'étendant très en arrière et se prolongeant jusqu'au menton, les jambes grêles, les articulations nettes, la queue longue.

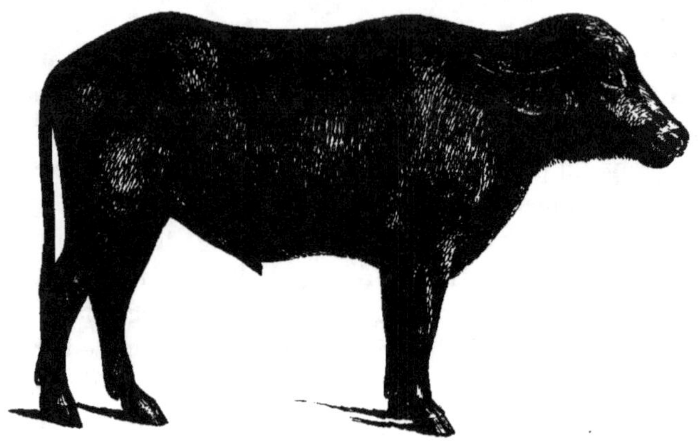

Fig. 3. — BUFFLE.

Dociles, forts, agiles et intelligents, les zébus sont aptes à faire des travaux variés; ils rendent dans l'archipel Indien, au Bengale, les services que nous retirons des bœufs et des chevaux; ils sont attelés à des charrettes à quatre roues, très-lourdement chargées, comme aux voitures de luxe, et conduits au moyen de guides qui partent des cornes, des oreilles ou du mufle. Ils sont aussi employés comme bêtes de somme et comme monture. Les uns trottent, vont à l'amble et font de fortes journées; d'autres portent de très-lourds fardeaux dans des chemins très-montueux. Le zébu est d'un entretien facile.

Bœuf domestique. *Bos taurus.* — Le bœuf ne se trouve pas à l'état sauvage. Les troupes innombrables de ce quadrupède qui vivent en Amérique depuis le fond des vallées jusqu'à la région des neiges, proviennent de bœufs domestiques abandonnés. Partout où l'homme peut le nourrir, le bœuf prospère : au niveau des mers ou sur les plateaux les plus élevés de nos montagnes, comme dans les plaines de nos hautes vallées, prenant, il est vrai, un développement en rapport avec la fertilité des herbages, mais jouissant toujours d'une santé robuste, et se multipliant sans soins dispendieux. Dans toutes les positions, il est remarquable par la facilité avec laquelle il s'entretient et s'engraisse ; par sa force, sa docilité, l'abondance de son lait, l'arome de son beurre et le goût de sa viande. Aucune autre espèce ne lui est comparable.

CHAPITRE II.

Des races bovines françaises et de leur amélioration.

SECTION PREMIÈRE.

CONSIDÉRATIONS GÉNÉRALES SUR LES APTITUDES DES ANIMAUX DE L'ESPÈCE BOVINE ; CONDITIONS ANATOMIQUES ET PHYSIOLOGIQUES DE CES APTITUDES.

Malgré leurs qualités, nos races bovines ne sont plus en rapport, ni avec nos besoins, ni avec les moyens que nous avons de les entretenir. On ne s'était jamais aussi fortement préoccupé de leur perfectionnement, et leur transformation déjà commencée, et par l'action des agents hygiéniques, et par le croisement, se poursuit avec activité.

En utilisant les observations déjà faites sur l'amélioration des animaux, sur le croisement des races, sur les changements que les progrès agricoles, les opérations commerciales, apportent dans la production des fourrages et la manière de nourrir le bétail, sur la constitution géologique comme sur le climat propre à chaque localité, n'est-il pas possible de prévoir quel est le genre d'amélioration dont les animaux sont susceptibles ? ne peut-on pas aussi déterminer à l'avance quelle est la marche qu'il faut suivre pour arriver sans mé-

comptes au but que l'on veut atteindre, et éviter des tâtonne-
ments ou des erreurs toujours fort dispendieuses et même
nuisibles aux progrès agricoles en général ?

Mais d'abord, quelles sont les améliorations qu'il faut de
préférence chercher à produire dans les bêtes bovines?

Cette question doit être résolue en ayant égard à la nature
des animaux, aux conditions hygiéniques qui les entourent
et aux circonstances économiques et commerciales dans lesquelles se trouvent les producteurs. C'est en traitant des races
que nous l'étudierons d'une manière particulière pour chaque
localité; mais nous devons l'examiner ici d'une manière générale, au point de vue de l'anatomie et de la physiologie.

Les bêtes bovines nous fournissent du travail, du lait et de
la viande, il serait superflu de le dire; mais il importe de rechercher quelles sont les conditions anatomiques ou physiologiques d'où dérive l'aptitude à donner chacun de ces produits, d'examiner si le même animal est susceptible d'avoir
une grande aptitude à travailler, à s'engraisser et à donner
du lait.

Nous devrions, comme nous le disions dans la première
édition de cet ouvrage, posséder des animaux exclusivement
propres, les uns à travailler, les autres à donner des produits; des chevaux pour les charrois, des bêtes bovines pour
la boucherie et pour la production du lait. Ces divers animaux
donneraient plus de profit, cela est incontestable, dans les
grandes exploitations où les bêtes de labour ne suffisent pas
pour produire tout le fumier nécessaire à la culture et pour
consommer tous les fourrages récoltés dans la ferme.

Mais les animaux de l'espèce bovine ne peuvent-ils pas
posséder une double, une triple aptitude à un degré très-
marqué? Parce qu'une vache est très-propre à donner du lait,
doit-elle être nécessairement impropre à s'engraisser et à travailler? Y a-t-il dans le bœuf bien disposé pour faire de rudes
travaux une condition qui le rende mauvais pour la boucherie?

Anatomiquement enfin, les aptitudes doivent-elles s'exclure
et faut-il avoir des races bovines pour le travail, des races
pour le lait et d'autres pour la boucherie? Faut-il renoncer à

l'amélioration de ces races en dehors du point de vue exclusif de leur destination ? Telles sont les questions que nous avons à résoudre.

CONDITIONS FONDAMENTALES DES APTITUDES. — Tous les appareils organiques n'ont pas la même importance : les uns remplissent un rôle essentiel à la vie; les autres ne sont destinés qu'à un rôle secondaire. Quelques-uns de ces derniers pourraient être supprimés ou rester inactifs sans que la vie fût en danger.

Parmi les premiers nous nommerons, parce qu'ils nous intéressent, l'appareil digestif, l'appareil pulmonaire et l'appareil circulatoire. Ces appareils exécutent des fonctions que nous appellerons *fondamentales :* une digestion complète, une respiration ample, et une circulation régulière, agissent et en produisant, et en portant dans tous les tissus un sang bien réparateur.

Mais une fois créé, le sang, qui est la matière première de tous les autres produits de l'organisme, arrive à des appareils *secondaires* qui l'utilisent, l'élaborent. Ces appareils, pour ne citer que ceux qui se rapportent au sujet que nous étudions, sont ceux de la locomotion pour le travail, de la sécrétion de la graisse pour l'engraissement, de la sécrétion du lait pour la production de ce liquide.

Quelle que soit leur importance, ils ne font qu'utiliser les matériaux préparés par les premiers et leur sont subordonnés. Cette liaison est si évidente que les bouviers et les bergers, pour dire qu'un animal prend facilement la graisse, disent *qu'il se nourrit bien.*

Lorsque les appareils essentiels fonctionnent bien, ils impriment à tout l'organisme, et par conséquent aux appareils secondaires, une grande activité, en même temps qu'ils leur fournissent des matériaux abondants et bien élaborés : ils contribuent ainsi de deux manières à l'action des organes qui produisent le travail, la graisse et le lait.

CONDITIONS SECONDAIRES DES APTITUDES. — De ces observations nous pouvons déduire qu'il y a une condition essentielle, fondamentale des aptitudes, condition qui rapproche l'un de l'autre les animaux aptes à donner des produits diffé-rents. Que faut-il, quand cette condition existe, pour avoir une bonne bête de travail, une bonne bête à lait, ou un bœuf propre à bien prendre la graisse ?

Il faut greffer sur les caractères qui la constituent :

Des reins larges, des cuisses garnies de muscles puissants, et des articulations solides, pour faire un bœuf de travail ;

De grosses artères se rendant aux mamelles et donnant à ces glandes une grande activité, pour faire une bonne vache laitière.

Il faut enfin élever l'animal dans la mollesse et l'empêcher de faire des déperditions, pour constituer une bête de bou-cherie.

Ainsi l'ensemble des caractères serait, à savoir :

Pour le bœuf de travail : Poitrine ample, poitrail ouvert et garrot épais ; région lombaire large et bien soutenue ; croupe longue et forte ; cuisses et épaules pourvues de muscles longs et volumineux ; membres d'aplomb ; articulations souples ; jarrets et avant-bras larges. Quatre conditions lui sont sur-tout nécessaires : des organes digestifs fonctionnant bien, une bonne respiration, des reins solides et les principales articulations des membres bien conformées ;

Pour la vache laitière : Poitrine large, bassin ample, glandes mammaires recevant de gros vaisseaux sanguins. Trois conditions sont indispensables : une bonne digestion, une respiration assez active pour bien élaborer les principes fournis par les intestins et une grande activité des mamelles ;

Pour le bœuf de boucherie : Poitrine ample, lombes larges ; croupe volumineuse et cuisses épaisses. Trois conditions sont indispensables : une digestion active, une bonne respira-tion et un train postérieur bien développé pour fournir beau-coup de viande là où elle est de première qualité.

Remarquons qu'il n'y a dans ces aptitudes aucune dispo-sition anatomique essentielle qui exclue positivement les autres. Pourquoi le bœuf qui a les articulations larges, les tendons forts, ne serait-il pas apte à s'engraisser s'il garde le repos ; pourquoi la vache qui a les glandes mammaires actives ne produirait-elle pas de la viande quand elle ne donne plus de lait, et pourquoi une vache essentiellement propre à la boucherie ne donnerait-elle pas du lait si elle est nourrie avec des aliments aqueux, peu propres à l'engraisser, et si ses mamelles, bien développées, sont convenablement excitées, ou par le nourrisson, ou par la trayeuse?

On conçoit donc que les aptitudes diverses puissent exister non-seulement dans la même race, mais encore sur les mêmes individus, au moins à un degré assez prononcé pour que les animaux qui les présentent soient les plus convenables pour le plus grand nombre de nos exploitations rurales.

Mais d'où provient la mauvaise réputation, au point de vue de la boucherie, de nos races travailleuses et de nos races à lait?

De ce que depuis des siècles on les élève d'une manière trop rustique; de ce que, dans le choix des animaux pour la reproduction, on s'attache plus aux caractères qui dénotent les aptitudes spéciales, qu'à la conformation qui est la base de toute bonne constitution; de ce que l'on épuise les animaux, tantôt par un travail trop prolongé, tantôt par des géstations trop souvent renouvelées; de ce qu'on les soumet trop tard à l'engraissement, alors qu'ils ont les organes digestifs fatigués, et qu'on les engraisse d'une manière incomplète; enfin de ce que dans beaucoup de nos provinces le sol et le climat resserrent les tissus par un air tantôt trop sec, tantôt trop froid, et rendent les animaux sobres, rustiques et agiles, mais durs et s'imprégnant difficilement de graisse. Nous verrons, en parlant de l'élevage, que c'est par le régime qu'il faut seconder l'action des dispositions anatomiques pour bien développer les aptitudes. Ajoutons seulement ici, que si la déviation des forces vitales que tendent à produire le régime et le climat n'a pas été poussée trop loin, si elle n'a pas nui à la santé et n'a pas occasionné un changement radical dans la constitution, il suffit de bien soigner les veaux ou les velles et de les nourrir suffisamment pour développer en eux l'aptitude à prendre la graisse.

Et cette conclusion déduite *à priori* de l'étude physiologique des animaux est confirmée par l'expérience. Tous les cultivateurs savent que des bœufs très-propres au travail prennent facilement la graisse et en prennent beaucoup.

Cela peut se remarquer, non-seulement dans les races de la Normandie, du Charollais, du Maine, qui ont été soignées en vue de la boucherie ; mais dans celles du Morvan, d'Aubrac, de Salers, de la Garonne, qu'on a trop longtemps regardées comme exclusivement propres au travail. Et ne sait-on pas que tous les engraisseurs, comme les bouchers, recherchent de préférence les animaux de nos races travailleuses quand ils sont bien conformés du reste, qu'ils ont subi une castration complète, et qu'ils ont été bien soignés?

Il est bien reconnu aussi que les bêtes les mieux conformées pour prendre la graisse sont celles qui, comme laitières, payent le mieux leur nourriture, et, de même, les vaches qui ont une lactation très-active sont bien disposées à l'engraissement. Ainsi, à tous les marchés de vaches grasses, à Paris, on voit des vaches, très-bonnes laitières, parfaitement engraissées, sans avoir subi un engraissement exceptionnel. La même observation a été faite en Angleterre. « Quand les vaches d'Ayr cessent de donner du lait, dit David Low, elles prennent rapidement la graisse, *comme toutes les vaches bonnes laitières.* »

Il ne faudrait pas, bien entendu, chercher à retirer plusieurs produits à la fois d'un même animal. Un bœuf ne peut pas, en même temps, donner beaucoup de travail et s'engraisser rapidement, ni une vache fournir du lait en grande quantité et faire de la graisse. Mais lorsqu'on condamnera au repos la bête de travail ou qu'on laissera tarir la vache laitière, ces animaux, s'ils sont dans de bonnes conditions du reste, si on ne les a pas épuisés, s'engraisseront d'autant mieux que les forces digestives auront été excitées par une vie active ou par la sécrétion des mamelles.

Étant admis que les bons bœufs de travail et les bonnes vaches laitières peuvent être très-propres à l'engraissement, en découle-t-il que tout animal propre à s'engraisser l'est également à travailler? Non. L'aptitude à prendre la graisse peut exister sur des animaux impropres au travail et impropres à la lactation ; mais les animaux qui la possèdent ainsi, à l'exclusion de la force nécessaire pour bien travailler, sont incomplets au point de vue des qualités. Ils se distinguent par des caractères négatifs ; ils n'ont que les conditions fondamentales des aptitudes ; ils ont perdu ce qui constitue l'aptitude à la lactation et au travail : l'activité des mamelles, la largeur des articulations et la force des membres. Peu portés à agir, ils recherchent le repos, deviennent mous et prennent un tempérament lymphatique.

INFLUENCE DU VOLUME DE LA POITRINE SUR LES APTITUDES. — Nous savons que dans ces derniers temps on a considéré une poitrine exiguë comme favorable à la sécrétion des mamelles. Puisque la respiration brûle le carbone et l'hydrogène fournis par les aliments, dit-on, moins cette fonction est active, plus ces éléments sont abondants dans le sang et plus ce liquide est propre à produire du lait. Lemaire, pour soutenir cette opinion, faisait remarquer que le lait est un produit peu animalisé, que partant, les aliments sont propres à le produire sans subir complétement l'action animalisante de la respiration.

Mais si cela était vrai dans les vaches pour le lait, cela devrait l'être à plus forte raison pour les bêtes à l'engrais et pour la graisse, car le lait formé d'une petite quantité de matière hydrogénée de beurre et de beaucoup de matière azotée de caseum, diffère beaucoup plus des substances végétales que la graisse exclusivement composée d'une matière hydrogénée presque semblable aux produits gras des végétaux. Et cependant tous les auteurs considèrent avec raison une poitrine ample comme le signe d'une grande aptitude à l'engraissement.

Nous reviendrons sur cette question en parlant du choix des vaches laitières. Ajoutons seulement ici que dans les vaches à lait comme dans les bœufs de travail, on a pris l'effet pour la cause. On a considéré la conformation produite par une abondante lactation comme la cause de la grande activité des mamelles : la poitrine étroite, l'épaule décharnée des vaches qui donnent beaucoup de lait, résultent de l'épuisement produit par une très-grande activité de la sécrétion lactée, et l'abdomen développé est la conséquence d'une nourriture trop volumineuse.

Quelques agronomes ont voulu donner aussi une poitrine *étroite* et profonde, des épaules inclinées en dedans et en haut comme un des caractères essentiels des bêtes de travail; tandis qu'une poitrine large, un garrot épais, seraient par excellence les conditions ou les signes de l'aptitude à engraisser.

Une fausse interprétation d'un fait malheureusement trop commun a encore donné lieu à cette opinion. Nos bœufs de travail ont la plupart la poitrine étroite; le garrot mince, les avant-bras rapprochés; mais cette conformation, conséquence de la négligence que l'on apporte dans le choix des reproducteurs, n'est pas la cause de l'aptitude au travail, et les bœufs qui la présentent et qui travaillent bien, travailleraient mieux encore s'ils avaient un poumon ample et un cœur pouvant fonctionner à l'aise dans une grande poitrine. Dans les bêtes de travail, une respiration active n'est pas seulement nécessaire, comme dans les bêtes d'engrais, pour hématoser le produit de la digestion; elle l'est encore pour revivifier le sang qu'usent si rapidement les grands efforts musculaires, pour livrer un large passage aux fluides que poussent avec abondance les organes de la locomotion dans les exercices violents, enfin pour maintenir la respiration libre et prévenir l'essoufflement.

Mais dit-on, avec une poitrine épaisse, le bœuf se balance plus en marchant que s'il est étroit; il est moins bien disposé pour avancer rapidement. Quand nous voyons tous les chevaux remarquables par le fonds et par la vitesse, les chevaux arabes comme les boulonnais et les percherons se distinguer par une poitrine ample, un poitrail large et des avant-bras écartés, on ne supposera pas que ces dispositions anatomiques nuiraient aux bêtes à cornes que l'on ne recherche jamais pour la vitesse de leur allure.

Les bêtes bovines, à poitrine épaisse, ont en général l'épaule droite, et on a donné cette conformation comme un des caractères des bonnes bêtes de boucherie, et une épaule oblique comme le caractère des bonnes bêtes de travail. On prend un fait pour une loi. Rien ne prouve que l'épaule oblique est incompatible avec une poitrine épaisse et partant avec l'aptitude à prendre la graisse; et d'ailleurs pourquoi chercher à la produire ou à la conserver dans les bêtes bovines de travail? Une épaule courte et droite, qui permet aux chevaux de trait et de diligence de parcourir de 15 à 20 kilomètres à l'heure, peut-elle nuire à des bœufs destinés à labourer ou à traîner le tombereau dans des chemins en pente sur des coteaux escarpés?

INFLUENCE DU VOLUME DU SQUELETTE SUR LES APTITUDES. — Nos bœufs de travail ont le plus souvent l'encolure forte, la tête large, les membres gros, et l'on a encore donné ces caractères comme devant différencier les bêtes de travail des bêtes de boucherie. Nous ne concevons pas comment cette conformation faciliterait la production de grands efforts musculaires. Mathieu de Dombasles a démontré que dans le cheval de trait le poids de la tête n'exerce pas l'effet utile qu'on lui attribue; nous ne croyons pas qu'il soit même nécessaire de faire cette démonstration pour les bêtes à cornes; nous nous bornons à dire qu'il ne faut pas confondre la grosseur des membres avec la belle conformation des jarrets, des avant-bras et des genoux. Nous avons, du reste, des preuves, nous nous bornons à les citer, de la conformation la plus favorable au travail dans le cheval arabe, le chameau, les cerfs, le chien lévrier, animaux dont les membres sont si fins et la tête comme l'encolure si légères, et dont la force cependant est si grande. Nous pouvons citer aussi la race bovine bretonne, qui est très-fine et une des plus propres au travail proportionnellement à sa taille et à son poids, et un grand nombre des sujets de la race de Salers, de celle d'Aubrac, des races de Devon et d'Hereford, qui travaillent bien, quoique ayant une belle conformation de bêtes de boucherie.

Ni la rudesse, ni la légèreté des formes n'ont aucune valeur par elles-mêmes. Les formes grosses se rencontrent le plus souvent, cela est vrai, sur les races propres au travail ; mais cela dépend seulement de ce que les éleveurs de ces races ne portent aucun soin au choix des reproducteurs. Ne sait-on pas qu'aujourd'hui encore plus des quatre-vingt-dix-neuf centièmes des éleveurs considèrent une tête grosse et une forte encolure garnie d'un ample fanon comme une beauté ? qu'ils recherchent cette conformation au lieu d'exclure de la reproduction les bêtes qui la présentent ?

Et ce n'est pas seulement au fond des Pyrénées, à Mont-louis et à Saint-Girons, ni même en Auvergne, que nous avons entendu soutenir que la largeur de la tête est une perfection, c'est à Saint-Christophe, où s'est formée la belle race charolaise, c'est dans le Cotentin, à Saint-Lô, chez des éleveurs habiles, où nous conduisaient des amis pour nous montrer le beau bétail du pays.

A l'appui de leur manière de voir, ces éleveurs disent qu'un bœuf, avec une encolure un peu forte, garnie d'un peu de fanon et portant majestueusement une tête large, est plus beau qu'avec une encolure grêle implantée entre deux fortes épaules ; que, d'ailleurs, pour eux, laboureurs, cela importe peu, puisque les animaux qui ont la conformation qu'ils recherchent travaillent bien. Ils ajoutent ensuite que cette conformation, quoique diminuant le rendement proportionnel de la viande et de la viande de première qualité, est peu préjudiciable, puisque les engraisseurs ne payent pas moins cher les bœufs qui la présentent.

Ils se trompent, ceux qui parlent ainsi. En agriculture, il n'y a pas de petites économies, et leur erreur doit être un motif de plus d'engager les agronomes à enseigner qu'un avant-train lourd est sans utilité dans le bœuf de travail et doit être modifié parce qu'il est nuisible quand les bêtes arrivent à la boucherie.

INFLUENCE DE LA FINESSE SUR LES APTITUDES. — Il serait superflu aussi de démontrer que la peau dure et le poil épais et fort des bœufs de montagne, ne sont pas la cause de leur aptitude au travail, pas plus que la peau souple et le poil fin du bœuf de plaine, ne sont nécessaires pour que les bœufs prennent rapidement la graisse. Il serait étonnant que le poil fin qui, dans les bœufs, se rencontre avec les races de boucherie, et, dans le mouton, avec celles qui prennent le plus difficilement la graisse, eût ainsi, selon les espèces, une action différente! Le poil fin ou gros, la peau lisse ou plissée, sont une conséquence de certains climats, de modes d'élevage particuliers; mais, quoique ces caractères se rencontrent le plus souvent avec certaines aptitudes, ils ne leur sont point intimement liés.

Nous ne voulons pas contester l'importance des caractères qui distinguent les races de boucherie les plus parfaites, nous voulons dire seulement que ces caractères sont un des effets produits par le mode d'élevage qui a perfectionné les animaux et non pas la cause de leur aptitude à l'engraissement; et ensuite que la légèreté du squelette, la finesse de la tête et la souplesse de la peau n'excluent pas l'aptitude à travailler.

INFLUENCE DU TEMPÉRAMENT SUR LES APTITUDES. — Tout en insistant sur les considérations anatomiques comme signes des aptitudes, nous ne méconnaissons pas l'influence de ce qu'on appelle le tempérament. Il y a dans les animaux une disposition ou à agir ou à garder le repos qui semble indépendante de l'organisation. La première de ces dispositions est appelée tempérament sanguin, la seconde tempérament lymphatique.

Sans rechercher les causes de ces tempéraments, nous dirons que si la disposition réputée favorable à la production de la graisse, le tempérament lymphatique, a l'inconvénient de rendre les animaux délicats et exigeants; si elle est nuisible dans les bêtes de travail, l'inverse n'a pas lieu. Sous l'influence du tempérament sanguin, de la circulation forte et active, de l'innervation puissante qui caractérisent ce tempérament, toutes les fonctions, y compris la nutrition, l'assimilation, s'exécutent bien. L'énergie nécessaire pour bien travailler ne nuirait à l'engraissement qu'autant qu'on laisserait les animaux exposés à des causes extérieures d'excitation.

D'ailleurs, on a exagéré l'utilité du tempérament lymphatique. Il est loin d'être indispensable pour former de très-bonnes bêtes de boucherie, et son action est subordonnée à la manière dont les animaux sont traités. Dans un herbage, un bœuf mou s'engraisse plus rapidement que celui qui a de la vivacité ; mais soumettez ce dernier à un repos forcé par l'engraissement à la bouverie, préservez-le de l'atteinte des insectes, éloignez de lui tout ce qui pourrait l'exciter, et la différence s'effacera aussitôt. Un tempérament sanguin est alors une condition d'autant plus avantageuse que les animaux qui le présentent ont d'ordinaire de forts muscles et fournissent non pas des masses de tissu cellulaire et de mauvaise graisse, mais d'épais morceaux de viande ferme et entrelardée. Nous verrons en outre que le tempérament lymphatique est la conséquence du régime propre à faire des bêtes de boucherie, et qu'il est facile de le produire.

Résumé. — Nous croyons donc non-seulement que les diverses aptitudes ne s'excluent pas dans les animaux de l'espèce bovine, mais encore qu'elles découlent toutes des mêmes conditions anatomiques et physiologiques à un degré assez prononcé pour que nous devions chercher à communiquer ces conditions à toutes nos races.

Loin de penser, avec quelques agronomes, qu'on ne pourrait améliorer nos races de trait au point de vue de la boucherie, qu'en les rendant plus faibles, impropres à travailler, nous dirons, au contraire, que tout ce qui accroîtrait leur disposition à donner de la bonne viande — l'élargissement de la poitrine, l'épaississement des lombes et des cuisses, l'allégissement de l'avant-main — contribuerait à les rendre plus fortes ; que nous ne les déprécierions qu'autant que nous leur ferions perdre les dispositions qui sont la cause des aptitudes à travailler et à donner du lait, ce qui n'avancerait en rien leur perfectionnement au point de vue de l'engraissement ; qu'il faut donc, tout en les améliorant pour la boucherie qui est le but définitif de toutes les bêtes à cornes, leur conserver les dispositions particulières qui les rendent aptes au travail et à la lactation.

S'il était vrai qu'on ne pût pas rendre notre bétail plus tendre à l'engrais sans le détériorer, il faudrait avouer que toutes nos races ont dégénéré ; car toutes ont été améliorées par rapport à la production de la viande. Elles sont mieux conformées, plus lourdes, plus précoces, s'engraissent plus facilement, et cependant elles n'ont pas cessé de répondre aux besoins des cultivateurs pour le labour.

Il est urgent de hâter l'amélioration de l'espèce bovine en vue de la production de la viande, nous ne l'oublions pas ; mais il faut se rappeler aussi que le lait a une très-grande valeur, et que le travail du bœuf est dans plusieurs de nos contrées de première importance ; que le meilleur moyen d'atteindre le but que nous désirons tous, c'est, en définitive, d'accroître la quantité des matières premières destinées aux animaux, c'est ensuite de faire consommer ces matières de la manière la plus profitable pour les éleveurs ; c'est, par conséquent, non pas de chercher à produire quand même des races précoces, mais des races appropriées aux convenances des fermes au point de vue d'abord de la facilité à les nourrir, et ensuite des services qu'elles rendent et des produits qu'elles fournissent.

Nous avons cru utile, avant de commencer l'étude des races françaises, d'exposer notre manière de voir sur l'importance des caractères qui constituent la perfection dans le bétail.

Nous plaçons donc en première ligne l'ampleur de la poitrine, la largeur des lombes, l'épaisseur des muscles, caractères qui ne nuisent jamais et sont toujours utiles ;

Ensuite la force des articulations, l'activité des mamelles, le tempérament sanguin, caractères qui ne sauraient nuire et sont de première nécessité dans quelques cas ;

Enfin la légèreté de l'encolure, de la tête, la minceur du squelette, la finesse de la peau, caractères qui ne sont jamais indispensables, mais sont toujours avantageux.

SECTION II.

RACES BOVINES FRANÇAISES.

Les races de bœufs ont été divisées, d'après leur destination, en *races de rente* et *races de travail* ; d'après les produits qu'elles donnent, en *races de travail, races laitières* et *races propres à la boucherie* ; d'après les pays où elles sont élevées en *races de montagne* et *races de plaine* ; d'après leur aptitude en *races de haut cru* et *races de nature*. Le bœuf des montagnes correspond au bœuf de haut cru ou de travail, et celui des plaines au bœuf de nature ou de rente. Le bétail des plaines, a-t-on dit, est grand, fort, donne beaucoup de lait, s'engraisse facilement, mais travaille mal ; tandis que celui des lieux élevés, épais, trapu, près de terre, convient surtout pour le travail, donne peu de lait et est d'un engraissement difficile.

Pour démontrer qu'une pareille division offre de nombreuses exceptions, il nous suffira de rappeler que les bœufs des plaines de l'Ouest, de la Vendée et de la Saintonge sont bons travailleurs et mauvais pour le lait ; tandis que ceux des hautes montagnes de la Suisse sont très-médiocres comme bêtes d'attelage et bons pour la laiterie ; que si les bœufs sont gros dans les plaines de la Normandie et de la Flandre, ils sont petits dans celles de la Bresse, des Landes, de la Camargue ; que si la race des montagnes du Morvan ne donne pas de lait, celle des montagnes du Jura en donne en grande quantité.

Par les caractères extérieurs, la taille et les formes, les races sont subordonnées au climat et surtout à la fertilité du sol ; mais au point de vue de leurs produits, elles se ressemblent ou diffèrent selon les soins qu'elles reçoivent et la manière dont elles sont élevées.

Quoi qu'il en soit, nous étudierons les races françaises de l'espèce bovine en suivant l'ordre des provinces qui les produisent. Pour être fructueuse, l'étude d'une race ne doit pas se borner à la description des animaux, à l'indication de leurs caractères, elle doit comprendre les conditions hygiéniques, le sol, le climat, l'agriculture, les habitudes qui ont produit la race, constater ses qualités et ses défauts, rechercher les causes d'où dérivent les unes et les autres, pour déduire de ce rapport les moyens d'amélioration les plus convenables.

2.

§ 1. — **Race de Salers.**

Un auteur fort ancien déjà, de Brieude, a divisé les bêtes bovines de l'Auvergne en trois races. « Je distingue, dit-il, sur nos montagnes, trois sortes de bestiaux; ceux des montagnes de Salers méritent le premier rang par leur beauté. La population y est immense; ils sont plus grands et plus vigoureux que ceux du reste de la province; leurs membres sont bien proportionnés..... Ceux du Mont-d'Or et de ses environs, à cinq ou six lieues à la ronde, approchent beaucoup de la beauté des premiers; ils ne sont pas cependant aussi bien proportionnés dans leurs membres, surtout les vaches. Leur population est très-considérable. Par une bizarrerie qu'on ne peut attribuer qu'au goût des habitants de ce canton, ils sont tous d'un poil bigarré de blanc et de noir. Ceux du Cantal et de ses environs sont de la plus petite espèce. Ils sont tous fauves. Les vaches y donnent moins de lait et la race des montagnes de Salers s'y abâtardit dans peu d'années (1). » Desmarest a répété cette distinction en ajoutant, d'après l'auteur que nous venons de citer, que les vaches de Salers donnent par an 200 livres de fromage, celles de Mont-d'Or 150 livres et celles du Cantal 120 à 125 livres.

Propre au département du Cantal, la *race de Salers* tire son nom d'une petite ville située dans l'arrondissement de Mauriac. Elle s'est produite sur quelques plateaux volcaniques dont la fertilité s'explique par leur grande altitude et par la composition chimique du sol. Les sommets du Cantal sont assez froids, en raison de leur élévation (1857 mètres), pour condenser les vapeurs de l'atmosphère. En été, ils sont souvent voilés par d'épais brouillards et presque tous les matins couverts d'une abondante rosée; la terre qui les constitue présente les nombreux éléments chimiques qui entrent dans la composition des roches volcaniques recouverts par une forte couche de terreau, produit de plusieurs siècles de végétation. De ces deux circonstances résulte la grande fécon-

---

(1) *Mém. de la Société royale de méd. de Paris*, 1782, 1783, t. II, p. 276.

dité qui permet à des montagnes peu étendues de fournir, indéfiniment et sans s'épuiser, des bestiaux à une grande partie de la France.

CARACTÈRES. — Jadis on pouvait donner la description suivante des bœufs de Salers : corps grand, souvent mince et haut monté sur jambes; saillies osseuses fort apparentes; fesses peu charnues; cuisses minces, trop fendues; encolure moyenne; fanon grand; tête courte, forte; cornes grosses, lisses, noires au sommet et le plus souvent régulièrement contournées en se relevant et se rejettant un peu en dehors; membres très-forts; genoux en dedans; épaules longues se rapprochant au sommet, ce qui rend le garrot mince; peau épaisse, dure; poil long et constamment d'un rouge foncé, quelquefois presque brun. Le bœuf de Salers présente assez souvent quelques plaques blanches à la queue, à la croupe ou au ventre; les animaux qui ont un pelage bicolore sont moins estimés par les marchands du Poitou, probablement à cause de la ressemblance qu'ils ont avec la race pie du Puy-de-Dôme.

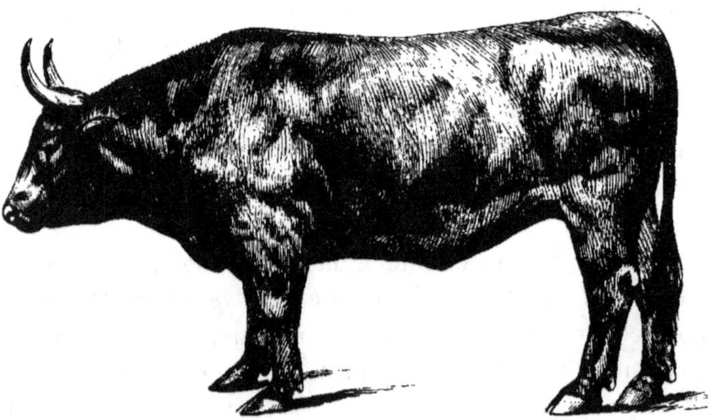

Fig. 4. — L'ŒUF DE SALERS.

Cette description ne s'appliquerait plus qu'à une partie des bœufs de Salers. Aujourd'hui, beaucoup de ces animaux ont un poitrail large, une poitrine ample, un garrot épais, l'épine dorso-lombaire bien soutenue, des cuisses bien musclées, des épaules longues et fortement charnues, des membres, surtout les antérieurs, très-courts, et une peau douce et fine (*fig.* 4). Ce perfectionnement dans la race est une preuve de l'amélioration du régime auquel les animaux sont soumis.

Comme le pays qui le produit, le bœuf de Salers est un. Quoiqu'il se répande des plateaux où il est né dans toutes les directions, il ne forme pas de sous-race proprement dite. Les innombrables troupeaux qui émigrent des foires d'Auvergne, d'Aurillac, de Fontanes, de Mauriac, de Salers, se dispersent, croisent accidentellement les races de l'Allier, de la Creuse, du Limousin, de l'Angoumois, du Quercy, du Rouergue, du Languedoc, mais sans former race.

ÉLEVAGE. COMMERCE. — La haute Auvergne fait naître une quantité prodigieuse de bétail. Il y a bien quelques herbages qui servent à l'engraissement, mais la principale industrie du Cantal, c'est la production de génisses et de taureaux que l'on vend en automne. Les mâles, et les plus beaux principalement, sont conduits dans l'Ouest. Une grande partie des femelles vont vers le Midi, jusque dans l'Aude, et dans l'Est, où elles travaillent et donnent du lait.

Après avoir traîné la charrue dans les départements de l'Ouest, les bœufs d'Auvergne sont engraissés selon les saisons, ou dans les étables du Poitou, ou dans les herbages de la Normandie, et conduits vers Paris qu'ils contribuent à alimenter pendant toute l'année. Les engraisseurs les tirent en grande partie des Charentes, des Deux-Sèvres et de la Vienne. On les appelle souvent *bœufs du Poitou, bœufs mothois.*

Les vaches et les petits bœufs sont engraissés quelquefois en Auvergne où ils reviennent après avoir travaillé dans les provinces voisines, d'autres fois dans le Bourbonnais, le Charolais, le Forez, ou encore dans le haut Languedoc et le Rouergue. Gras, ils sont conduits à Lyon ou dans les villes de la Provence et du Languedoc.

QUALITÉS, DÉFAUTS. — Très-rustique, le bœuf de Salers se contente d'une nourriture médiocre pourvu qu'elle soit abondante. Il est fort et très-tenace au travail, mais convient mieux pour les pays de plaines à température douce que pour les contrées à pentes rapides où règnent en été de fortes chaleurs.

Pour une race du Midi, celle de Salers est passable au point de vue de la lactation; il s'y trouve même quelques vaches qui donnent 18, 20 litres de lait par jour, à la vérité en consommant beaucoup.

L'engraissement des bœufs de Salers, disait notre maître le professeur Grognier qui, né en Auvergne, en avait étudié le bétail avec prédilection, est long, peu économique et leur viande n'est pas très-estimée. En effet, anciennement l'engraisseur les achetait moins cher que ceux de la race choletaise; ils étaient durs à l'engrais, mais ce défaut tenait moins à la nature des animaux qu'à la manière dont ils étaient entretenus, à l'imperfection de la castration qu'ils subissaient et surtout au travail prolongé qu'en exigeaient les cultivateurs. Depuis que grâce aux progrès de la culture on nourrit mieux les bœufs de travail, depuis qu'on a compris l'avantage de les renouveler plus souvent pour réaliser plus souvent les bénéfices qu'ils procurent, depuis qu'on les vend aussitôt qu'ils ont acquis tout leur développement, qu'on ne les fait travailler que deux, trois ans, au lieu de sept, huit, neuf, il s'est produit une amélioration sensible dans la race de Salers au point de vue de la boucherie.

Aujourd'hui, même après avoir fait de pénibles travaux, les bœufs de Salers s'engraissent bien, et au pâturage comme à la bouverie; ils fournissent beaucoup de suif et une très-forte quantité de viande ferme et sapide.

Les concours ont souvent démontré qu'ils sont suscepti-bles de parvenir au plus haut degré d'engraissement, et, disent les engraisseurs, avec aussi peu de nourriture que les races les plus renommées pour leur aptitude à prendre la graisse. On peut même remarquer que les nombreux bœufs de Salers présentés au concours de Poissy, provien-nent de différentes contrées, ce qui prouve que leurs qualités ont été reconnues dans tous les pays d'engraissement.

Nous avons dit que la race de Salers avait éprouvé déjà de grandes améliorations quant à ses formes. Malheureusement ces améliorations sont encore loin d'être générales, et il est très-ordinaire de voir, sur les marchés, des bœufs de cette race à conformation très-défectueuse. Malgré leurs défauts, ces bœufs rendent beaucoup à l'abattoir, mais les acheteurs arguent de leurs os saillants, de leur corps étroit pour les déprécier; généralement on ne veut pas les payer ce qu'ils valent. Nous avons remarqué que les bœufs de Salers mal conformés sont souvent achetés par de bons connaisseurs qui savent les apprécier.

AMÉLIORATION. — Pourvu d'une très-bonne constitution et d'une grande rusticité, qualités qui s'expliquent par l'influence du pâturage sur les montagnes, le bœuf de Salers est très-propre au travail, prend facilement la graisse quand il a été convenablement soigné, et peut être livré à l'engraissement aussi jeune que le permettent les convenances économiques et agriculturales des producteurs et des éleveurs. Du reste, s'il était avantageux de le rendre plus *précoce,* il suffirait de choisir pour la reproduction des taureaux plus jeunes, de nourrir abondamment les élèves et de les châtrer d'une manière complète et avant le sevrage.

Nous n'avons donc à nous préoccuper de l'amélioration de cette race qu'au point de vue des formes et de la lactation. Les défauts de *conformation* tiennent à la manière dont s'opèrent la reproduction de la race et l'élevage des jeunes animaux. Pour les corriger, on choisira un certain nombre de veaux et autant que possible de velles, les mieux conformés; on les sévrera tard; à l'époque du sevrage et pendant le premier hiver, on les nourrira avec soin. C'est parmi deux ou trois taurillons élevés de cette manière qu'on choisira, à l'âge de 15 à 18 mois, l'étalon destiné à couvrir les vaches du troupeau.

En général, les élèves tettent peu de lait et sont complétement sevrés au moment où les pâturages offrent le moins de ressources. On sait que dans les montagnes tout le bétail, une fois rentré à l'étable, est nourri en hiver avec des pailles et d'autres fourrages médiocres donnés avec parcimonie. Les jeunes animaux souffrent beaucoup de ce régime.

Les éleveurs devraient réserver une bonne montagne pour les jeunes animaux qui viennent d'être sevrés et faire en sorte de pouvoir bien les nourrir pendant l'hiver qui suit le sevrage. Par ce procédé, qui suffirait pour améliorer la race, les taureaux et les génisses seraient avancés d'un an, ce qui compenserait bien des sacrifices. Malheureusement les propriétaires des montagnes, nourrissant souvent des vaches et des veaux qui ne leur appartiennent pas, qu'ils ont en pension, ne sont pas assez intéressés à les soigner, à faire de bons élèves.

Par des croisements avec les races mieux conformées, et en particulier avec celles d'Hereford, de Devon, on hâterait l'amélioration des formes sans diminuer peut-être beaucoup l'aptitude au travail. Mais pour la race de Salers, une amélioration dans le régime peut seule produire de grands résultats; et d'ailleurs nous ne croyons pas que des métis anglais prospéreraient en pâturant nuit et jour sur les montagnes. Aussi quoique des produits provenant soit de taureaux des races que nous venons de nommer, soit du taureau Durham, présentent une belle conformation, nous pensons que le croisement ne convient qu'exceptionnellement, chez le propriétaire qui peut soigner son bétail et qui veut le livrer jeune au boucher, sans le faire travailler.

Pendant longtemps encore la masse des éleveurs, tous ceux qui ne peuvent soigner que médiocrement leurs animaux, qui élèvent pour faire des bœufs de travail destinés à l'émigration, doivent s'en tenir à un bon choix des reproducteurs et à une bonne nourriture distribuée aux élèves après le sevrage. Ces deux moyens produiront du reste toutes les améliorations désirables.

Plusieurs races conviendraient, celle de la Normandie par ses formes, celle de la Flandre par son pelage, pour améliorer la race de Salers au point de vue de la lactation. La race suisse de Fribourg a été essayée, au moins dans le Puy-de-Dôme, et sur la race de ce département, et sur la race de Salers; les résultats du croisement n'ont pas été heureux.

C'est donc aussi par elle-même que la race doit être améliorée pour la lactation ; les éleveurs devraient choisir pour la reproduction les mâles et les femelles dans des familles de bonnes laitières, et, pour agir avec certitude, ils ne devraient conserver, pour les employer à la reproduction, que les veaux et les velles des vaches qui mettent bas pour la troisième fois et qui, pendant plusieurs années, se sont montrées bonnes pour le lait.

A ce moyen, nous conseillerions d'ajouter l'emploi d'un régime convenable, l'administration d'aliments abondants et propres à développer dans les jeunes vaches l'activité des mamelles, si nous ne connaissions la position difficile dans laquelle se trouvent les éleveurs de la montagne.

§ 2. — Race du Puy-de-Dôme.

Pour comprendre les formes et les qualités des bêtes bovines dans la basse Auvergne, il faut se rappeler la disposition des terrains dans cet intéressant pays. Les montagnes volcaniques du Centre (le Puy-de-Dôme) sont entourées au sud, à l'ouest et au nord par des terrains granitiques d'une fertilité fort médiocre ; tandis qu'à l'est, vers le milieu du département, se trouve, le long de l'Allier, cette merveilleuse vallée, la Limagne, si remarquable par sa fécondité prodigieuse. Plus à l'est encore, l'arrondissement d'Ambert, une partie de celui de Thiers, qui confinent la Limagne, ressemblent aux mauvais terrains de la haute Loire et de la Loire.

Caractères. — Aussi variées que le sol qui les nourrit, les bêtes bovines du Puy-de-Dôme forment cependant, vers le centre du département, une race propre qui se distingue par les caractères suivants : taille élevée ; corps lourd, massif ; encolure grosse, longue ; tête forte, courte ; cornes volumineuses ; croupe mince ; cuisses peu charnues ; peau épaisse, dure ; robe pie, souvent rouge et blanche. Cette race, qui, d'après l'abbé de Pradts, ne se trouve que dans la Limagne, où elle offre de beau bétail, dont une partie va passer l'été sur le Mont-d'Or, est produite aussi dans quelques montagnes voisines, dans le Puy-de-Dôme et même dans plusieurs cantons du Cantal.

Mais à mesure qu'on s'éloigne de la vallée, elle perd en partie ses caractères, devient plus anguleuse, quoiqu'elle conserve un poil bigarré. De tous les côtés, elle se fond avec les races qui l'avoisinent : vers le nord avec celle du Bourbonnais, vers l'ouest avec celle de la Marche, dans ce qu'on appelait pays de Combailles, et vers le sud avec celle de Salers.

QUALITÉS, DÉFAUTS. — La race du Puy-de-Dôme a un squelette volumineux, une tête énorme ; elle est lourde, lente, beaucoup moins propre au travail que celle de Salers ; d'un entretien difficile, elle souffre quand elle est introduite dans les cantons du Midi. Nous connaissons des marchands qui, séduits par l'ampleur des formes, en ont acheté dans les foires de la haute Auvergne pour les conduire dans l'Albigeois ; ils n'ont pas renouvelé l'essai, car les cultivateurs auxquels ils les ont vendus ont été loin d'en être satisfaits. Les Poitevins les estiment peu également. Quand nous voyons à Paris des bœufs de la basse Auvergne, ils y sont venus de l'Allier ou du Cher. La race que nous étudions est assez bonne pour le lait.

AMÉLIORATION. — Il y a cependant dans le Puy-de-Dôme les conditions nécessaires pour produire une excellente race ; mais il manque aux éleveurs la connaissance de ce qui fait le beau bétail. Quand ils sauront bien choisir les reproducteurs et donner des soins bien entendus aux jeunes animaux, ils auront bientôt une race qui réunira aux qualités laitières et à l'ampleur des formes qui la distinguent actuellement, toute la régularité désirable dans la conformation. L'abbé de Pradts avait essayé des croisements avec la race suisse de Fribourg. On les a ensuite abandonnés avec raison. La nécessité de conserver les qualités laitières des vaches de la Limagne doit faire exclure également le croisement avec le taureau charollais, qui conviendrait pour améliorer la race au point de vue de la boucherie.

§ 3. — Race d'Aubrac ou de Laguiole.

C'est la *race du Cantal* de de Brioude. Nous l'appelons *race d'Aubrac,* du nom d'une montagne d'Auvergne, où elle est particulièrement élevée, ou *race de Laguiole,* parce qu'il se tient dans cette localité des foires d'où partent des troupeaux considérables de taureaux et de génisses de cette race pour aller dans le Midi.

La race d'Aubrac est élevée dans la plus grande partie de la haute Auvergne, sur les plateaux et les montagnes situés à l'est du département du Cantal, au nord du département de l'Aveyron, et dans une partie de celui de la Lozère.

Quoique faisant partie de la même chaîne, les montagnes qui produisent la race d'Aubrac diffèrent de celles où est élevée la race de Salers ; elles en diffèrent par leur constitution géologique comme par leur climat. Ces terrains volcaniques, qui donnent une si grande valeur aux pelouses des montagnes occidentales du Cantal, ne se trouvent, du côté de l'Aveyron et de la Lozère, que dans quelques localités limitées. Ils forment la base de la montagne d'Aubrac et du canton de Laguiole, où sont produits du reste les plus beaux types de la race ; mais du côté de Murat et dans la Lozère, le sol est formé de sables ou de débris de roches schisteuses ou granitiques recouverts, ici de landes et de bruyères, là de pelouses arides ou d'herbages à fond tourbeux. C'est à la race élevée sur ces terrains que faisait allusion le professeur Grognier quand il disait : « Celle de Murat, s'il faut donner ce nom à une agglomération chétive de bêtes bovines, ne mérite aucun intérêt. »

Plus rapprochés de l'Est et du Midi, les plateaux de la Lozère et de l'Aveyron reçoivent moins directement les émanations de l'Océan que les montagnes du versant occidental de l'Auvergne. Assez élevés pour être très-froids en hiver (1000 à 1300^m), ils le sont moins que le plomb du Cantal et moins bien disposés dès lors pour condenser en été les vapeurs de l'atmosphère. Nous les avons toujours vus moins brumeux et moins humides en septembre que les sommets qui produisent avec toute sa beauté la race de Salers.

Si nous comparions les contrées pour lesquelles sont produits et les bœufs de Salers et les bœufs d'Aubrac, nous ne trouverions pas de moins grandes différences. Nous aurions d'un côté les belles plaines ou les petites collines de l'Ouest, la température douce et les riches herbages de la Saintonge, du Poitou, de la Vendée; et, de l'autre, les coteaux abruptes, le climat brûlant, les pelouses arides, du Rouergue, des Cévennes et du Languedoc.

Caractères. — La race d'Aubrac diffère autant, par ses caractères, de celle de Salers que le sol de la Margeride diffère de celui du plomb du Cantal; elle est aussi parfaitement en rapport avec le pays où on l'élève et avec ceux où on la fait travailler.

De taille moyenne et même petite, elle a le corps trapu, bas sur jambes, les os peu saillants, l'encolure courte, la tête épaisse, et les cornes bien plantées, régulièrement contournées et noires au sommet. Elle a les membres forts aux articulations, les onglons durs, la peau épaisse, et le poil, d'une couleur plus foncée dans la jeunesse, est long, gros, fauve, jaunâtre, gris sur le dos, et noirâtre à la tête, aux membres, à la queue. Les yeux sont noirs et vifs, souvent entourés, ainsi que le mufle, d'une belle auréole blanche (*fig.* 5).

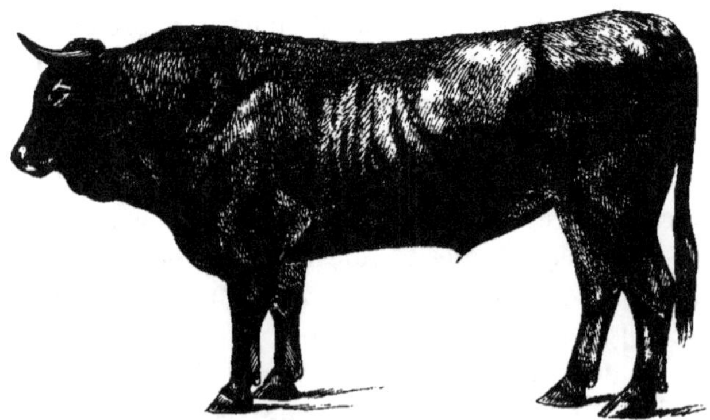

Fig. 5. — Taureau d'Aubrac.

Elevage, commerce. — La race d'Aubrac est élevée en grands troupeaux sur les montagnes où le lait des vaches sert, comme dans le Cantal, à faire des fromages de *forme*. On appelle les laiteries *mazuts*. Des contrées montagneuses où ils sont produits, les animaux de cette race se répandent dans le sud et le sud-est de la France où ils se mêlent, en formant quelquefois des sous-races ou des variétés, avec les races des Pyrénées et de la Garonne. Après avoir travaillé dans les campagnes du Midi, où ils ont été conduits jeunes, ils y sont engraissés en grande partie, et servent à la consommation des villes du Languedoc et de la Provence.

QUALITÉS, DÉFAUTS. — Nous ne croyons pas qu'il existe pour le sculpteur et le peintre de plus jolis modèles de bêtes à cornes qu'une belle vache de Laguiole de 3 à 4 ans ou un beau taureau de 24 à 30 mois, avec leur port fier, leur démarche aisée, leur tête relevée, leurs yeux noirs, et leurs cornes élégamment contournées.

Sobre, rustique, agile, fort, et cependant doux, le bœuf d'Aubrac se contente, pour son repas, de passer quelques heures dans des prés à moitié couverts de joncs, après des journées du plus pénible travail exécuté aux ardeurs du soleil, sur les coteaux du Viaur et du Tarn; il peut travailler sans être ferré sur les chemins les plus escarpés, les plus irréguliers des collines du Rouergue. A cet égard, le Salers ne peut pas lui être comparé. Quand il est en bon état, il est très-facile à engraisser, et il donne de la bonne viande. Si la race est considérée comme mauvaise pour la boucherie, c'est que, généralement, les bœufs sont déjà vieux quand ils quittent le harnais et qu'on leur donne une mauvaise nourriture dans le Rouergue, le Quercy et l'Albigeois, où les fourrages sont rares et distribués avec parcimonie. La vache est excellente pour le travail, bonne pour donner des veaux d'un élevage facile, mais mauvaise pour le lait.

Comme le bœuf de Salers, celui d'Aubrac se développe selon la nature du sol qui le nourrit : il reste petit sur les montagnes où il est né comme dans les collines schisteuses du Midi où il travaille beaucoup sans être bien nourri ; tandis qu'il prend, quand il est conduit sur un bon plateau calcaire, non pas une taille très-élevée, mais un corps épais, gros, trapu et un poids considérable.

Plus que celui de Salers, le bœuf d'Aubrac arrive tard à la boucherie ; d'ordinaire même il ne se développe qu'à un âge avancé : *le bœuf croît jusqu'au couteau*, dit-on dans le Rouergue ; mais cette lenteur dans sa croissance est une conséquence des conditions hygiéniques dans lesquelles il est élevé, et de la manière dont il est entretenu. Il sera hâtif, quand les cultivateurs de l'Aveyron pourront nourrir leur cheptel comme ceux du Poitou et qu'ils tiendront à renouveler souvent leurs bêtes de labour. N'a-t-on pas vu des bœufs d'Aubrac concourir avec succès pour le prix de précocité ?

Cette manière d'être, cette dureté, cette sobriété, qui seraient des défauts dans d'autres races, sont des qualités qui rendent celle d'Aubrac précieuse pour les coteaux où elle passe sa vie. Les cultivateurs qui l'entretiennent la recherchent parce qu'elle ne possède pas cette voracité, ce besoin de manger beaucoup qui distingue les animaux précoces ; qu'elle peut travailler longtemps en vivant sobrement. Ils trouvent celle de Salers trop molle et trop exigeante.

Quant à la rudesse de la peau, à la grosseur du poil, si c'est un défaut, il n'est pas grave pour la race d'Aubrac, et surtout il n'est pas général. Les taureaux et les génisses, remarquables par une peau souple et des tissus sous-cutanés mous, ne sont pas très-rares. On voit peu de vaches ayant la peau plus moelleuse que quelques bêtes d'Aubrac conduites, en 1849, à l'Institut agronomique de Versailles.

AMÉLIORATION. — Cette race a toute la perfection que l'on peut désirer, quant à la *rusticité*, à la sobriété et à la résistance au travail. Et il ne faut pas songer à la rendre molle, précoce, elle ne répondrait plus aux besoins de ceux qui l'utilisent. Disons seulement que, si dans quelques localités on tenait à l'améliorer à ce point de vue et à rendre sa peau souple, son poil fin, il suffirait d'employer à la reproduction de plus jeunes taureaux, de bien nourrir les élèves et de les préserver des intempéries.

Quoique beaucoup de taurillons et de génisses, provenant des arrondissements de Murat, de Saint-Flour, de Marvejols, soient de bien chétive apparence, on ne doit pas chercher à élever la *taille* de la race : des animaux plus forts ne vivraient, ni là où on la multiplie, ni surtout dans les contrées où on la fait travailler. D'un autre côté, nous avons vu en décrivant les caractères de la race, que, quant aux *formes*, elle laisse peu à désirer : il suffirait, pour la rendre parfaite, de porter dans le choix et dans l'entretien des reproducteurs les soins que nous avons indiqués à l'occasion de la race de Salers, en vue surtout de rendre l'avant-train plus léger. Nous n'avons donc à traiter ici que de l'amélioration au point de vue de la production du *lait*. Trop peu exigeants, les éleveurs de Laguyole la trouvent assez bonne laitière. Elle est cependant à peine passable, et il importerait beaucoup qu'on pût la rendre meilleure. Un plus grand rendement en lait augmenterait le produit des vaches sur les montagnes où on les entretient, et serait d'un grand secours pour les cultivateurs du Midi, qui achètent les génisses.

Nous savons que cette amélioration ne pourra être produite que lentement, d'abord parce que le sol, les herbages, le climat, sont peu favorables à la lactation; ensuite parce qu'on ne trouve que rarement, dans la race, des vaches bonnes laitières et qu'un croisement pourrait être chanceux en raison du climat et du peu de soins que l'on donne au bétail.

Cependant nous avons entendu parler du croisement de la race d'Aubrac par des taureaux suisses de Schwitz. Ces reproducteurs conviendraient, en effet, par les qualités de leur race, presque par leur pelage et aussi par leur taille en les prenant dans les variétés les plus petites.

Nous conseillerions cependant de préférence une importation moins coûteuse, celle de taureaux de la race laitière de Saint-Girons. Dans les vallées des environs de cette ville, le bétail a beaucoup de ressemblance avec celui d'Aubrac par ses formes et par son pelage, et il est habitué aussi à la nourriture irrégulière des montagnes du midi de la France.

Mais le croisement ne peut pas être employé par la masse des cultivateurs. C'est seulement par un bon choix des reproducteurs qu'il est possible d'agir immédiatement sur l'ensemble de la race. Dans le paragraphe précédent nous avons indiqué, page 26, les précautions qu'il faut prendre pour avoir de bonnes vaches et de bons taureaux. Par les primes qu'il distribue tous les ans, le Comice agricole de Laguyole engage les éleveurs à suivre cette voie, en même temps qu'il popularise les caractères qui distinguent les animaux propres à perfectionner la race.

Nous recommandons d'améliorer les vaches d'Aubrac, surtout en vue des contrées qui les utilisent. Le lait y est rare et les cultivateurs recherchent et payent plus cher les vaches bonnes laitières. A la vérité, ces contrées ne sont favorables à la production du lait, ni par leur sol qui est trop aride, ni par leur atmosphère trop sèche, ni par leur exposition générale vers le sud ; mais avec des soins, les petits cultivateurs qui n'ont que quatre, cinq vaches, souvent moins, peuvent trouver le moyen de neutraliser l'influence malfaisante du climat. C'est dans de pareilles circonstances que l'usage des préparations aqueuses, des soupes, des mélanges, est avantageusement mis en pratique.

§ 4. — Race du Rouergue.

Les *bœufs du Rouergue* dérivent principalement de la race d'Aubrac qui, importée dans le département de l'Aveyron, s'y reproduit seule ou en se croisant avec celle de Salers qu'on y importe également.

Renouvelée sans cesse, l'importation produit dans les plateaux calcaires des bœufs maures ou rouges, quelquefois noirs, de très-forte stature et bien bâtis : c'est la *race du Causse.*

Sur les coteaux schisteux, les plaines et les landes de la rive gauche de l'Aveyron, les bêtes bovines ont la même origine, mais elles prennent peu de développement et donnent des descendants qui sont encore de plus petite taille. Les quelques bêtes de Salers qu'on y introduit, des génisses principalement, réussissent peu, soit parce que le pays leur convient médiocrement, soit aussi parce que les marchands du Ségala n'achètent sur les foires du Cantal que des animaux de deuxième et de troisième choix.

Quoi qu'il en soit, du croisement de ces deux races entre elles et avec les animaux du pays, résultent des bêtes excessivement variées de forme, de poids et de couleur, mais en général chétives, qui constituent ce que l'on appelle la *race du Ségala.*

Très-sobre, d'une grande rusticité, fine, à membres secs et à pieds très-durs, la race du Ségala est peu nombreuse : les pâturages manquent pour faire des élèves, et les cultivateurs ont tout intérêt à vendre les veaux gras, et à acheter des taurillons et des génisses de la montagne. Après avoir travaillé jusqu'à un âge très-avancé, les animaux élevés dans le pays comme ceux qu'on a importés, sont engraissés aussitôt que les semailles d'automne sont terminées, avec le regain pris sur pied et ensuite avec du foin, des raves et des farineux, quelquefois avec des glands et des châtaignes. Ceux qui ne sont pas achetés pour la consommation locale, sont conduits dans le Languedoc.

Bien soignées par les petits cultivateurs qui les entretiennent et qui ajoutent une grande importance au lait, les vaches du Ségala sont meilleures laitières que celles d'Aubrac. Quelques-unes nourrissent successivement plusieurs veaux, ce qui excite considérablement la sécrétion des mamelles.

Pour améliorer leur race, les éleveurs du Rouergue doivent se borner à bien choisir les reproducteurs parmi les familles les meilleures pour le lait, et à nourrir leur bétail le mieux possible, dans la jeunesse, pour lui communiquer de belles formes.

§ 5. — Race Mezine.

Le bétail assez varié de la Haute-Loire et de l'Ardèche appartient à trois races : à la race d'Auvergne, d'Aubrac ; à la race Forèzienne dont le type se trouve dans les départements de la Loire et du Rhône ; et à la race Mezine, race propre au pays, ainsi nommée du nom d'une montagne, *le Mezenc,* où elle est produite et souvent élevée.

Le Mezenc, dans quelques-unes de ses parties, jouit d'une grande fertilité, ce qui s'explique et par la nature volcanique de son sol, et par son altitude (1,766 mètres). La grande condensation de vapeurs, conséquence de cette élévation, humecte le sol et fait produire d'excellentes plantes. De nombreux ruisseaux coulent de cette montagne.

De couleur ordinairement jaune ou rouge clair, le bœuf du Mezenc a un corps bien proportionné, mais un peu étroit de devant, une encolure forte pourvue de fanon, une tête souvent large, et de grosses cornes bien plantées.

Élevé dans la Haute-Loire, arrondissements d'Issengeaux et du Puy, et dans quelques cantons de l'Ardèche, ce bœuf est rustique et s'engraisse sans une nourriture de première qualité ; il est assez bon pour le travail, mais plus exigeant en nourriture et moins résistant à la fatigue que les bœufs auvergnats, disent les cultivateurs de la Haute-Loire. Les vaches sont assez laitières pour être entretenues comme telles à Annonay, à Valence, à Nîmes.

PRODUCTION ; COMMERCE. — Achetés aux foires d'Issengeaux, de Sainte-Agrève, de Privas, les taureaux, les vaches et les bœufs maigres sont exportés, les uns dans le Dauphiné et le Languedoc pour travailler et donner du lait, les autres dans le Charolais et le Forez pour y être engraissés. Le pays en engraisse aussi dans les herbages, et à l'étable avec du foin, des raves et des grains.

On trouve dans la Haute-Loire et dans l'Ardèche deux terrains bien différents : l'un provient du grès, des micaschistes et du granite, l'autre des basaltes et des trachistes. Ce dernier, le meilleur surtout pour l'engraissement, se trouve sur la pente occidentale du Mezenc, dans les cantons de Fay, de Monastier. Les bœufs qu'on engraisse dans ces localités contribuent à l'alimentation des villes de l'Ardèche, de la Haute-Loire et des bords du Rhône. Dans les contrées granitiques, la race est inférieure et les animaux prennent un moindre développement ; mais ils grandissent quand ils sont exportés encore jeunes, dans des contrées plus fertiles, sur les terres d'alluvion de l'Isère.

AMÉLIORATION. — Les Cévennes ont besoin d'une race de travail pour le pays et pour l'exportation vers les *montagnes du*

3.

matin (de l'Isère, de la Drôme, des Alpes) qui forment un précieux débouché ; de bêtes à lait, pour l'Ardèche, la Drôme et la Provence qui payent très-bien les bonnes vaches ; enfin de bœufs d'engrais, pour le pays et pour le Charolais qui en achètera de plus en plus s'ils sont à des prix passables.

Pour conserver les aptitudes qui répondent à cette triple destination, les éleveurs doivent améliorer la race par elle-même en employant des reproducteurs à large poitrine et à train postérieur bien développé.

Ils doivent aussi s'attacher à multiplier les familles les meilleures pour le lait. Du reste, la race Mezine améliore à ce point de vue celle d'Aubrac par le croisement. Les vaches *maures* que l'on trouve à Nismes et dans les villes des bords du Rhône, qui viennent des Cévennes, sont meilleures laitières que celles de la race auvergnate pure.

Au point de vue des formes, le bétail des Cévennes est surtout défectueux dans les terrains maigres et graveleux qui avoisinent le Forez ; il est petit, à formes étroites, souvent à gros ventre. Pour l'améliorer à ce point de vue, il faut bien nourrir les reproducteurs choisis à l'époque du sevrage et, lorsque les progrès de la culture le permettent, importer des taureaux des cantons volcaniques qui ont des formes plus étoffées.

§ 6. — Bœufs du Forez.

En se croisant du côté de l'Est entre elles et avec la charolaise et la bressanne, la race de Salers et celle d'Aubrac forment des métis dans les départements de la Haute-Loire, de la Loire et du Rhône d'un pelage très-varié. On considère comme propres au Forez des animaux souvent jaunes, quelquefois rouges ou noirs, petits, sobres et fort rustiques. Ils sont bons pour le travail ; les vaches donnent passablement de lait et les bœufs s'engraissent avec facilité. Au premier concours de boucherie établi à Lyon nous avons vu des bœufs de la Haute-Loire qui, quoique vieux, étaient très-remarquables, non pas seulement par la perfection des formes, mais encore par le haut degré de l'engraissement, par l'abondance du suif et la bonne qualité de la viande.

A l'exception de quelques parties des environs de Montbrison, le Forez est peu propre à la production du bétail. Les montagnes, formées de porphyre et de roches de transition, sont en général peu fertiles et ont un climat très-rude.

Les éleveurs sont intéressés à conserver à leur bétail l'aptitude à travailler et à s'engraisser. Ils doivent aussi tenir aux qualités laitières, non pas dans l'espoir de faire concurrence à leurs confrères de la Bresse et de la Suisse pour fournir des vaches à la grande agglomération lyonnaise, mais pour produire le lait que consomme la nombreuse population ouvrière des montagnes de Thizy, Tarare, Saint-Chamont. La fabrication du fromage et du beurre destinés aux villes de Lyon et de Saint-Etienne forme d'ailleurs un objet important pour ces montagnes. Mais tout en imprimant aux vaches les qualités laitières il importe de conserver leur sobriété. Bien choisir les veaux que l'on destine à la reproduction et soigner convenablement les individus choisis, constitue le meilleur moyen de produire ce double résultat.

§ 7. — Race de la montagne Noire.

La partie la plus méridionale du plateau central de la France, la montagne Noire, possède une race de bétail qui, malgré quelque ressemblance avec celle d'Aubrac, doit être indiquée à part.

Nous retrouvons sur les plateaux d'Anglès, de Saissac, mais aggravées par le climat plus méridional du Tarn et de l'Aude, les conditions désavantageuses des arrondissements de Saint-Flour et de Marvejols : sol composé de débris de roches schisteuses ou granitiques, exposition générale vers le sud, altitude assez grande pour occasionner un abaissement de température très-fort en hiver, sans l'être assez pour condenser des vapeurs et rafraîchir le sol pendant les chaleurs. D'après MM. Dufrénoy et Élie de Beaumont, la montagne Noire, composée en grande partie de roches cristallisées, a une élévation moyenne de 800 mètres au-dessus du niveau de la mer.

Les bêtes bovines qu'on y élève sont petites, à squelette assez ample, fin, mais à dos ensellé, à muscles peu développés, à poil d'abord gris noir, devenant louvet, à cornes fines, à pieds durs, résistants.

Très-rustique, cette race est de la plus grande sobriété et a beaucoup de force, eu égard à sa taille. On l'utilise aux charrois comme aux labours. Par ses qualités, par ses défauts, devrions-nous peut-être dire, elle est aussi appropriée au sol qui la nourrit qu'aux besoins des cultivateurs qui l'utilisent.

La race est tardive. On commence à faire travailler les animaux vers l'âge de 3 ou 4 ans, mais ils ne sont bien développés qu'à l'âge de 6 ou 7 ; une fois dressés, ils travaillent au moins jusqu'à 11 ou 12 ans.

Les cultivateurs de la montagne Noire élèvent plus de femelles que de mâles. Les veaux sont engraissés comme dans le Rouergue, avec du lait principalement. Chaque veau tette souvent plusieurs vaches ; gras, ces jeunes animaux sont conduits dans le Languedoc. On réforme les animaux de travail vers la fin de l'été ; on les engraisse médiocrement et on les conduit aussi dans les villes de l'Hérault et des Bouches-du-Rhône. Dans le département du Tarn, cette race, appelée *race d'Anglès*, se mêle avec quelques bêtes de Salers importées pour le lait, qui s'en distinguent par leur pelage rouge, et avec celles d'Aubrac avec lesquelles on les confond, et qui deviennent d'autant plus prédominantes qu'on se rapproche davantage du département de l'Aveyron par les coteaux du Tarn et du Viaur.

Les cultivateurs de la montagne Noire attachent beaucoup d'importance à l'engraissement des veaux et nous croyons qu'ils ont raison. Quand on a vu leurs pâturages vers la fin de l'été, on ne saurait leur conseiller de donner beaucoup d'extension à l'élevage : le bétail, quoique petit et peu nombreux, ne se nourrit qu'avec peine, et autant avec les feuilles et les pousses des broussailles qu'avec l'herbe. On lui a reproché, et ce n'est pas sans quelque raison, de contribuer au déboisement du pays.

AMÉLIORATION. — Le bétail de la montagne Noire est, en général, petit, mal conformé, tardif, lent à prendre la graisse, peu propre à donner du lait; mais sobre, rustique, et fort en proportion de sa taille : on n'a pas à s'en préoccuper, eu égard à son aptitude à travailler.

Pour l'améliorer quant aux formes et à la taille, on ne doit pas songer aux croisements : une race plus parfaite à ce double point de vue ne pourrait convenir pour croiser les vaches de la montagne Noire que par exception.

On n'agira d'une manière générale que par le choix des reproducteurs et l'amélioration du régime : en choisissant dans la race les taureaux qui se distinguent le plus par leur poitrail large, leur dos bien soutenu, leur train postérieur bien garni de muscles ; en nourrissant bien les vaches pleines en hiver et surtout en laissant convenablement teter les élèves ou en remplaçant le lait par des farineux donnés d'abord au moment du sevrage et continués jusqu'à l'âge d'un an. Ce dernier moyen employé pour les génisses et les taureaux destinés à perpétuer la race, nous paraît être le moyen d'amélioration le plus efficace et le plus économique. Il serait économique, même pour les élèves en général, car il devancerait l'époque à laquelle les animaux pourraient être vendus ou livrés au travail.

Les cultivateurs, du reste, agissent sagement en restreignant l'élevage. Nous leur conseillons seulement d'employer pour les veaux un engraissement plus économique que celui qu'ils opèrent avec le lait. S'ils savaient pratiquer l'engraissement, ils pourraient retirer d'un veau de 3 mois autant de profit que d'un taureau d'un an élevé selon l'usage du pays.

Quelques agronomes qui n'ont pas assez réfléchi aux conditions économiques qui régissent les fermes de la montagne Noire, ont reproché au bétail que nous étudions de manquer de précocité, d'être mauvais pour la boucherie. Mais ont-ils besoin d'un bétail précoce des cultivateurs qui, comme ceux du Tarn et de l'Aude, ne châtrent leurs taureaux que très-tard et par le bistournage pour en conserver toute l'énergie ; qui, faute de fourrages pour faire des élèves, conservent leurs bœufs jusqu'à l'âge de 10, 12, 15 ans, et les engraissent à peine quand ils cessent de les faire travailler ?

Quant à l'amélioration au point de vue de la production du lait, elle exigerait l'emploi à la reproduction de taureaux et de vaches appartenant aux meilleures familles. Il pourrait même y avoir intérêt à importer des reproducteurs de l'Ariége : on trouve dans les environs de Saint-Girons des vaches qui ne sont guère plus fortes que celles des montagnes de l'Aude et du Tarn. Mais pour seconder l'action des reproducteurs, il faudrait donner aux vaches une nourriture assez abondante et aqueuse : des soupes, des bouillies, quand les plantes vertes, les feuilles, l'herbe, les racines, font défaut.

La Société d'agriculture de Carcassonne a profondément étudié la question de l'amélioration du bétail de ses montagnes. Elle a fondé et distribué en grand nombre des encouragements pour les taureaux étalons, pour les élèves et pour les vaches. Elle avait même fondé des primes pour les bœufs, afin d'encourager les cultivateurs de la plaine à compléter l'élevage des animaux nés sur les montagnes du département. L'opération, en effet, paraît rationnelle, et cependant elle a eu peu de succès. Les riches plaines de l'Aude et du Tarn sont trop précieuses pour élever du bétail et se mettre en concurrence avec les montagnes du Capsir ou d'Aubrac. Elles ont plus d'intérêt à acheter, pour labourer leurs terres argilo-calcaires, des animaux déjà formés, appartenant à une forte race et fournissant, après avoir travaillé, de bonnes bêtes de boucherie.

§ 8. — Race de l'Ariége.

La chaîne des Pyrénées, de l'Océan à la Méditerranée, renferme trois principaux types de bêtes à cornes. Le premier occupe tout le bassin de l'Adour ; le second se trouve dans quelques vallées des Hautes-Pyrénées et de l'Ariége et le troisième a son centre de production dans la Haute-Ariége et

dans les Pyrénées-Orientales. Il constitue la race ariégeoise
dont nous allons parler.

Cette race élevée au fond de vallées peu fréquentées est à
peine mentionnée par les auteurs; elle est cependant une des
plus intéressantes du midi de la France par le nombre d'animaux qu'elle renferme : elle fournit des bêtes de travail aux
plaines des Pyrénées-Orientales, de l'Aude et de la Haute-
Garonne.

CARACTÈRES. — Comme toutes les races élevées sur une
large surface et sur des terres d'une inégale fertilité, la race
ariégeoise ne présente pas partout les mêmes caractères. Elle
est quelquefois bien conformée, à corps bien pris, à poitrine
épaisse et à lombes larges ; d'autres fois elle pèche par son
dos bas en arrière du garrot, par sa côte plate, par ses
cuisses trop peu fournies. Mais toujours elle se distingue par
les caractères suivants :

Corps trapu, bas ; membres forts et courts ; cornes bien
plantées ; tête grosse et courte ; encolure forte.

Cette race est sobre, rustique, très-propre au travail ; elle
prend bien la graisse, mais elle fournit peu de lait.

Son pelage brun, blaireau, avec une teinte plus foncée à la
tête et aux membres, devient jaunâtre, louvet sur le dos et
les côtes à mesure que les animaux vieillissent.

SOUS-RACE DE TARASCON. — Nous distinguons trois sous-
races dans le type ariégeois. La sous-race de Tarascon est à
cornes fortes, noires à l'extrémité, à peau épaisse, à poils
longs, d'un noir mal teint, devenant fauve sur le dos, les côtes
et la croupe : les yeux, les joues, la queue, les membres
restent noirs, mais la face interne des cuisses, le pourtour
des yeux et du mufle sont toujours beaucoup plus clairs.

Élevée en grand nombre dans les villages situés dans les
vallées de l'Ariége, à Ax, à Merens, à l'Hospitalet, elle va
pâturer en immenses troupeaux sur les pelouses qui couvrent
les *cols*, les *ports,* des pyrénées ariégeoises. On la trouve souvent mêlée, surtout dans la partie inférieure de la vallée de
l'Ariége, avec des vaches de la race laitière des Pyrénées,
venues des vallées de Vic-Dessos, du Salat.

Ces animaux sont conduits des foires de Tarascon (Ariége) dans les départements environnants pour y travailler et y être engraissés.

Sous-race du Roussillon. — Elle est élevée sur les montagnes des Pyrénées-Orientales, plutôt que dans le Roussillon proprement dit. Dans les vallées du Tech, du côté de Céret, d'Arles, de Prat de Mollo, elle est petite, robuste, bien tournée, à fanon ample, à croupe relevée. Très-forts et très-vigoureux, les taureaux sont très-agiles, à moitié sauvages sur quelques montagnes. On en voit quelques-uns de magnifiques dans le bas des vallées, à l'entrée de la plaine. Les bœufs travaillent bien et s'engraissent assez facilement. Dans le Conflans, la Cerdagne, le Capsir, cette sous-race s'améliore en se mêlant avec la précédente, mais elle devient moins rustique.

C'est avec des vaches que l'on fait surtout les labours du côté de Montlouis. Le village de la Cabanasse, dans le Conflans, à l'entrée de la Cerdagne, emploie quarante paires de vaches de labour et seulement trois paires de bœufs. Pendant les longs hivers, les femelles payent leur nourriture par un peu de lait et par le veau qu'elles portent.

Les vaches des Pyrénées-Orientales sont mauvaises pour le lait ; celles d'Arles en donnent à peine, par jour, 5 à 6 litres ; celles de la Cerdagne 7 à 8, quand celles de Tarascon en fournissent de 10 à 12.

Sous-race du pays de Sault. — Quoique élevé d'une manière différente, le bétail du pays de Sault (Aude) ne nous paraît pas devoir être séparé de celui du Donezan et du Capsir. Comme le climat, les animaux se transforment, mais graduellement, à mesure qu'on s'élève en suivant la chaîne de montagnes qui sépare le versant de la Méditerranée du versant de l'Océan ; la taille moins élevée de cette sous-race s'explique par l'aridité du pays qui la produit, moins bien disposé que les Pyrénées pour attirer et retenir l'humidité de l'atmosphère.

Les forêts et les terrains communaux du pays de Sault sont utilisés pour la multiplication du bétail ; mais ils sont insuffisants pour l'élever convenablement. Les jeunes animaux sont en partie vendus dès l'âge d'un an et conduits vers le sud. Quand ils ont passé un an ou 18 mois, un ou deux étés, sur les Pyrénées, ils sont revendus aux foires de Prades, d'Ax ou de Tarascon, et conduits comme vrais ariégeois — ils en ont les formes, les qualités et le poil — dans les plaines de l'Aude ou des Pyrénées-Orientales.

ÉLEVAGE; COMMERCE. — Le bétail ariégeois des deux premières sous-races est nourri en hiver dans les vallées, à la vacherie ou sur des pâquis aux environs des fermes, selon le temps; mais, au printemps, dès la pousse de l'herbe, il est réuni en immenses troupeaux de vaches, de génisses, de taureaux et de taurillons, et conduit sur les montagnes où il reste jusqu'au mois d'octobre. Les animaux généralement en bon état sont vendus en grande partie en automne. Ceux de la sous-race du Roussillon sont conduits principalement dans les plaines des Pyrénées-Orientales, et ceux de la vallée de l'Ariége dans les départements de la Haute-Garonne, de l'Aude et de l'Hérault. Ce bétail fournit des vaches à lait et des bœufs de travail. En outre, l'Ariége, nous écrivait notre confrère M. Sainte-Colombe, envoie deux ou trois cents têtes de gros bétail par semaine aux villes du Languedoc et de la Provence, et expédie d'assez fortes quantités de beurre pour le Languedoc.

QUALITÉS; DÉFAUTS. — Sobre, rustique et forte, la race de l'Ariége est propre au travail, s'entretient bien, à la vérité sans travailler et en donnant peu de produits, sur des pelouses où l'herbe est cependant fort courte dans les derniers mois de la belle saison. Les bœufs de Tarascon, comme ceux d'Aubrac auxquels ils ressemblent du reste par leur pelage et leurs aptitudes, conduits dans les plaines, sur des plateaux calcaires, prennent en peu de temps un grand développement, tout en conservant toutes leurs qualités. Nous avons vu les plus forts dans les environs de Coursan, dans l'Aude.

AMÉLIORATION. — C'est au long parcours sur les hautes montagnes, dans des herbages escarpés, qu'il faut attribuer la force et l'énergie des races de l'Ariége. Au point de vue du *travail,* il serait superflu de s'en occuper. Il ne faut pas non plus chercher à en augmenter la *taille* et le poids. Produits des influences naturelles, ces races sont telles que le comporte la fertilité des pâturages dans des pays où la culture ne peut pas fournir un supplément de nourriture.

On conseillerait en vain à la plupart des éleveurs de soumettre leur bétail à un meilleur régime. Ils envoient leurs animaux sur les montagnes, et là ils ne sauraient les préserver des influences atmosphériques, ni leur procurer une nourriture uniforme. Dans les années pluvieuses, les troupeaux mangent à discrétion; mais quand le temps est sec, ils souffrent une partie de l'année. En somme, ils sont plus souvent dans la pénurie que dans l'abondance.

La plus grande partie du bétail ariégeois laisse à désirer quant aux *formes.* Les membres sont trop gros, le dos est bas en arrière du garrot, et l'avant-train — la tête, l'encolure, le fanon — de beaucoup trop développé.

C'est surtout par la génération que les races ariégeoises pourraient être améliorées, mais il faudrait des conditions qui ne sont pas d'une réalisation facile. Il faudrait, dans les appareillements, des précautions qui sont rarement prises dans les grands troupeaux qui estivent sur les montagnes; il faudrait aussi régler les saillies pour prévenir la fatigue, l'épuisement des taureaux; il faudrait enfin enseigner aux éleveurs à reconnaître les qualités du bétail. On nous montrait comme type de beauté des vaches trapues, très-bien corsées, c'est vrai, mais à encolure forte, à tête énorme, à large fanon. Nous n'ajoutons pas une grande importance à ces caractères quand il s'agit d'un bétail de montagne; cependant, nous croyons que les éleveurs pourraient produire des bêtes mieux conformées, sans en diminuer la rusticité, et qu'ils auraient intérêt à le faire : leur bétail, mieux apprécié des connaisseurs, donnerait, dans tous les cas, une plus grande quantité de viande nette et de viande de première qualité.

Le département de l'Ariége a fondé de quarante-huit à cinquante primes de 50 à 100 francs, divisées entre les divers cantons, pour provoquer l'amélioration de l'espèce. En ac-

cordant ces encouragements, plutôt pour la belle conformation que pour le poids considérable des animaux, les juges
des concours contribueront efficacement à éclairer les éleveurs sur cette question.

Un grand obstacle à l'amélioration de la race au point de
vue de la *lactation,* c'est l'indifférence des propriétaires pour
la production du lait. Envoyant leurs vaches sur la montagne
pendant l'été, ils ne cherchent à en retirer que le veau. Quelques agronomes de l'Ariége ont senti cependant l'importance
de développer l'industrie du laitage. Il s'est formé, à Foix,
nous écrivait M. Sainte-Colombe, une Société qui a pour but
d'encourager la meilleure fabrication du beurre et du fromage.

Sur les montagnes peu peuplées et éloignées des grands
centres de consommation, c'est la préparation d'un fromage
susceptible d'être exporté au loin, qui convient le mieux pour
utiliser le lait. Dans la Haute-Ariége, des fromageries, comme
celles qui existent sur les montagnes du Jura, augmente-
raient le revenu des troupeaux, devrait-on, pour que les
vaches soient mieux nourries et qu'elles donnent plus de
produits, en diminuer le nombre.

Dans le paragraphe suivant nous verrons que l'industrie
fromagère trouverait des facilités sur les Pyrénées, et qu'on
a songé à la développer dans la partie occidentale de ces
montagnes.

Quand les éleveurs des Pyrénées-Orientales tiendront à
avoir des vaches bonnes pour le lait, il leur suffira d'importer des taureaux de l'arrondissement de Saint-Girons, pour
le croisement de leur race. L'opération, en raison de la proximité des lieux et de la similitude des climats, ne saurait ni
occasionner de grands frais, ni entraîner des embarras, ni
présenter aucune mauvaise chance. Nous nous bornons à
l'indiquer en ajoutant que nous conseillons d'autant plus de
chercher à améliorer la race ariégeoise au point de vue de la
lactation, que les plaines du Roussillon, et surtout l'Espagne,
fourniraient un débouché considérable. Les nourrisseurs de
Barcelone tirent leurs vaches à lait des environs de Bor-

deaux; ils les font venir par la Cerdagne. Quel avantáge n'auraient-ils pas à s'approvisionner dans les vallées de l'Ariége et des Pyrénées-Orientales?

Nous avons entendu dire par plusieurs cultivateurs de la Cerdagne que la race laitière de l'Ariége est moins rustique, moins propre au travail et plus dure à l'engrais que celle qu'ils élèvent; mais nous n'en sommes pas moins persuadé que le croisement n'aurait aucun inconvénient.

Nous n'avons rien à ajouter pour l'amélioration du bétail du pays de Sault. La Société d'agriculture de l'Aude cherche, comme pour celui de la montagne Noire, à en encourager l'élevage dans la plaine par des primes; mais les cultivateurs préfèrent n'acheter les bœufs que lorsqu'ils ont été œstivés une année ou deux dans les pâturages de l'Hospitalet ou de Puy-Val-d'Or. Les éleveurs des environs de Quillan, qui peuvent un peu mieux soigner leur bétail, vont eux-mêmes chercher des taureaux du Donezan, du Capsir, du Canigou, et ils en obtiennent des produits qui, d'après notre confrère, M. Pinaud, laissent peu à désirer.

§ 9. — Race béarnaise.

Nous adoptons, pour désigner la race propre au bassin de l'Adour, la dénomination de *béarnaise,* du nom de la province qui occupait presque exclusivement ce bassin. Élevée dans les Hautes-Pyrénées, les Basses-Pyrénées et les Landes, elle se trouve en partie dans la plaine, en partie dans la montagne. Comme celles de l'Ariége, les bêtes des montagnes passent l'hiver dans les villages des vallées et vont pacager pendant l'été sur les Pyrénées.

Cette race forme plusieurs groupes distincts, mais qui se ressemblent par des caractères bien déterminés.

CARACTÈRES. — Poil jaune ou rouge pâle, unicolore ou seulement d'une nuance plus claire autour des yeux et à la face interne des membres; cornes fortes, longues, généralement très-relevées; membres bien d'aplomb, solides et cependant fins; corps un peu long (*fig.* 6) et variant beaucoup de poids et de formes, selon les pays et les individus.

Nous divisons les bêtes bovines du bassin de l'Adour en cinq groupes.

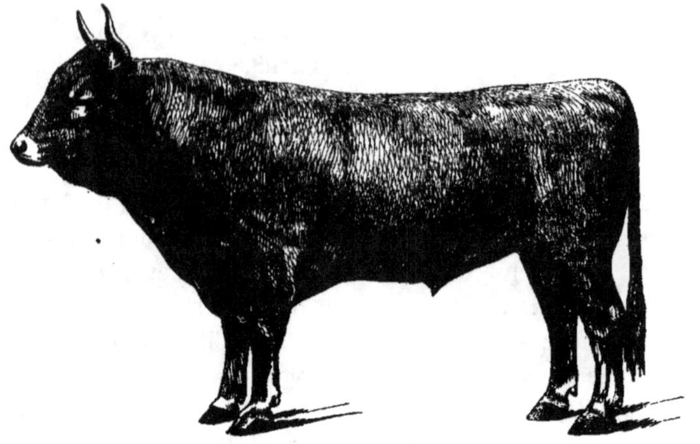

Fig. 6. — TAUREAU BÉARNAIS.

BŒUF BIGORRAIS OU TARBAIS. — De taille moyenne, à tête un peu forte, plus propre au travail qu'à la lactation, il fournit de bons bœufs de boucherie et prend, quand il est exporté dans un bon pays, un fort développement. Nous avons vu, dans quelques vallées fertiles des environs de Saint-Girons, des bœufs très-forts qui en provenaient.

Cette sous-race, appelée *tarbaise* sur les marchés de Béziers, de Nismes, d'Aix-en-Provence, est élevée dans les vallées de Bagnères-de-Luchon, de Bagnères-de-Bigorre. Les villages situés dans ces vallées ont un nombreux bétail, qu'ils envoyent, en été, sur les montagnes. Les animaux sont, en général, vendus jeunes et conduits dans les pays de plaine, du côté du nord et quelquefois vers l'est.

BŒUF D'OLORON. — On trouve plusieurs variétés de bêtes bovines dans le département des Basses-Pyrénées. Les trois grandes vallées, situées au sud d'Oloron, possèdent chacune son type de bétail, que les habitants du pays distinguent :

Vers l'est, se trouve le *bœuf d'Ossau*, qui tire son nom de la vallée qui le produit. Les animaux, généralement à corps décousu, sont moins recherchés pour être importés dans la plaine. La tête est petite, carrée et gracieuse; les yeux sont à fleur de tête; le bassin est étroit, par conséquent le train postérieur manque d'ampleur.

C'est à Laruns, vers le centre de la vallée, que l'on produit le plus de bétail, et le nombre considérable d'animaux élevés dans ce pays s'explique par l'espèce d'émigration dont nous allons parler.

La vallée d'Ossau a le grand avantage de pouvoir, conformément à un édit de Henri IV, envoyer en hiver, quand les montagnes sont couvertes de neige, tout son bétail sur la lande du Pont-Long, à 4 kilomètres de Pau, sur la route de Bordeaux. Elle possède même le droit de le faire parquer deux fois par an sur une des places de la ville de Pau. Annuellement, en octobre et en mai, passent dans cette ville, pendant quinze ou vingt jours, des troupeaux de vaches, quelques-unes suitées, allant au parcage du Pont-Long ou retournant à la montagne (Mousis).

Bœuf d'Aspe. Des trois vallées qui convergent vers Oloron, la plus vaste est celle d'Aspe qui descend de la montagne de ce nom. Elle possède plusieurs conditions favorables à la production du bétail, et livre au commerce des bœufs appelés *aspois,* fort estimés : de vastes montagnes nourrissent les troupeaux en été, et la belle plaine de Bedous fournit des ressources pour l'hiver.

Le bétail en est très-estimé, à corps trapu, à bassin ample, à croupe relevée, à tête courte, à œil grand, bien ouvert, à membres courts, bien d'aplomb, garnis de muscles gros et puissants dans les rayons supérieurs. Vigoureux, énergiques, agiles et très-robustes, les bœufs résistent longtemps aux plus rudes travaux. Ils sont employés au transport des marbres et des bois pour la marine. Ils conviennent, à cause de leur sobriété, pour les labours dans les contrées pauvres en fourrages, et dans les coteaux vignicoles. Ils n'ont pas une lourde corpulence, mais conduits dans les contrées où, par le produit des prairies artificielles, on nourrit abondamment, ils prennent rapidement un grand développement, deviennent forts, lourds, tout en restant près de terre.

Le taureau d'Aspe est recherché comme type reproducteur par les cultivateurs des plaines des Basses-Pyrénées, et par ceux des Landes et du Gers. La foire de Bedous, à la Saint-Michel, où l'on conduit le jeune bétail qui descend de la montagne, est renommée dans plusieurs départements.

Bœuf bareton. La plus petite, mais la plus gracieuse des trois vallées d'Oloron, la vallée de Bareton est appelée dans le pays *Jardin du Béarn.* Elle est plus rapprochée de la mer que les précédentes, et possède de nombreux ruisseaux qui irriguent naturellement de belles prairies. « Cette vallée, nous écrit M. Mousis, est pour l'espèce bovine ce que l'Arabie est pour l'espèce chevaline ; elle possède une race excessivement distinguée qui fait l'admiration de tous les connaisseurs. »

Le bœuf bareton est en effet d'une belle conformation, à corps un peu long, svelte quoique près de terre, à poitrine ample, à encolure mince avec un fanon peu développé, à cornes blanches, à membres fins, mais à croupe haute et à queue relevée. Il est remarquable par sa grande fierté, son aptitude au travail. Son pelage est moins foncé que celui du bœuf aspois.

On peut lui reprocher d'être souvent ensellé, conséquence de la longueur de son corps, et de manquer de taille. Mais comme tous les bœufs des contrées montagneuses à base de silice, il prend facilement du corps quand il est conduit dans des plaines où il est bien nourri.

On confond avec les bœufs qui viennent de la vallée de Bareton, des environs de Lannes, d'Aramit, et on leur donne le même nom, ceux qu'on élève dans la vallée d'Oloron, en aval de la ville, du côté de Navarreins, de Sauveterre ; ils en diffèrent en effet fort peu, quoique de plus forte corpulence.

Bœuf basque. — A l'ouest de la vallée de Bareton, dans l'arrondissement de Mauléon, la race bovine forme des types moins distincts. A tête fine, à pelage un peu moins uniforme, le bœuf basque est petit, trapu, mais vigoureux, agile et bien propre au travail. Il se confond, et dans la vallée de la Nive vers Bayonne, et dans le bas du Gave de Mauléon, avec le bœuf des Landes auquel il ressemble.

Sous-race de la Chalosse. — Le bœuf de la Chalosse, encore appelé *hagel,* de Hagetmau, chef-lieu d'un canton où l'on en élève beaucoup, se trouve principalement dans les vallées et les terres fertiles comprises entre Dax et Pau et entre le Gave de cette dernière ville et l'Adour. Il appartient aux Landes et aux Basses-Pyrénées comme l'ancienne province dont il porte le nom. Il est à corps volumineux, à côtes plates, à flanc grand, à robe rouge pâle ou jaune froment avec des yeux entourés d'une auréole plus pâle. C'est un bœuf de plaine, plutôt grand que bien conformé; il doit sa forte corpulence à la fertilité des terres qui le nourrissent et si les cultivateurs de ces contrées, des environs de Saint-Sever, d'Hagetmau, voulaient choisir des reproducteurs à côte ronde et à dos soutenu, ils donneraient en peu de temps à leur bétail une grande perfection. Mais ayant plus d'avantage à acheter les élèves qu'à les produire, ils ajoutent peu d'importance à l'amélioration de la race. Ce bœuf, après avoir servi au labour, s'engraisse bien.

Race marine, race de Marennes, race des Landes. — Elle s'étend depuis la mer jusqu'au nord de Mont-de-Marsan et se mêle avec la race basque, avec celle de la Chalosse et vers le nord avec la race bazadaise et celle de la Gironde. Elle est petite, bien conformée, à jambes courtes, à œil vif, à chanfrein enfoncé, à robe jaune, mais souvent enfumée à la tête, ou brune dans les localités où elle se croise avec la race bazadaise. Vraie race des Landes, sobre, nerveuse et très-agile, la race marine convient surtout pour les charrois.

Cette sous-race et la précédente sont nourries dans les arrondissements de Mont-de-Marsan, de Saint-Sever, de Dax avec des soins et une minutie que l'on a peine à croire si on ne les a pas vus. La pièce qui sert de cuisine dans les fermes de ces contrées n'est séparée de la bouverie que par un mur. Une ouverture nommée *arieste, ristou, râtelier,* fait communiquer les deux pièces. Cette ouverture, élevée de 0^{m}70 à 0^{m}80 au-dessus du sol, haute à peu près d'un mètre, est plus ou moins longue selon le nombre d'animaux auxquels elle doit servir. Elle est garnie d'un châssis divisé par des pièces de bois verticales, en plusieurs ouvertures pouvant être fermées au moyen de planches qui glissent dans une coulisse.

Pour prendre leur repas les bœufs passent la tête à travers ces ouvertures et on les force à rester tranquilles dans cette position, en tirant en partie la planche à coulisse qui ferme le râtelier. Quelquefois on fixe les animaux deux à deux au moyen d'une pièce de bois disposée en joug.

Le bouvier porte le fourrage dans sa cuisine et là, assis à côté de son feu, il distribue la nourriture à ses animaux, bouchée par bouchée. Chaque bouchée est composée de paille, d'herbes grossières ou de feuilles sèches qu'on entoure avec un peu de bon foin, quelques feuilles de maïs ou de choux, des pelures de navet ou avec toute autre friandise. De cette manière on nourrit bien les animaux avec des fourrages médiocres, mais c'est aux dépens des malheureux bouviers qui ont à peine le temps de se reposer. Dans les charrois, à la halte, sur les marchés, on les voit debout devant leurs bœufs, leur distribuant leur repas bouchée par bouchée. Les animaux habitués à prendre ainsi leur nourriture ne savent pas manger au râtelier. Ils souffrent même pendant quelque temps, quand ils arrivent dans une ferme où l'on n'a pas l'habitude d'affourager de cette manière,

QUALITÉS, DÉFAUTS. — Comme toutes les races bovines élevées sur les montagnes, les sous-races des Pyrénées-Occidentales doivent au sol escarpé qu'elles parcourent, à l'air pur qu'elles respirent, et aux bonnes plantes qu'elles consomment, une force, une rusticité et une sobriété qui les rendent capables de supporter les plus fortes chaleurs et les plus rudes fatigues, quoique souvent mal nourries. Elles sont donc propres au travail, mais elles sont mauvaises pour le lait ; quelques-unes sont petites ; et, sans rien perdre de leurs qualités, toutes pourraient avoir un tronc mieux conformé.

AMÉLIORATION. — La distribution des races, grandes dans les vallées et sur les plaines recouvertes d'une forte couche de terre végétale, petites sur les montagnes arides, dans les landes et les bruyères, nous indique qu'il ne faudrait pas chercher à rendre les animaux plus grands là où ils sont de petite taille avant d'avoir rendu les terres plus fertiles.

4.

L'amélioration des *formes* est plus urgente. Les défauts de cette race : le dos bas en arrière du garrot, le sacrum saillant, et la croupe étroite, les cuisses souvent minces, doivent être attribués à la négligence des éleveurs et pourraient être combattus par un bon choix des reproducteurs. Nous savons que l'opération sera difficile parce que les gardiens ne peuvent pas surveiller les appareillements sur les grands troupeaux des montagnes et aussi en raison de la rareté des individus très-bien conformés. C'est aux communes, aux villages, à engager les éleveurs à faire des sacrifices pour produire de bons taureaux, soit en donnant des primes, soit en payant cher les animaux qui, par leur perfection, répondraient aux besoins du pays.

Le croisement des sous-races entre elles est pratiqué depuis longtemps. Le plus souvent on demande au bétail de la montagne, centre principal de production, des taureaux pour croiser les vaches de la plaine ; mais les montagnes, qui fournissent d'excellents bœufs de travail, n'ont que des reproducteurs médiocres, sauf de rares exceptions. Nous avons vu des personnes qui avaient parcouru les principales vallées des Basses-Pyrénées sans avoir pu faire un choix convenable.

Pour espérer un bon résultat d'un croisement avec une race étrangère, il faudrait trouver des reproducteurs réunissant, à une perfection suffisante dans les formes, la sobriété nécessaire pour se contenter du régime auquel on soumet le bétail dans ces contrées. La race bazadaise remplirait ce but. On prendrait les taureaux dans les environs de Bazas pour les vaches fortes des plaines de l'Adour et des vallées fertiles, tandis qu'on les choisirait dans les communes plus rapprochées des Landes, où la race est plus légère, pour croiser les variétés plus petites du Béarn, du pays basque et des Landes. Le taureau bazadais donne d'excellents produits dans la Chalosse où il a été introduit depuis longtemps.

Nous ferons remarquer toutefois que la race bazadaise n'est pas laitière. Nous savons que beaucoup d'éleveurs du Béarn ne tiennent pas au lait, ce qui ne nous empêche pas de conseiller l'amélioration des sous-races des vallées au point de vue de ce produit.

Notre manière de voir est du reste partagée par des agronomes fort distingués. Le comice agricole d'Argelès s'est occupé de ce sujet; il a compris de quelle importance serait l'introduction, sur les montagnes, de fromageries comme celles de la Franche-Comté.

En premier lieu, cette introduction présenterait peut-être quelques difficultés dans les villages où les vaches sont par petits lots chez les divers cultivateurs, mais elle serait d'une réussite assurée et ne pourrait pas trouver la moindre opposition sur les montagnes où les vaches vivent en troupeaux, parce que le lait y est aujourd'hui presque sans emploi, et qu'il ne saurait y avoir aucun motif de méfiance, puisque la traite des vaches et toute la fabrication pourraient être pratiquées ou dirigées par la même personne.

Il existe un rapport bien connu entre la taille des animaux et la fertilité, la nature du sol qui les produit; mais la nature du sol peut-elle influer sur des qualités particulières, sur l'aptitude à donner du lait? On est porté à répondre affirmativement quand on voit les vaches être bonnes laitières sur le terrain calcaire des environs de Lourdes, de Saint-Girons, de Bayeux, de Lisieux, de Poligny, de Jussey; tandis qu'elles sont mauvaises sur les granites et les schistes dans les Pyrénées-Orientales, la Lozère, l'Aveyron, le Cantal, le Poitou, la Vendée, le Limousin!

Et cependant une conclusion déduite de ces faits serait anticipée; car pourquoi les vaches sont-elles mauvaises laitières sur le calcaire du Charolais, du Nivernais, et pourquoi sont-elles excellentes sur les terres siliceuses de la Bretagne et du Cotentin; pourquoi les petites vaches de la Loire-Inférieure sont-elles très-bonnes sur un terrain de transition, quand à côté, celles de Maine-et-Loire sont mauvaises sur la même formation géologique?

Les qualités laitières sont sans doute subordonnées aux puissances hygiéniques propres au pays, mais elles dépendent aussi de la fertilité que par nos travaux nous donnons au sol, et surtout de l'hérédité qui permet de conserver des aptitudes là où la nature les produirait difficilement; enfin, des soins que nous prenons de varier le régime, de mêler des condiments aux fourrages, de composer une nourriture qui, quoique récoltée sur des terres pauvres, possède les qualités de celle récoltée sur les meilleurs sols.

Sans doute, il est rarement avantageux de rechercher les produits que les forces naturelles du pays ne favorisent pas. Aussi, si nous conseillons d'améliorer les races des Pyrénées au point de vue de la lactation, c'est parce que sur tout le versant de ces montagnes, la sécrétion des mamelles est favorisée par de nombreux cours d'eau, par l'humidité que ces cours d'eau répandent dans le sol des vallées, et par les vapeurs de l'atmosphère plus abondantes sur les lieux élevés, surtout dans le voisinage de l'Océan.

Le plus grand obstacle à l'amélioration que nous conseillons, c'est l'indifférence des éleveurs. Consommant peu de lait et n'ayant pas l'habitude de vendre des vaches comme laitières, ils ne sentent pas la nécessité d'améliorer leur race à ce point de vue.

Quand on a été témoin des soins donnés par les éleveurs de Massat et de Lourdes à leur bétail, dans l'intention d'avoir de bonnes vaches à lait, on regrette que ceux des vallées de Bagnères, de Campan, d'Oloron, ne comprennent pas l'intérêt qu'ils auraient à produire une sorte de bétail qui se vend très-bien dans le Midi.

Pour améliorer au point de vue du lait la race de la Navarre, du Béarn et des Landes, les éleveurs n'ont pas de grands sacrifices à faire. La race de Lourdes fournirait des types reproducteurs aux éleveurs de la montagne, et la race bordelaise, noire et blanche, qu'on produit dans le département de la Gironde, croiserait avantageusement les sous-races des plaines fertiles.

§ 10. — Race laitière des Pyrénées.

A poil blaireau ou fauve sur le dos, les côtes et la croupe, et d'un brun châtain aux membres et à la tête; à corps tra-

pu, bien pris; à cou court, pourvu d'un large fanon; à tête
forte; à cornes longues, horizontales et tordues (*fig.* 7),
cette race a deux centres de production fort éloignés : l'un
est dans l'arrondissement de Saint-Girons (Ariége), et l'autre
dans le canton de Lourdes (arrondissement d'Argelès).

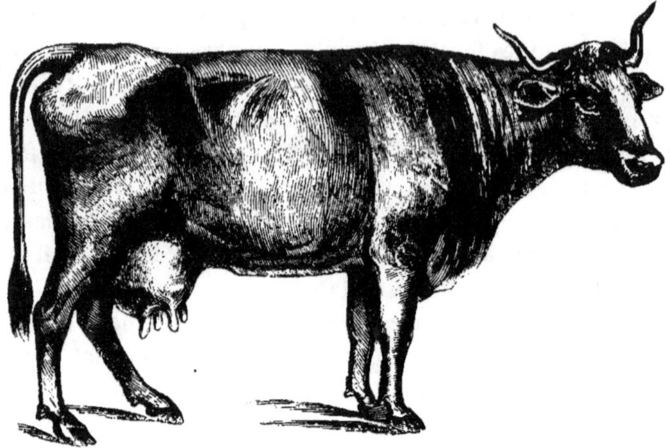

Fig. 7. — RACE LAITIÈRE DES PYRÉNÉES.

Nous distinguons donc dans cette race deux sous-races,
plutôt en ayant égard aux contrées qui les produisent, qu'en
tenant compte des caractères et des qualités des animaux.

SOUS-RACE DE SAINT-GIRONS. — C'est à Saint-Girons que se
vendent les vaches élevées dans les vallées du Salat, du Lé-
zard, du côté de Castillon, de Massat, d'Aulus, d'Oust. De là
dérive le nom de *vaches de Saint-Girons* par lequel on les désigne dans la plaine où elles sont conduites pour donner du
lait. La production des vaches de Saint-Girons s'étend en suivant le terrain jurassique dans quelques vallées de la Garonne,
jusqu'à Saint-Béat.

Les habitants de ces contrées conservent en partie les vaches dans les villages; ils leur donnent beaucoup de soins,
parce qu'elles se vendent bien, et que dans quelques vallées,
le lait sert à faire un fromage très-estimé. Ils vont les voir
souvent, les caressent, leur portent de la nourriture. En
voyant les soins donnés au bétail à Ricupregond, à Eichel,

nous nous sommes rappelé ce que nous avions vu dans d'autres localités, dans le Poitou et dans les environs de Bazas en particulier. Il est impossible de ne pas reconnaître que le zèle dans l'élevage des animaux surmonte toutes les difficultés.

SOUS-RACE DE LOURDES. — Cette sous-race, qui, dans le Midi, a une très-grande réputation comme laitière, est produite dans les vallées d'Azun, de Barèges, d'Argelès. Au sommet de ces vallées, elle diffère peu de la sous-race de Tarbes; cependant elle est moins forte de taille et meilleure pour le lait.

Dans les environs de Lourdes, se trouvent les vaches qui portent le nom de cette localité, les unes jaunes, les autres un peu grises avec les yeux noirs, ou couleur blaireau semblables à celles de Saint-Girons. On donne généralement la préférence comme laitières aux vaches à robe claire, louvet, ayant des poils marrons en dedans des oreilles et sur les lèvres. Les cornes sont tordues dans les vaches propres à la race, et relevées dans celles qui tiennent de la race béarnaise.

D'après ces signes, il nous a paru probable que les deux races laitières des Pyrénées ont la même origine : la race de Lourdes se rapproche de celle de Saint-Girons par les caractères — poil brun, cornes tordues et horizontales, — qui l'éloignent de la race tarbaise au milieu de laquelle elle vit.

Les troupeaux de Lourdes sont composés en partie de vaches achetées, les unes dans la montagne en suivant le Gave d'Argelès, les autres du côté de Tarbes. C'est à cette origine diverse des animaux qu'il faut attribuer l'hétérogénéité des troupeaux de la vallée, surtout dans le voisinage de la plaine, dans les environs de Lourdes où le commerce est exercé avec plus de facilité. Les vaches de ce canton, en raison de leur réputation de bonnes laitières, se vendent très-bien. Les éleveurs achètent dans d'autres contrées des bêtes qu'ils revendent comme appartenant au type de Lourdes.

PRODUCTION, COMMERCE, AMÉLIORATION. — Nourries dans les pâturages rapprochés des habitations où elles sont traites avec plus de soin que celles des montagnes, les vaches de

Saint-Girons et de Lourdes donnent une grande quantité d'un lait excellent; elles sont généralement exportées dans les villes du Midi comme laitières.

Sobres, trapues et propres au travail, elles s'engraissent facilement; mais elles ont la tête lourde, l'encolure forte, et pourraient être améliorées au point de vue du rendement en viande nette, si l'on donnait la préférence aux taureaux et aux vaches à avant-train léger.

§ 11. — Race garonnaise.

Nous donnons le nom de garonnaise à une race de bêtes à cornes qui occupe en grande partie le bassin de la Garonne.

Elle se distingue par un corps très-long et généralement bien proportionné; par des lombes larges, une poitrine très-profonde, une croupe et des cuisses bien garnies de muscles, des membres gros avec les canons très-courts et les rayons supérieurs très-longs, des genoux en dedans, une encolure

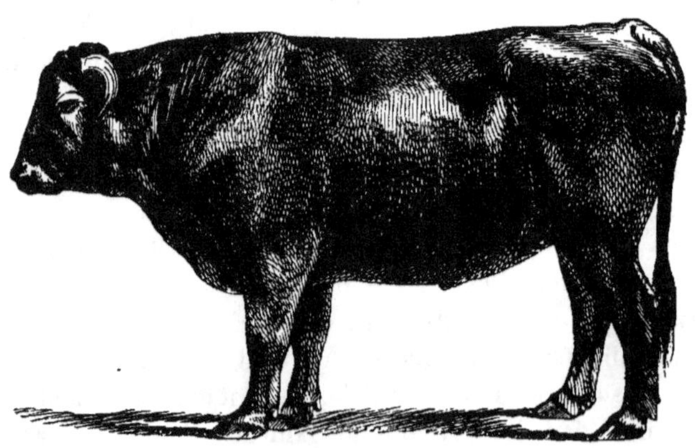

Fig. 8. — BOEUF GARONNAIS.

forte, des cornes grosses, aplaties, ordinairement dirigées en avant et en bas, au point de gêner le passage des courroies, ce qui oblige à faire l'amputation de celle qui, lorsque l'animal est au joug, est placée du côté du timon (*fig.* 8); par un poil jaune dans le type avec des plaques plus foncées sur les côtes.

La plupart des animaux ont une teinte brune sur le chanfrein, ce qui les fait appeler *enfumés* ou *charbonnés*. A l'inverse de ce qui a lieu dans les races d'Aubrac, du Poitou et de l'Ariége, les poils bruns sont plus abondants vers le plan médian de la tête que sur les parties latérales.

Cette race s'étend depuis le département de la Haute-Garonne jusqu'à la mer et aux deux Charentes. Elle se confond sur la rive droite de la Garonne avec les races du Périgord et du Quercy, et sur la rive gauche avec celles de la Gascogne et des Landes.

Trois groupes peuvent être distingués dans la race garonnaise. L'un occupe le centre de la vallée depuis le département de Tarn-et-Garonne jusqu'à celui de la Gironde ; le second se répand sur les coteaux depuis le département du Lot jusqu'à celui de la Dordogne ; le troisième se trouve du côté des Landes, dans les environs de Bazas principalement.

SOUS-RACE RIVERAINE. — La première sous-race élevée le long des rivières, sur des terres fertiles a un corps très-volumineux, les cornes très-grosses, des pieds larges et peu résistants ; elle est molle, médiocrement propre au travail et très-exigeante pour la nourriture. Elle présente trois variétés :

Le bœuf *marmandais*, qui est élevé sur les rives de la Basse-Dordogne, de la Basse-Garonne, et de quelques affluents septentrionaux de ces rivières. Les très-forts bœufs des environs de Saint-Macaire, de La Réole, de Marmande, de Meilhan, en constituent le type. Ils ont une taille colossale, mais avec des formes souvent peu régulières.

Bœuf agenais. Quoique moins fort que dans la Gironde, le bœuf garonnais présente toutes ses qualités dans le département du Lot-et-Garonne, aux environs d'Agen.

La sous-race agenaise a le corps long, épais, bien fait, à côtes rondes et très-longues, à poitrine très-profonde, à épaules charnues, à lombes larges, à croupe et à cuisses pourvues de muscles épais.

Le département fait, pour améliorer cette race, des sacrifices bien entendus et qui produisent de bons résultats. Il a institué un système de primes très-propre à engager les cultivateurs, à bien choisir et à soigner convenablement leurs taureaux. Les contrées voisines apprécient les qualités de la race agenaise qui est introduite comme race amélioratrice dans la Haute-Vienne, la Dordogne. Il y a longtemps déjà que la Société d'agriculture de Toulouse en importe des taureaux pour améliorer la race de sa circonscription.

Les bêtes bovines de la partie méridionale du Quercy forment la variété *montaubanaise*. Elles sont d'un poil jaune, de très-haute taille et un peu minces de corps. Les vaches très-grandes, à cornes grosses et à fanon ample, ressemblent à des bœufs. Élancées sans cesser d'être fortes, elles conviennent mieux que les mâles pour le travail ; elles leur sont préférables surtout à cause de leur marche plus accélérée.

La SOUS-RACE DES COTEAUX qui se multiplie dans les collines du Périgord, du Quercy, se confond dans le département de Tarn-et-Garonne avec la variété quercinoise de la race limousine et dans celui du Lot-et-Garonne avec celle du Périgord. Elle se distingue du type riverain par un corps plus trapu, des pieds durs, par plus de sobriété, de rusticité et une aptitude plus grande au travail. C'est en raison de ces qualités qu'elle pourrait mieux convenir pour améliorer les races de la Gascogne et du Limousin.

Les plus beaux individus de la sous-race des coteaux se trouvent dans le département de Lot-et-Garonne. Ils sont remarquables comme le bœuf agenais par leur ligne dorso-lombaire bien soutenue, leur poitrine épaisse et leur tronc postérieur bien garni de muscles.

Cette sous-race ressemble plus ou moins ou à la race limousine ou à la race garonnaise selon qu'on la considère plus vers le nord ou plus vers le sud.

SOUS-RACE BAZADAISE. — Situé entre les Landes où domine la race landaise, l'arrondissement d'Agen où prospère la belle race agenaise, et le département du Gers où se trouve la race gasconne, l'arrondissement de Bazas possède des bêtes à cornes qui tiennent, de la première de ces races, la facilité à s'entretenir, de la seconde, l'aptitude à s'engraisser, et de la troisième, la faculté de résister à de rudes fatigues.

Le bœuf bazadais, dont notre confrère, M. Coutelas, a donné la première description, que nous connaissions, est considéré comme formant une race particulière. Les agronomes de la Gironde le distinguent surtout par ses qualités.

Il est, en effet, remarquable par sa vigueur, sa force, sa démarche fière et son énergie; il est, plus souvent, charbonné ou blaireau que les individus du vrai type agenais; mais, comme nous avons vu, à Bazas même et dans les environs, des bœufs jaunes, ayant, du reste, tous les autres caractères du type; comme, d'un autre côté, il y a beaucoup de bœufs charbonnés dans les autres sous-races garonnaises; comme le bazadais a les cornes dirigées en avant, semblables à celles de l'agenais; que sa tête est aussi courte et large, son encolure épaisse, ses épaules longues et charnues, sa peau forte et pourvue d'un ample fanon, comme enfin les vaches, de même que dans le type garonnais, sont grandes et très-bien disposées pour le travail, nous ne pensons pas que des différences de nuance et de tempérament puissent en faire une race particulière; nous le considérons donc comme formant une sous-race que ses formes et ses qualités rapprochent plus particulièrement de la sous-race agenaise.

De taille moyenne, un peu forte, le bœuf bazadais est bien pris; comme les autres garonnais, p. 57, il a le corps près de terre, les lombes larges, la croupe épaisse, les membres postérieurs garnis de chair jusqu'auprès des jarrets (*fig.* 9); le poil est brun ou jaune, souvent pommelé.

A mesure qu'on se rapproche de la Garonne, la sous-race bazadaise prend plus de développement, ressemble de plus en plus à la race riveraine par son poids plus considérable et par ses pieds moins résistants. Vers Castel-Jaloux, et en remontant vers Nérac et Condom, elle se mêle avec l'agenaise; plus vers l'est, elle se croise avec celle de la Gascogne, qu'elle remplace avantageusement; vers l'ouest, elle devient plus légère en se mêlant, dans les Landes et la Gironde, avec les animaux du pays.

Toujours d'un entretien facile, les bœufs bazadais sont excellents pour le travail et pour la boucherie. Les soins, la

douceur contribuent à les produire autant que la nourriture,
pourrait-on dire. Ces animaux travaillent des terres d'apparence sablonneuse, mais fortes et tenaces; ils sont entretenus
avec de la paille de seigle, des feuilles de maïs desséchées
sur pied et des sommités de cette plante récoltées après la
maturité. Dans les neuf dixièmes de nos départements, on ne
trouverait pas ces fourrages dignes d'être récoltés, et cepen-

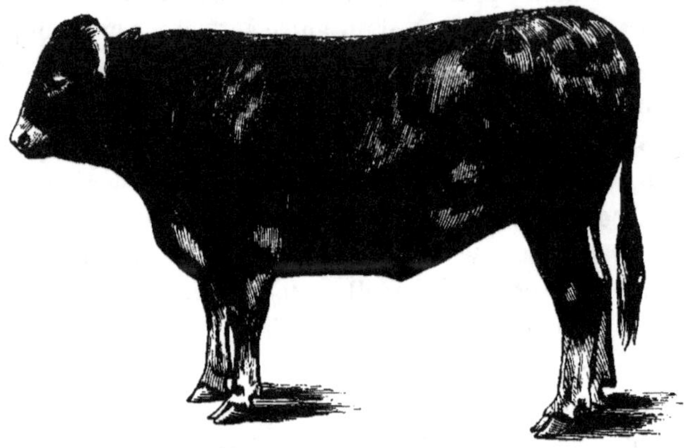

Fig. 9. — BŒUF BAZADAIS.

dant c'est en les administrant avec méthode, avec goût,
qu'on a créé et que l'on entretient une de nos plus précieuses
races de bestiaux. Mais aussi les ménagères n'entrent jamais
dans les étables sans porter une friandise à leurs bœufs, sans
leur prodiguer quelques caresses, sans leur donner quelques
soins de propreté. Et le bouvier, lui, pendant le travail, il les
excite sans cesse à accélérer leur marche, mais ne les frappe
jamais; il prononce plus de paroles que les animaux ne font
de pas; là se bornent ses moyens de contrainte. Il les laisse
aller à leur aise. Difficilement, d'ailleurs, il pourrait les faire
marcher d'un pas rapide dans ces terrains argilo-sablonneux,
que la charrue soulève en larges plaques, dures comme des
bandes de tourbe.

Comme dans les autres provinces du Midi on fait travailler les vaches plus que les bœufs. Ces derniers sont toujours

pourvus de couvertures, en toile en été, en étoffes de laine pour l'hiver, et soigneusement appliquées afin de les préserver des insectes ailés et des intempéries. Si le bouvier est surpris dehors par un mauvais temps, que son attelage arrive mouillé à l'étable, et qu'il ne trouve pas une couverture de rechange, il remplace de suite celle qui est mouillée par de la paille artistement arrangée.

On spécule, dans le Bazadais, sur la vente des bœufs dressés. Aussi les tient-on en très-bon état. Les cultivateurs cherchent à en avoir toujours de préparés pour satisfaire à la demande d'acheteurs qui leur arrivent inopinément du Gers, des Landes, des Basses-Pyrénées, de la Gironde. *Celui qui pare bien, vend bien*, disent-ils.

Un garrot mince et sorti est le plus grand défaut de cette race. Nous l'attribuons en partie à la mauvaise habitude de mettre devant la crèche une marche d'escalier de 25 à 30 centimètres d'élévation, sur laquelle les animaux sont obligés de placer les pieds de devant pour manger. L'animal a une position gênée, le train postérieur tiraille le corps, et le dos se brise en arrière du garrot.

QUALITÉS, DÉFAUTS DE LA RACE GARONNAISE. — Nous ne connaissons pas en France de pays où les animaux soient aussi bien soignés que dans le bassin de la Garonne. C'est par les soins dont sont l'objet les bêtes bovines que l'on peut expliquer les qualités qui les distinguent : elles sont fortes, acquièrent beaucoup de poids et donnent une très-grande quantité d'excellente viande.

Au point de vue de la boucherie, la race présente cependant de très-grandes inégalités. Dans l'Est surtout, elle laisse à désirer quant à la conformation. Telle qu'on la voit sur les marchés de Montauban, elle est étroite, trop haute, les vaches ont les formes trop masculines, et elle n'a pas montré jusqu'à ce jour une grande précocité ni beaucoup de facilité à prendre la graisse; mais cela dépend du climat et de la manière dont elle est entretenue. Dans son ensemble, et surtout dans ses belles variétés, elle est excellente; nous n'en connaissons pas qui réunisse à un plus haut degré l'aptitude à prendre la graisse, à donner de la bonne viande, à résister à la chaleur et à supporter la fatigue.

Les bœufs, ceux de la sous-race riveraine surtout, sont plutôt appropriés à labourer ou à traîner lentement de lourds fardeaux sur de belles routes comme sur le port de Bordeaux qu'à travailler dans des chemins escarpés.

Pour la lactation, la race est très-mauvaise. On est obligé d'avoir, pour les usages des fermes, des vaches bretonnes ou des bordelaises. Il y a même des éleveurs qui entretiennent des vaches bretonnes pour servir de nourrices à leurs veaux, ne jugeant pas le lait des mères suffisant.

AMÉLIORATION. — Pour ne pas revenir sur la lactation, nous dirons que, sans être favorable à la sécrétion du *lait,* le climat ne s'y oppose pas positivement, principalement vers l'Ouest; mais que cette fonction ne peut pas avoir une grande activité avec le travail que l'on exige des vaches.

Dans tous les cas, l'amélioration ne pourrait être produite que par des croisements, et nous ne les conseillons pas. Dans la Gironde, on a préféré importer la race hollandaise qui, du reste, y forme une race prospère, que d'améliorer la race garonnaise. C'est ce qu'il y avait de mieux à faire, sauf à rendre les vaches de la nouvelle race susceptibles de pouvoir être utilisées pour quelques travaux peu pénibles.

Si la race garonnaise laisse à désirer dans quelques localités au point de vue du *travail,* si elle est lourde, si elle a les pieds tendres, il se trouve, dans le Bazadais et dans le coteau nord de la vallée, des taureaux excessivement propres à lui communiquer les qualités qui lui manquent. Nous devons ajouter cependant que, sur les riches terres des bords de la Garonne, ces croisements ne produiraient que des effets passagers. Pour avoir des bêtes plus appropriées au travail, il faudrait élever les bouvillons sobrement, les châtrer tard et les exercer jeunes à la fatigue. Nous ne conseillons pas l'emploi de ces moyens. Telle qu'elle est, la race répond très-bien aux besoins du pays.

Taille. Sauf quelques exceptions, la sous-race riveraine est élevée sur les terrains que MM. Élie de Beaumont et Dufrénoy appellent alluvions et tourbes. Elle se présente avec ses plus grandes dimensions dans les environs de Castillon sur la Dordogne, et surtout sur la Garonne, en amont de Saint-Macaire, là où le sol, moins élevé au-dessus du niveau des eaux, est plus frais. C'est à ces diverses conditions, sol très-fertile, rivières et ruisseaux qui humectent le sol par imbibition, voisinage de la mer qui, par ses vapeurs, tempère les ardeurs de l'atmosphère, qu'il faut attribuer le développement de l'espèce bovine dans ces parages. Dans les plaines de Tarn-et-Garonne, le terrain, quoique très-fertile, est moins favorable à la production des fourrages, les animaux y acquièrent moins de corpulence qu'en aval du confluent du Lot.

Ces indications suffisent pour faire comprendre combien se trompent ceux qui croient qu'il suffit d'importer des taureaux de la race agenaise pour en communiquer les qualités au bétail de la Dordogne, de la Haute-Vienne et de la Haute-Garonne.

Sur les coteaux de la Dordogne, du Lot-et-Garonne, du Tarn-et-Garonne, les animaux sont plus petits. Ils le sont plus aussi sur les terres maigres de la rive gauche du fleuve dans la Gironde, le Lot-et-Garonne et le Gers; mais quand la race manque de taille, ce n'est jamais dans les vallées, c'est sur des coteaux et sur des landes, où nulle tentative ne doit être faite pour en augmenter le poids avant d'avoir amélioré le sol.

Pour la taille, la race garonnaise ne laisse donc rien à désirer. Il y aurait même plus d'avantage à diminuer le poids des variétés marmandaise et montaubanaise qu'à augmenter celui des bœufs du coteau et du bazadais. Les animaux si grands sont difficiles à engraisser et même à entretenir, à cause des besoins considérables de leur énorme corpulence.

Les défauts des bœufs garonnais tiennent au mode d'élevage, au travail qu'on en exige et à l'imperfection des procédés d'engraissement; car, quand ils sont élevés avec soin, qu'ils sont châtrés jeunes et complétement, ils forment, sous tous les rapports, d'excellentes bétes de boucherie.

Comme partout, l'amélioration de la race, au point de vue de la boucherie, suit les progrès de l'agriculture, et les plaines de la Garonne ont réalisé de grandes améliorations depuis le siècle dernier. Anciennement les bœufs de ces pays, nous apprend Desmarets, venaient en partie de l'Auvergne et du Limousin, et, après avoir travaillé plusieurs années, ils retournaient dans le pays natal pour y être engraissés. Aujourd'hui les cultivateurs du bassin de la Garonne élèvent le bétail qui leur est nécessaire; ils pratiquent même l'engraissement sur une assez grande échelle.

Du reste, la race répond aux besoins du pays pour la facilité à prendre la graisse et même pour la *précocité*. On ne peut pas espérer faire des labours dans des terres souvent tenaces, sous un soleil quasi tropical, avec des bêtes de deux ans, et l'on ne se donne pas la peine de dresser des animaux pour les engraisser six mois après.

Il serait plus urgent de perfectionner le bœuf garonnais au point de vue des *formes*, de donner plus d'ampleur aux régions qui fournissent la viande de première qualité. C'est une erreur, nous l'avons vu, de croire qu'une poitrine étroite, une côte plate, sont favorables au travail des grands ruminants. Il y aurait tout avantage à donner à toutes les variétés de la race, la largeur du poitrail, l'épaisseur du garrot, l'ampleur de la poitrine et le volume des cuisses, qui distinguent les bons bœufs agenais.

Les beaux animaux se trouvent assez communément, pour démontrer la possibilité d'améliorer la race par elle-même quant aux formes. On remarque même que les diverses sous-races n'ont pas les mêmes défauts, que le croisement de celles des coteaux par celles des rives serait favorable aux unes et aux autres. Ainsi, le bœuf des plaines prend beaucoup de taille, mais il est mou et il a les pieds délicats; tandis que celui des coteaux, comme celui de Bazas, est sobre, fort et plus agile, mais il a moins de taille et de poids. C'est par un choix judicieux des reproducteurs et par des appareillements bien entendus, qu'on réunira les qualités diverses de la race sur les mêmes individus. Du côté d'Agen, de Marmande, et dans le Gers, on a déjà obtenu des bœufs bien doublés, bien conformés, forts et opiniâtres au travail.

Utilité des croisements avec la race durham. Quoique n'étant pas très-étendue, la contrée où se trouve la race garonnaise ne présente pas toujours les mêmes conditions hygiéniques. On ne saurait comparer les environs de Barbezieux, les plaines de la vallée de l'Isle, de la Dordogne, à quelques collines du Lot-et-Garonne, aux plaines de Tarn-et-Garonne, ni aux sables des environs de Bazas.

Dans les premières de ces localités, outre des fourrages abondants, se trouvent des conditions climatériques assez favorables à la mollesse des tissus et à une grande précocité. Aussi nous concevons facilement que les croisements avec les races exclusivement propres à la boucherie, avec le taureau durham, y aient donné de bons résultats. Ce reproducteur si convenable pour corriger la tête forte, la poitrine plate et les membres gros des variétés mal conformées de la race garonnaise, a produit, comme on pouvait s'y attendre, des métis mieux conformés que les bêtes du pays, mais plus mous, plus exigeants pour la nourriture, plus sensibles au climat du Midi et moins disposés au travail. Pour la masse des cultivateurs, les qualités de ces métis n'en compenseraient pas les défauts, ou bien il faudrait les élever sobrement, chercher à les rendre rustiques et vigoureux dans la jeunesse, et alors on neutraliserait l'influence du sang anglais. Il est plus simple de ne pas l'employer.

Comme la race garonnaise sera peut-être toujours et dans tous les cas pendant longtemps encore, presque exclusivement chargée des travaux ruraux, nous disons donc, malgré les succès obtenus, qu'il ne serait pas profitable d'étendre le croisement avec la race durham. Ce n'est pas l'aptitude à prendre la graisse ni la précocité qui manquent aux animaux de la race garonnaise, ce qui leur manque c'est simplement un mode d'élevage et un genre d'entretien qui les préparent à la boucherie.

§ 12. — Race gasconne.

On la trouve dans les départements du Gers et de la Haute-Garonne. Elle se distingue par sa côte plate ; son garrot mince ; son dos tranchant ; sa tête forte, épaisse ; son front large et touffu ; ses cornes rondes, grosses, brunes et noires au sommet ; sa peau dure et épaisse ; son poil presque noir dans la jeunesse devenant fauve sur le corps et restant noir aux extrémités et à la tête.

QUALITÉS, DÉFAUTS. — Cette race, qui par sa robe ressemble aux races d'Aubrac et de l'Ariége, est vive, excellente pour le travail quand elle est élevée sur les lieux montagneux, et lourde, plus molle quand elle est produite dans les plaines. Elle est renommée pour sa force jusque dans les Landes et dans les Pyrénées, mais elle donne peu de lait et ses formes sont souvent défectueuses.

AMÉLIORATION. — Quelqués agronomes zélés se sont beaucoup occupés d'améliorer la race gasconne dans la Haute-Garonne. Il est à désirer que l'on donne plus de contours à sa côte, plus d'épaisseur au garrot et plus de développement aux muscles du train postérieur en même temps que plus de finesse et plus de légèreté au train antérieur. Les défauts que nous signalons ne sauraient être attribués ni au sol ni au climat ; ils dépendent plutôt de la négligence apportée dans le choix des reproducteurs et dans l'élevage des animaux et pourraient être facilement corrigés par des soins et par le croisement.

La Société d'agriculture de Toulouse l'a compris et depuis longtemps elle fait des sacrifices pour l'importation de taureaux agenais. Ce reproducteur en effet, bien employé, peut créer le bétail le plus convenable aux cultivateurs de la Haute-Garonne qui destinent leurs animaux au travail et à la boucherie et tiennent peu aux qualités laitières.

Mais tout en reconnaissant la convenance de ce croisement, considéré il n'y a pas longtemps comme indispensable à l'amélioration de la race, nous nous demandions, en voyant la perfection de quelques animaux de cette race, s'il ne serait

5.

pas facile de la perfectionner par elle-même au point de vue de la conformation ? Cette question ne nous paraît plus douteuse depuis les succès obtenus dans les concours par quelques éleveurs de la Haute-Garonne et du Gers.

Nous ne parlerons des qualités laitières, si précieuses cependant dans la Haute-Garonne, que pour dire qu'on les produirait facilement en croisant la race indigène avec celle de Saint-Girons ou celle de Lourdes.

Mais ces croisements comme les appareillements entre individus de la race du pays n'auront des résultats constants qu'autant que les cultivateurs soigneront convenablement les élèves. Dans les environs de Toulouse surtout, le bétail est négligé ; un bon système de primes tel qu'il est du reste pratiqué dans ce département, appliqué sur une grande échelle, nous paraît être un bon moyen de hâter le perfectionnement de la race, en faisant produire des résultats qui démontreront quelles sont les améliorations qu'on peut espérer d'obtenir.

§ 13. — Race bordelaise.

Avant de quitter le bassin de la Garonne, nous mentionnerons, ne serait-ce que pour démontrer la possibilité d'acclimater des races à une grande distance du pays où elles se sont formées quand le nouveau climat leur est favorable, la race créée dans les environs de Bordeaux avec des vaches et des taureaux importés de la Hollande et de la Bretagne. Cette race existe depuis longtemps dans la Gironde : des personnes âgées, qui s'occupent du commerce du bétail, nous ont dit l'avoir toujours vue dans le pays.

On l'entretient pour son produit en laitage. Aussi élève-t-on plus de femelles que de mâles. Nous décrirons donc les premières : taille généralement forte ; corps épais, trapu ; train postérieur plutôt fort que léger ; bassin ample ; encolure décharnée ; tête assez fine ; cornes petites, noires, contournées en avant, souvent rugueuses ; poil noir et blanc ; pis ample ; sécrétion du lait abondante. Plus forte que la race bretonne, mais moins que la race hollandaise, cette race a les

cornes moins généralement dirigées en avant et les membres
moins forts que cette dernière.

PRODUCTION. — Élevée en grands troupeaux dans les communes des environs de Bordeaux, cette race produit en grande
partie les vaches laitières du pays. Elle en fournit aussi à
l'Espagne, où on les préfère à celles de Saint-Girons et de
Tarascon. L'exportation se fait principalement en septembre.

QUALITÉS; DÉFAUTS. — La race bordelaise est bonne laitière,
mais elle ne possède ni la sobriété de celle du Morbihan, ni
le poids de celle de la Hollande. Elle est exigeante, ne s'entretient bien et ne donne beaucoup de lait que sur de riches
herbages.

AMÉLIORATION. — Les vaches laitières, donnant un produit
très-précieux dans tout le Midi, sont en général bien soignées ;
aussi la race bordelaise, favorisée, du reste, par les riches
herbages et le climat maritime de la Gironde, se conserve-
t-elle très-bien. Si l'on importe encore dans le Sud-Ouest des
vaches hollandaises et surtout des vaches bretonnes, c'est
exclusivement pour la production du lait. Avec les soins que
l'on donne à la race, il suffit, pour l'améliorer, de prendre,
pour le choix des reproducteurs, les précautions que nous
avons indiquées à l'occasion des autres races laitières.

§ 14. — Race limousine.

La plus grande partie du Limousin est peu fertile. Sur les
collines et les coteaux, les terres, reposant sur des roches pri-
mitives ou de transition composées de silicates, sont légères,
et les plantes y souffrent de l'humidité quand il pleut et de la
sécheresse pendant les chaleurs, sans y rencontrer, dans aucune saison, assez de principes nutritifs pour y acquérir un
grand développement et des principes alimentaires abondants.

Mais, dans quelques cantons privilégiés des environs de
Pompadour, nous apprend M. Dufrénoy (1), le granite,
presque entièrement feldspathique, donne une couche de
terre végétale d'une admirable fertilité : la végétation y dé-

____

(1) *Description de la carte géologique de France*, t. 1er, p. 111.

ploie toute sa splendeur, les prairies y donnent un foin abondant et de qualité supérieure. D'autre part, ajoutons-nous, en entraînant le détritus des roches et des êtres organisés qui se produisent sur les montagnes, les pluies ont formé des couches très-fertiles au fond des nombreuses vallées que présente le sol accidenté de la province. Les bonnes terres sont ainsi assez communes, dans le Limousin, pour fournir les aliments nécessaires à l'élevage et à l'engraissement de bœufs, qui contribuent beaucoup, pendant l'hiver, à l'alimentation de la capitale. Dans quelques localités, on peut même engraisser des bœufs à l'herbe.

Caractères. — Pelage jaune, plus pâle à la face interne des membres; yeux grands, doux et entourés ainsi que le mufle d'une auréole presque blanche; peau généralement souple, douce, pour un bœuf de montagne; taille moyenne, corps long, plutôt grand qu'épais; côte souvent plate; garrot élevé, tranchant; train postérieur quelquefois mince; encolure un peu longue; tête moyenne, portant des cornes blanchâtres sur toute la longueur, ou un peu brunes au sommet, très-grosses, presque toujours aplaties à la base; elles sont rarement bien contournées dans le type de la race, mais dirigées en avant et souvent en bas. De même que dans le bœuf garonnais, p. 61, on ampute une corne, quelquefois les deux, à 10, 12 centimètres de la tête, pour avoir plus de facilité à atteler les animaux.

Nous rapportons à la race limousine, comme sous-races, le bœuf marchois, l'angoumois, le périgourdin et le quercinois.

Bœuf marchois. — Le premier se trouve dans la Creuse. Ce département a beaucoup d'analogie avec celui de la Haute-Vienne, par sa constitution géologique et par les phénomènes météorologiques qu'on y observe, mais il offre moins de vallées fertiles. Le bœuf marchois est plus petit que celui du limousin; son poil est d'un jaune plus foncé ou même d'un rouge clair; sa peau est plus dure; son encolure plus grosse; sa tête plus forte; et ses cornes, souvent cylindriques, sont grosses à la base et régulièrement contournées.

Fort, sobre et agile, ce bœuf est très-propre au travail,

s'engraisse avec des aliments assez médiocres, et fournit, quand il est bien gras, de la bonne viande. L'ancienne race à poil blanc, *blond,* qui se confondait avec la bourbonnaise, tend à disparaître. Elle est remplacée par la race niversaise à l'est, et par celle du Limousin au sud. Il s'opère là un de ces croisements progressifs comme on devrait les pratiquer dans toutes les localités où la transformation des races peut être avantageuse.

BŒUF ANGOUMOIS.— En se rapprochant de l'Océan, à partir du Limousin, le sol, le climat, deviennent favorables à la production des plantes et des animaux utiles. Le terrain, de schisteux ou de granitique, devient calcaire vers la rive droite de la Haute-Charente, en même temps que le climat de la mer vient modérer les chaleurs en été et le froid en hiver.

Il n'y a pas cependant dans l'Angoumois de race propre. Les élèves qu'on y introduit des rives de la Dordogne, de l'Auvergne et du Limousin, y prennent beaucoup de développement et y produisent en se multipliant, en se croisant avec les bêtes nées dans le pays, le bœuf *angoumois*, qui se rapproche du bœuf limousin par ses cornes et par son pelage. Sa stature est plus grande, mais son corps est souvent trop aplati.

BŒUFS DU PÉRIGORD. — Quoique fort riche en bétail, le Périgord ne possède pas de race distincte. Ses bêtes à cornes se confondent avec celles du Limousin, de l'Auvergne et de la Garonne; mais c'est avec la race limousine que les bœufs ont le plus d'analogie, à l'exception de ceux qui se trouvent dans la vallée de l'Isle et dans celle de la basse Dordogne, vers Castillon; ceux-ci font partie de la race garonnaise.

Du côté de la Charente, de la Haute-Vienne, de la Corrèze, le bétail varie, par la couleur, du jaune pâle qui caractérise les bœufs de Saint-Léonard (Haute-Vienne), au rouge distinctif de ceux de Salers. Surtout vers la Corrèze, il offre, plus que le Limousin, les caractères du bœuf de montagne : cou gros et court; tête épaisse; peau forte. Cette sous-race est propre au travail, s'engraisse passablement, mais donne peu de lait.

BŒUFS DU QUERCY. — Aujourd'hui les bœufs du Quercy ressemblent à ceux du Limousin, avec un pelage plus foncé, surtout du côté du nord-est où ils se croisent avec la race de Salers. Vers le midi, la race se confond avec celle de la Garonne. Les bœufs du Quercy sont de taille moyenne, sobres et très-propres au travail ; à membres solides ; à encolure épaisse et à tête forte. Les vaches, sans être très-bonnes, sont passables pour le lait.

QUALITÉS, DÉFAUTS. — Le bœuf limousin a de précieuses qualités. Il est fort, très-bon pour le travail, s'engraisse facilement après avoir longtemps travaillé, fournit une viande de très-bonne qualité et beaucoup de suif ; mais il est mal conformé, étroit de poitrine, il a le train postérieur mince, et les femelles, grandes, fortes, excellentes pour le travail, sont mauvaises laitières.

AMÉLIORATION. — C'est par le régime, par des appareillements et par des croisements que doivent être améliorées les variétés de la race limousine.

Quelques-unes des localités où se trouve cette race possèdent tout ce qui est nécessaire à l'amélioration ; mais le nord-est de la Dordogne, la Corrèze, la Creuse et en général les parties élevées des contrées où on la produit, laisseront longtemps encore à désirer quant à la nature du sol et aux qualités des fourrages. Le chaulage pratiqué sur une grande échelle serait la première opération à entreprendre pour arriver à des résultats bien avantageux. En attendant, les éleveurs doivent s'attacher à nourrir convenablement dans la jeunesse, à traiter les élèves avec douceur et à soigner, ménager les bêtes de travail.

Ces moyens qui tiennent au régime sont indispensables et ils auraient seuls une grande influence ; mais l'effet principal doit être produit par la génération.

Quoique généralement composées d'animaux à côtes plates, à épaules appliquées, à garrot mince, les bandes de bœufs limousins amenées au marché de Sceaux, présentent le plus souvent des individus à épine dorsale bien soutenue, à corps bien pris, à côtes rondes, à garrot épais, à lombes larges et à cuisses charnues, offrant du reste tous les bons ca-

ractères de la race. Ils sont même assez nombreux pour démontrer la possibilité de produire, en choisissant bien les
taureaux, de grandes améliorations dans la conformation de
la race sans importation de reproducteurs étrangers.

Des croisements avec la race de Salers, qui tous les ans
fournit d'innombrables troupeaux à nos provinces de l'Ouest,
ont été de tout temps pratiqués. Ce moyen d'amélioration
n'entraîne à aucune dépense particulière et, pratiqué avec
suite, il n'exercerait peut-être pas une grande influence sur
la conformation des animaux ; mais il est permis d'espérer
que, si les reproducteurs étaient bien choisis, il produirait une
amélioration quant aux qualités laitières ; car sans être très-
bonne, la race auvergnate est supérieure pour le lait à celle
du Limousin.

Depuis plusieurs années la race garonnaise, qui croise
avantageusement la limousine vers le sud-ouest de la Dordogne, a été transportée dans les environs de Limoges. On en
reconnaît les descendants à leur corps trapu, plus cylindrique, à leur tête courte, souvent charbonnée, c'est-à-dire
portant de nombreux poils bruns ou noirâtres ; ils sont en
général supérieurs à ceux de la race indigène. Mais le bœuf
agenais est exigeant pour le Limousin ; il faut ne l'introduire
que dans les contrées les plus fertiles.

Dans leurs essais d'amélioration, les éleveurs du Limousin
n'ont pas un but bien déterminé. Ils croisent pour améliorer
leur race sans trop savoir en quoi doit consister l'amélioration et à plus forte raison sans s'être positivement demandé
si la race *croisante* peut produire le résultat qu'ils désirent.

Mais si au lieu d'agir vaguement ils s'étaient d'abord demandé : Faut-il élever la taille de notre bœuf, en augmenter
le poids ? Faut-il lui donner de plus belles formes et plus
d'aptitude à prendre la graisse ? Faut-il augmenter les qualités laitières de nos vaches ?

Ils auraient reconnu qu'ils possèdent des animaux qui,
pour la taille et le poids, ne laissent rien à désirer ; qui, pour
le moelleux des tissus, la finesse de l'œil, sont excellents. Ils
ne manqueraient pas de reconnaître aussi que pour le tra-

vail, pour la force et la rusticité, il n'existe pas de bœufs supérieurs à ceux de la Creuse, de la Corrèze et même de la Haute-Vienne ; qu'en employant les ressources que le sol met à leur disposition, ils peuvent produire, au point de vue de la graisse et du travail, toutes les améliorations désirables ; enfin que si la conformation est vicieuse dans beaucoup d'individus de la race, il se trouve dans la province même des types améliorateurs pour la perfectionner.

Ces éleveurs n'ont donc à croiser leur race que pour augmenter les qualités laitières, très-peu développées dans les vaches limousines ; mais à cet égard, la race de la Garonne ne peut pas leur être utile. C'est à la race de Salers qu'ils doivent avoir recours en choisissant bien les taureaux, ou mieux en important de bonnes vaches de Salers qu'ils feraient couvrir par des mâles indigènes.

Nous sommes convaincu aussi que des croisements avec les fortes variétés de la race bretonne, avec la race normande, amélioreraient les vaches limousines sans en diminuer ni la finesse, ni l'aptitude à bien travailler. Ces deux races fournissent déjà des vaches laitières à la province.

Les cultivateurs du Limousin sont peu habiles dans l'art de manipuler le lait et ne cherchent pas à en produire. C'est un tort. Ils pourraient élever de bonnes vaches, et peu d'industries seraient plus lucratives pour eux que celle du laitage. Le Limousin, par le chemin de fer, n'est plus qu'à quelques heures de Paris, où sont toujours vendus avec avantage le beurre frais, les fromages à la crème et les bons veaux.

§ 15. — Race poitevine, choletaise.

Exclusivement appelée *choletaise* sur les marchés de la capitale, de la ville de Cholet où se tient toutes les semaines un marché considérable de bœufs gras, cette race est élevée dans les Deux-Sèvres, la Vienne, au sud des départements de Maine-et-Loire et de la Loire-Inférieure, et à l'est de celui de la Vendée. Elle se trouve dans tout le Poitou ; aussi croyons-nous que la dénomination de *poitevine* lui convient surtout.

Après avoir travaillé dans les contrées qui les produisent,

où ils sont l'objet d'un grand commerce, les bœufs poitevins étaient autrefois engraissés en grande partie dans les environs de Cholet et en Normandie. Aujourd'hui l'engraissement tend de plus en plus à se généraliser dans tous les pays d'élevage. Avec ceux de Salers et ceux du Maine, ils arrivent en grand nombre sur les marchés de la capitale durant toute l'année, mais principalement pendant l'hiver.

Malgré les différences qu'elle présente dans les diverses contrées où elle est élevée, la race poitevine se reconnaît très-facilement.

CARACTÈRES. — Dans les bons bœufs du Poitou, le corps est moyen, généralement trapu, bien fait; la poitrine est ample, le poitrail ouvert. La croupe est large et les ischions écartés logent la base de la queue; les membres sont assez fins et garnis de muscles puissants; les épaules larges et les cuisses épaisses et bien descendues; l'encolure, qui est courte, porte une tête moyenne pourvue de cornes grosses à la base, noires au sommet, longues et régulièrement contournées (*fig.* 10).

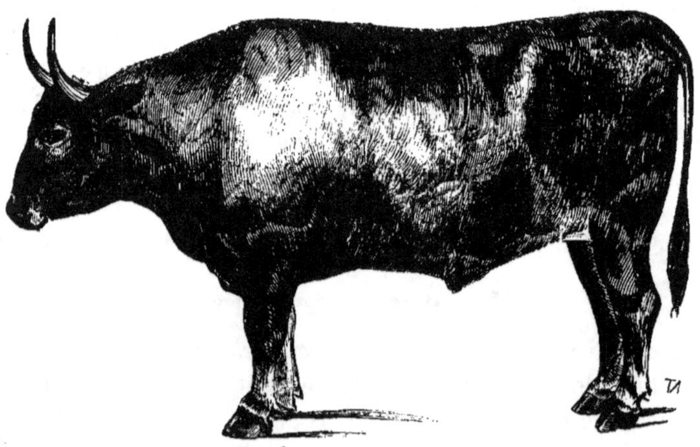

Fig. 10. — BŒUF DU POITOU.

D'abord noirâtres avec une raie jaunâtre sur le dos, les animaux de cette race prennent, en vieillissant, une couleur de plus en plus claire sur le dos, les côtes et la croupe. Cette couleur varie d'un jaune pâle au gris lavé ou à **un rouge ce-** **rise.** Les yeux, le mufle, l'extrémité des membres et la **queue** sont toujours bruns; mais le poil fin qui entoure les **yeux et** le mufle, qui recouvre la face interne des cuisses, est sou-vent d'un blanc plus ou moins brillant.

Le bœuf du Poitou se distingue du maraichain, dont **nous** parlerons, par son poil court, fin, ras, autant que par ses formes plus fines, plus trapues.

VARIÉTÉS. — La race poitevine présente plusieurs **variétés :**

On appelle bœufs *nantais* les bœufs que l'on trouve **dans** les environs de Nantes, sur les deux rives de la Loire; ils ont à peu près la même couleur que le type, mais le poil en est plus long et les cornes, fortes, sont rapprochées à la base et relevées. Quelques nantais ressemblent par **leur** taille, leur poil long et fauve, à des vendéens; ils ont **été** élevés sur la rive gauche du fleuve. Cette sous-race se **croise** fréquemment avec la race bretonne. Aussi y trouve-t-on beaucoup de vaches meilleures pour le lait que celles du type.

Choletaise. Les bœufs les mieux conformés, les plus fins, sont, dans le Bocage, du côté de Cholet, des Herbiers, où l'élevage est soigné d'une manière toute particulière. Cette variété offre une grande uniformité. Nulle autre robe n'est admise dans le Bocage, dit M. Ch. de Sourdeval, que la robe froment exempte de taches blanches. Elle varie seulement d'un ton plus vif à un ton plus pâle. Ce dernier est appelé *clairet*, l'autre, *poil rouge, poil cerise.* Le bœuf de Cholet est celui qui passe, sur les marchés de **Paris**, pour avoir le moins d'os relativement à son poids, et sa viande est considérée comme la meilleure de celle qui alimente cette capitale.

Dans la partie sud du Bocage, du côté de Parthenay, nous trouvons la sous-race dite *parthenaise* ou de *la Gatine.* Comme le nantais, ce bœuf a généralement moins de nature que le choletais; il a les membres plus gros, les cornes moins fines, et sa peau, plus dure, est couverte de poil, tirant plus souvent sur le fauve. C'est un excellent bœuf de travail qu'on exporte dans les Charentes, et qui s'engraisse très-bien après avoir rendu de bons services. Vers l'est, il se confond avec le berrichon, et, vers le sud, avec le saintongeois.

QUALITÉS, DÉFAUTS. — La race du Poitou est bonne pour le travail; du côté de Niort, des cultivateurs la préfèrent à celle de Salers ; elle a les pieds plus durs. Elle est excellente pour la boucherie, fournit beaucoup de viande nette de bonne qualité et une grande quantité de suif; mais elle est mauvaise laitière.

Les qualités des bœufs du Poitou, comme bêtes de boucherie, tiennent aux soins qu'on leur donne. L'engraissement est bien censé ne durer que trois ou quatre mois; mais il est, en réalité, de quinze ou seize; car, quand on le commence, les bœufs ont passé une année presque sans travailler.

Cela nous explique la réputation dont ils jouissent auprès des bouchers. Nous pouvons ajouter que les bœufs choletais seraient très-précoces, ce qui est une conséquence des soins dont ils sont l'objet, si le cultivateur n'avait pas besoin de prolonger leur existence pour les faire travailler.

AMÉLIORATION. — C'est le Bocage qui produit surtout le beau type du bœuf poitevin. Ce pays, malgré sa constitution géologique peu avantageuse (il est formé de roches anciennes), est placé dans des conditions favorables à l'agriculture et à la production des animaux.

Sous l'influence des arbres nombreux, dont le pays est couvert, les vapeurs se condensent en grande quantité, alimentent de nombreux ruisseaux qui favorisent la croissance des bonnes plantes; en raison du voisinage de la mer, les vapeurs répandues dans l'atmosphère contiennent toujours des matières fertilisantes et imprègnent même directement les plantes de substances minérales propres à les rendre alibiles.

Sous ces influences favorables, et surtout par le mélange de la terre calcaire que la proximité des roches à base de chaux opère ou rend si facile, principalement dans le voisinage de la plaine, les fourrages, quoique le pays soit fort ombragé, acquièrent des qualités précieuses. D'ailleurs, les cultivateurs savent, par des engrais appropriés et par un bon choix de plantes alimentaires, — trèfle, vesces, choux, farineux, — remédier aux imperfections du sol et à l'insuffisance des prairies naturelles.

Avec ces ressources, les éleveurs du Poitou peuvent communiquer à leur bétail toutes les qualités que les bêtes bovines sont susceptibles d'acquérir. Leur race est cependant défectueuse au point de vue du lait et des formes.

N'ayant pas l'habitude de manipuler le lait, habitués surtout à faire des élèves et à engraisser des bœufs, ils ne cherchent pas à produire de bonnes vaches à lait. L'industrie laitière, la production du beurre, doit cependant rentrer dans la convenance des exploitations rurales de nos provinces de l'Ouest, de celles surtout où domine la moyenne propriété. Les cultivateurs des arrondissements de Cholet et de Parthenay commencent à le comprendre et ajoutent plus d'importance qu'anciennement aux qualités laitières et à l'utilisation du lait.

Du moment qu'ils sentiront le besoin d'avoir de bonnes vaches, il leur sera facile de les produire; car leur climat, assez doux, est favorable à la sécrétion des mamelles, ainsi que le démontrent, par l'abondance de leur produit, les vaches bretonnes qu'ils entretiennent. Pour en avoir de semblables, il leur suffira de surveiller les appareillements dans leur propre race en choisissant les reproducteurs dans les meilleures familles ou d'opérer des croisements, soit avec la race normande, soit avec les plus fortes variétés de la race bretonne, parmi lesquelles il est des individus qui ont même le poil bai caractéristique de la race poitevine.

Formes. Il n'existe pas, en France, de race plus hétérogène que celle du Poitou. Les bœufs de la variété choletaise sont, quoique un peu étroits, bien conformés, fins, près de terre; mais ceux qu'on élève du côté du Berry ont la tête forte, les cornes grosses et sont souvent pointus de derrière; tandis que ceux élevés près de l'embouchure de la Loire et du côté du Marais, présentent les mêmes défauts et ont, en outre, les os gros et la côte plate, comme les maraichains, dont ils ne diffèrent que parce qu'ils sont moins forts de taille.

C'est par le régime et par un bon choix des reproducteurs qu'il faut les améliorer.

Là où la race du Poitou est le plus défectueuse, les éleveurs négligent de rechercher dans les reproducteurs les caractères qui indiquent un grand rendement de viande nette. Il en résulte ces bœufs qui, à part leur taille moitié moins élevée, ressemblent par leur corps étroit autant au bœuf maraichain qu'au vrai choletais. C'est par un bon choix des reproducteurs et au besoin par le croisement des variétés entre elles, que la race doit être rendue partout semblable. Il y a dans quelques cantons des Deux-Sèvres et de la Vendée d'excellents types reproducteurs et d'excellentes pratiques d'élevage. Les animaux reçoivent très-jeunes une bonne nourriture, et, après leur développement, ils sont toujours bien soignés, bien nourris et traités avec la plus grande douceur. Les habitants du Marais et du Berry, qui importent la race, doivent importer aussi l'usage de ces pratiques.

Les Poitevins n'imprimeront à leur bétail toutes les qualités que comportent leurs ressources que lorsqu'ils auront l'habitude de faire travailler les chevaux ; quand, au lieu d'atteler les bœufs on les laissera en repos, et qu'on fera les travaux avec la mule ou le cheval. Mais en attendant que puisse s'opérer ce changement dans les habitudes du pays, les cultivateurs doivent au moins faire les plus pénibles labours et les charrois avec leur jument poulinière et ses produits, afin de moins fatiguer leurs bêtes à cornes, et de pouvoir les renouveler plus souvent.

Jusqu'à ces dernières années, on avait négligé de croiser la race poitevine avec les races particulièrement appropriées à la boucherie. Le taureau durham ou devon ou hereford et la vache choletaise bien choisie ne peuvent que donner de bons produits. C'est aujourd'hui, du reste, démontré par l'expérience. Nous ne considérons pas cependant ce moyen d'amélioration comme indispensable à la perfection de la race, ni même comme généralement avantageux. C'est surtout sur l'amélioration du régime, sur de nouvelles habitudes d'entretien qu'il faut compter. Avec ces conditions et un bon choix des reproducteurs, la race choletaise peut parvenir à un haut degré de perfection, et sans elle, les croisés durham dépériraient et ne donneraient que perte aux éleveurs.

§ 16. — Race du Berry et de la Sologne.

Peu de nos provinces sont plus variées au point de vue de la fertilité du sol que le Berry. Généralement on le considère comme une contrée très-pauvre. En effet, quelques parties du département de l'Indre ne peuvent nourrir qu'un bétail petit et chétif; mais du côté de l'ouest, dans le département du Cher, se trouvent quelques plateaux oolithiques et des vallées d'une très-grande fécondité. C'est sur les riches herbages de Germigny, du côté de la Guerche, qu'ont été formées quelques-unes des plus précieuses familles de la race charolaise. Cette race s'étend vers l'ouest progressivement à mesure qu'elle trouve des conditions d'existence. Mais nous ne voulons nous occuper ici que du bétail propre au Berry et à la Sologne.

A l'extrémité opposée de la province, vers le Poitou et la Tourraine sont des bœufs qui, par leur taille moyenne, leur poil jaunâtre sur le dos, noir sur une partie de la tête, aux membres et à la queue, se rapprochent du poitevin.

Du côté du sud, les bœufs du Berry sont en général d'un noir mal teint, un peu ventrus, travaillant bien avec peu de nourriture; ils se mêlent avec la race de la Marche.

Vers le nord et dans la Sologne sont de petits animaux à corps trapu, très-bas, à ventre gros, à croupe étroite, à cuisses minces, à encolure grêle et à tête petite, fine, surmontée de petites cornes, à poil noir, blanc, rouge ou pie. Ces petits animaux se trouvent du côté de Romorantin, de Nonant-le-Fusilier et dans l'Orléanais. Ils sont agiles, très-sobres et d'un bon rendement pour ce qu'ils consomment.

En se rapprochant davantage de Paris et de l'Ouest se trouvent les métisses grosses, à corps trapu, généralement en bon état, dont nous parlerons après avoir traité de la race normande. Depuis l'établissement des chemins de fer, le lait et les veaux arrivent à Paris de contrées de plus en plus éloignées. Pour les cultivateurs de la Brie, de la Beauce, du Gatinais, le débouché de la capitale sera un puissant encouragement, pour quelques-uns à produire de bonnes vaches laitières, pour le plus grand nombre à en acheter.

Les achats activeront la production et réagiront, quoique d'une manière indirecte, sur l'amélioration de la race.

§ 17. — Race maraichaine.

En examinant les bêtes bovines depuis Cholet, Bressuire et Parthenay jusqu'à la mer, il serait difficile d'établir une ligne de démarcation entre la race *poitevine* et la race *maraichaine*. Les deux types offrent cependant de grandes différences.

CARACTÈRES. — Elevée sur les bords de l'Océan, cette dernière, comme son nom l'indique, se trouve dans des contrées marécageuses, sur les herbages humides de la Vendée et de la Saintonge. Elle présente à un haut degré les caractères propres aux races des marais : taille très-élevée ; corps mal fait, étroit ; jambes hautes ; cuisses minces ; os gros, saillants ; côte plate ; poitrine étroite, profonde ; garrot mince élevé ; tête très-forte avec un toupet long, touffu ; peau épaisse, dure, descendant en large fanon ; poil long, gros, de couleur foncée dans les jeunes animaux et devenant grisâtre, fauve par tout le corps ou restant noirâtre à la tête et aux membres ; cornes très-fortes, grosses, longues, cerclées, arquées, souvent dirigées en avant ; yeux et mufle noirs avec ou sans auréole blanchâtre. Les yeux sont petits et paraissent enfoncés à cause de l'épaisseur de la peau et des plis des paupières qui cachent en partie le globe oculaire (*fig.* 11).

On recherche dans la Vendée les bœufs à poil ras, fin, à peau souple, à cornes blanches à la base et noires au sommet, à yeux et à mufle noirs entourés de blanc. On méprise sous le nom de *bouchards,* de *barbouillés* ceux qui n'ont pas cette auréole ; en un mot, on préfère ceux qui ont de la ressemblance avec les poitevins, les choletais.

Il n'existe sur les bords de la mer qu'une race de bœufs ; mais elle tend à se croiser et à former deux types différents.

Dans la Vendée où la race maraichaine se trouve principa-

lement, on élève beaucoup de bœufs ayant une grande ressemblance avec le nantais, le poitevin : ils sont petits, ramas-
sés, ont le poil moins long que le maraichain. Les croisements
avec la race du Bocage et le commerce tendent à faire disparaître les caractères de la race locale, et à faire prédomi-
ner le poil cerise, le pourtour des yeux blanc, le poitrail
large, la côte ronde, caractères de la race poitevine.

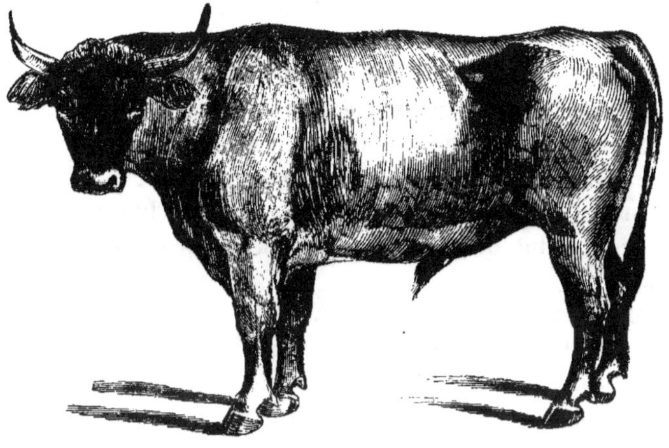

Fig. 11. — BOEUF MARAICHAIN.

Dans la Saintonge, les bœufs maraichains se croisent avec
la race jaune à haute taille de l'Angoumois et de la Garonne
et même avec celle du Poitou. Les croisements donnent ces
produits très-variés par la taille et la couleur qu'on voit dans
les herbages de la Charente.

COMMERCE. — Les bêtes à cornes produites dans le marais
de la Vendée sont en grande partie utilisées dans le pays;
mais il en est aussi importé dans le Bocage où on les élève
en les faisant travailler pour les revendre ensuite aux herbagers du Marais, ou aux cultivateurs du pays de Cholet. Les
bœufs qu'on engraisse dans les pâturages précoces du Marais
sont les premiers bœufs d'herbe qui arrivent à Paris au commencement de la belle saison. Ils n'y viennent par grandes
bandes que pendant sept à huit semaines, en juillet et en août,

quoique de la fin de mai à la fin de décembre ils contribuent à alimenter cette ville.

QUALITÉS, DÉFAUTS. — Malgré sa disgracieuse conformation, le bœuf du Marais est aussi très-bon pour le travail. Les Trappistes de la Meilleraie le trouvent même supérieur, nous ont-ils dit, à celui de Salers. Sa force nous explique pourquoi les cabaniers du Marais le préfèrent au cheval pour exécuter les pénibles travaux de leurs exploitations.

Cette qualité est la seule qu'il possède : il a un corps aplati, des jambes longues; il est dur à engraisser et donne, dit-on, une viande à fibres grosses et sans saveur. Quoique amélioré depuis une quarantaine d'années, il se vend encore moins bien sur les marchés de la capitale que celui du Poitou, mais seulement parce qu'il n'est pas aussi bien conformé et donne moins de viande. Les vaches sont très-mauvaises laitières.

AMÉLIORATION. — C'est en assainissant le sol et en perfectionnant l'agriculture qu'il faut préparer les voies pour la transformation de la race maraichaine. Quelle que fût la race introduite dans les herbages tourbeux de la Vendée, ou elle périrait, ou elle deviendrait à ventre ample, à peau dure et à poils longs.

Mais après l'assainissement, le Marais serait favorable, par l'épaisseur de la terre végétale, par le voisinage de la mer, à la production des bêtes de rente. De larges surfaces déjà assainies démontrent, par les progrès réalisés dans les qualités des bœufs, tout ce qu'on peut espérer d'un desséchement général.

Par elle-même, la race du Marais se transformerait; cependant l'intérêt des cultivateurs exige qu'on accélère la transformation, qui doit avoir lieu en vue de la production du lait et de la viande.

Nous savons que dans la Vendée on tient beaucoup au *travail* de la race maraichaine. On nous a dit, dans plusieurs localités, que le bœuf, est nécessaire pour labourer les terres fortes des marais; mais comme nous avons entendu dire dans la Lorraine que le cheval est indispensable dans ce pays pour travailler des terres semblables, nous en concluons

6.

que les cabaniers de Saint-Michel-en-Lherme exagèrent l'utilité de leurs bêtes à cornes.

La race chevaline dite *mulassière* doit remplacer les bœufs à la charrue : c'est l'intérêt des éleveurs ; il serait donc superflu de prévoir la nécessité du travail dans les combinaisons relatives à l'amélioration de la race bovine.

La nouvelle race du Marais devrait être *laitière*. La race bordelaise, qui se produit dans le département de la Gironde, et celle de la Bretagne également rapprochée du Marais, prouvent que les parages où se trouve le bœuf maraichain sont favorables à la production du lait. Les cultivateurs de ces contrées ont intérêt à utiliser leurs avantages à cet égard ; ils y sont engagés par l'espoir de retirer un bon produit du laitage, qui pourrait acquérir la valeur qu'il a en Bretagne et en Normandie, et aussi par la certitude de fournir des vaches laitières à toutes les contrées du sud-ouest. Quelques croisements faits avec la race bretonne et surtout avec la race normande, plus convenable par sa taille, indiquent suffisamment comment la race des pâturages maritimes doit être améliorée pour donner du lait. Arrivons à la production de la viande.

Pour être bien appropriée à la boucherie, la race des Marais doit être transformée. Il faut des animaux plus épais, à avant-train plus mince, à croupe plus ample et à cuisses plus charnues. Les améliorations qu'elle réclame ne peuvent être rapidement produites que par croisement.

Plusieurs fois importé, le taureau *normand* donne des descendants plus fins, meilleurs pour le lait que la race indigène. Ils conservent à un degré très-prononcé l'aptitude au travail. On a cependant abandonné ces croisements. Les métis ont, comme les deux races d'où ils proviennent, des formes vicieuses.

Des taureaux de la race *charolaise*, achetés dans le Nivernais, ont été introduits dans la Vendée ; ils pourraient donner des métis assez bien conformés, bons pour le travail, mais ils ne sauraient communiquer à la nouvelle race les qualités laitières qu'elle devrait posséder.

Pour les cultivateurs qui veulent sérieusement améliorer

la race, le taureau *durham* est le plus convenable. En rendant
la poitrine ample, l'encolure mince, les cuisses épaisses, il
transforme en peu de temps la race vendéenne. Plusieurs
fois déjà il a été employé. Les métisses qu'il produit sont
meilleures pour le lait que les vaches indigènes; mais les
bœufs croisés, sans être tout à fait impropres au travail,
sont d'un faible secours pour labourer les terres fortes du
Marais. D'un autre côté, il faut que les jeunes produits soient
bien nourris, de sorte que ce reproducteur, quoique conve-
nant essentiellement, ne doit être employé que là où les pâturages assainis fournissent une herbe de bonne qualité, là
où la culture donne des fourrages artificiels pour suppléer
à l'herbe au besoin, enfin là où les bêtes bovines sont considérées principalement comme bêtes de rente.

Quand les cultivateurs ne sont pas dans d'aussi bonnes
conditions, ils doivent se borner à employer ceux du nord,
le taureau du Bocage : un bon taureau *choletais*, à taille un
peu développée, et bien conformé, est très-propre à améliorer la variété vendéenne. Il n'y a donc qu'à continuer, en
la régularisant, une opération qui, par le fait des relations
commerciales, est pratiquée presque de temps immémorial.

Enfin, les éleveurs de la Charente doivent employer le taureau *angoumois* bien choisi, ou mieux celui de la Garonne,
pris dans les belles variétés. Sans aucun soin particulier, ces
animaux amélioreraient la sous-race saintongeoise. Ces reproducteurs, et ceux venus du côté de la montagne, du Limousin,
sont employés dans les marais de la Charente, comme ceux
du Poitou dans les marais de la Vendée, mais également sans
méthode et sans suite. Ce que l'on obtient de bon à une génération, on le perd à la suivante : l'ignorance des éleveurs
sur les qualités des animaux et leur négligence dans le choix
des reproducteurs, s'opposent surtout à l'amélioration des
races de ces parages.

§ 18. — Race mancelle, angevine.

Nous confondons, sur les marchés de Paris, les bœufs qui
proviennent du triple bassin de la Mayenne, de la Sarthe et

du Loir, sous la dénomination de manceaux. Ce sont exactement les mêmes animaux, quoique les éleveurs distinguent les *manceaux* proprement dits, qu'on élève dans la Sarthe, des *angevins*, qu'on trouve dans Maine-et-Loire.

Caractères. — Le bœuf manceau présente bien deux types, mais qui sont également élevés dans les deux provinces. Ces deux types se distinguent par la forme de la tête : cette partie est courte, large vers le front dans l'un, longue et en proportion plus mince supérieurement dans l'autre. Le premier type a de la ressemblance avec la race suisse de Berne; l'autre est propre au pays. Tous les deux sont à formes épaisses, arrondies; à encolure grosse; à cornes fortes, lisses, régulièrement contournées ; à fanon développé, surtout dans les individus à tête plus courte; à poil noir ou plus souvent jaune, mais presque toujours avec la tête blanche et souvent avec des taches de même couleur sur d'autres parties du corps. Les membres sont forts et les os gros, sans être saillants à la hanche et à la croupe. Le garrot manque souvent d'épaisseur. Dans l'Anjou, la race mancelle se mêle à la poitevine et à la bretonne.

Peu de races sont plus facilement reconnues que la mancelle. Cependant elle varie beaucoup par sa taille, selon le pays où elle est élevée. Elle est petite ou à peine de taille moyenne sur les coteaux éloignés des rivières, et très-forte dans les vallées du Loir et de la Sarthe et dans celle de la Mayenne. Le long de l'Oudan, vers Segré, elle a été croisée avec la race suisse. On reconnaît encore les métis de cette dernière à leur couleur noire ou pie, à leur croupe relevée, à leur encolure plus grosse et plus courte.

Qualités, défauts. — Passablement travailleuse pour le pays, cette race prend bien la graisse et donne de la bonne viande; mais elle a des membres gros, une tête forte et des os lourds. C'est une de celles qui ont le plus d'os relativement à la quantité de viande. La vache est mauvaise pour le lait; elle peut à peine nourrir son veau et tarit de suite après le sevrage.

Amélioration. — Il n'y a pas à se préoccuper de la race

mancelo-angevine au point de vue du *travail*. Le riche bassin de la Mayenne offre toutes les conditions nécessaires à une production profitable de bêtes de rente. De bonnes terres d'alluvion, de nombreux ruisseaux à pente peu rapide, le voisinage de la mer et un climat doux permettent d'y élever les animaux les plus parfaits par leurs formes et leur aptitude à donner du lait et à prendre la graisse.

Avec ces heureuses circonstances, l'emploi des bœufs à la culture offre des avantages problématiques. Les forts chevaux, que le pays produit facilement, sont propres à tous les travaux, et la tendance des cultivateurs est de les utiliser aux labours. Tel fermier, après avoir acheté des harnais exclusivement pour aller à la chaux avec ses juments, en vient bientôt à les utiliser pour tous les travaux de sa ferme, et à ne considérer ses bœufs que comme des bêtes de labour complémentaires.

O. Leclerc-Thouin faisait remarquer, en 1843, que des bœufs manceaux allaient dans les herbages de la Normandie encore jeunes et sans avoir été attelés. Depuis cette époque, les cultivateurs ont fait de grands progrès dans ce sens ; aujourd'hui non-seulement ils vendent leurs bœufs à un âge peu avancé aux herbagers, mais ils en engraissent eux-mêmes.

Il ne reste donc à s'occuper de la race mancelle qu'au point de vue du lait et au point de vue des formes.

Quoique le climat soit favorable à la sécrétion des mamelles, les vaches mancelles sont mauvaises généralement, et il serait difficile de rendre la race bonne laitière en cherchant à l'améliorer par elle-même.

Plusieurs races pourraient être utilisées pour lui donner des *qualités laitières*.

Le croisement avec le taureau suisse de Fribourg essayé, comme nous l'avons dit, dans le siècle dernier, a été abandonné; il donnait des métis à tête trop lourde, à encolure trop forte et à membres trop gros. Les produits du taureau schwitz seraient moins mal conformés.

Cependant nous conseillerions plutôt le croisement avec la race normande. Nous dirons aussi que le taureau durham, qui, comme nous le verrons, doit être employé pour améliorer les formes de la race mancelle, lui communiquerait également des qualités laitières, et qu'il a l'avantage de produire deux améliorations à la fois. Mais peut-être devons-nous peu insister sur un sujet auquel les cultivateurs de la Basse-Loire n'ajoutent aucune importance. Ont-ils raison ?

Jusqu'à ce jour, ils n'avaient aucune facilité pour vendre le laitage, tandis que, placés entre le Cholet et la Normandie, ils ont toujours vendu très-facilement leurs bœufs maigres ; mais il est possible que l'établissement des chemins de fer change les conditions économiques et commerciales de leur exploitation ; que plusieurs d'entre eux aient intérêt à s'occuper d'une industrie en général lucrative, dont les détails conviennent à la moyenne culture.

C'est, au point de vue de la boucherie, qu'il faut songer principalement à améliorer la race mancelle en changeant ses *formes,* en diminuant le volume de son squelette, et en rendant les produits plus précoces par un élevage bien entendu.

Cette race pourrait être améliorée par elle-même ; mais, en raison des circonstances si favorables à la production de la viande qui règnent dans le Maine, il est plus avantageux de hâter sa transformation par le croisement avec les races précoces anglaises. Nous n'avons pas, en France, une autre localité ni une autre race pour lesquelles ce mode d'amélioration soit aussi bien approprié.

Le climat et le sol, dans cet admirable bassin, poussent à l'élargissement du tronc, et la vache mancelle appareille très-bien le taureau anglais ; d'un autre côté, il importe peu que ce reproducteur diminue la force des jarrets de la race indigène, puisque l'aptitude au travail est à peu près inutile dans Maine-et-Loire et la Mayenne. Aussi recommandé avec persévérance par des agronomes zélés, élevé et employé par plusieurs propriétaires habiles, le taureau durham donne, depuis longues années, des métis que l'on reconnaît à leur tête plus fine, à leur garrot épais et surtout à leur train postérieur bien développé : les lombes sont larges, la croupe ample et les cuisses épaisses descendent près du jarret. Les succès obtenus dans les concours de bœufs gras, par les éleveurs de l'Anjou témoignent, et de la convenance exceptionnelle du pays à produire de belles bêtes de boucherie, et de l'habileté des éleveurs à utiliser leurs ressources.

Ce mode d'amélioration est cependant vu avec regret par les engraisseurs et par les bouchers. Les premiers regrettent la race mancelle, si propre à prendre la graisse dans les vallées d'Auge et dans les étables du Choletais, quand elle avait travaillé jusqu'à l'âge de 7 à 8 ans. Ce fait prouve que, comme nous l'avons dit, des formes fortes n'excluent pas l'aptitude à engraisser; car, évidemment, les engraisseurs ne luttent pas, dans cette circonstance, contre leur intérêt. A la vérité, les métis sont vendus plus jeunes, et, par conséquent, à un âge où ils sont moins disposés à prendre la graisse. La préférence accordée par les engraisseurs à la race indigène ne prouve donc pas contre l'emploi du durham, ni contre l'aptitude à prendre la graisse des métis qu'il produit; mais elle prouve que la supériorité de ces derniers ne compense pas la différence produite sur l'aptitude à engraisser, par quelques années d'âge. Nous devons en conclure que cette supériorité n'est pas très-marquée. Le grand avantage du croisement, c'est de permettre de généraliser, en peu de temps, une perfection dans les formes qui ne pourrait être produite par le régime et les appareillements, qu'après un certain nombre de générations.

Ce sont surtout les bouchers qui ont blâmé le croisement durham en France. Ils reprochent aux métis de fournir une viande creuse, légère, insipide, manquant d'arome et de valeur nutritive; d'avoir, au lieu d'une chair entrelardée, comme les bonnes races françaises, des masses d'une graisse celluleuse; enfin, de ne pas donner de suif.

Ces reproches, faits aux races précoces, sont fondés; mais ils ne s'appliquent pas à une race en particulier. Tous les animaux engraissés jeunes les méritent, et ils les méritent d'autant plus qu'on leur donne, pour les engraisser, des aliments plutôt propres à produire de la graisse qu'une très-bonne viande. Il faut donc, ou se résoudre à avoir de la viande de seconde qualité, ou renoncer, non pas seulement au croisement durham, mais à toute amélioration qui aurait pour but de rendre les animaux très-précoces.

Il suffit de poser la question. Nous ajouterons seulement que, par de bons procédés d'engraissement, on peut, au point de vue des qualités de la viande, diminuer les inconvénients de la précocité.

Dans tous les cas les éleveurs de la Mayenne n'ont pas le même intérêt que les bouchers ni même que les engraisseurs. Comme cela a été bien démontré par un savant agronome, M. Jamet, ils ont intérêt à produire des bêtes précoces, devraient-ils, ajouterons-nous, les vendre moins cher, poids pour poids; car renouvelant souvent leurs animaux, ils trouvent, dans le nombre de sujets vendus, une compensation à ce qu'ils retirent en moins de la vente de chaque individu.

Un reproche sérieux que nous adressons aux éleveurs, c'est qu'ils élèvent souvent des métis qui manquent de finesse, qui ont la peau dense, le poil dur; d'autres qui ont les os trop développés, l'avant-train lourd et les jambes trop longues. Nous en voyons sur les marchés qui sont inférieurs à de mauvais manceaux.

Il ne suffit pas de croiser la race mancelle par la race durham pour avoir de belles bêtes de boucherie; il faut encore, comme nous le dirons ailleurs, d'abord choisir avec soin les reproducteurs, exclure de la reproduction les individus qui commencent à dégénérer, et ensuite châtrer les animaux jeunes quand ils ne doivent pas faire la monte, et les soigner de manière à les faire profiter des conditions favorables qu'offrent le sol et le climat.

§ 19. — Race bretonne.

Une des races bovines françaises qui a le mieux conservé ses caractères est celle qui se trouve dans les cinq départements de la Bretagne. Si l'on en excepte quelques individus importés ou créés par métissage et que l'on trouve particulièrement sur les lisières de la province, elle comprend des animaux qui présentent tous à peu près les mêmes caractères :

Taille petite ; corps bien proportionné quoique un peu long ; coffre large ; épaules bien prises ; encolure et tête fines ; membres bien d'aplomb, grêles, mais garnis sur la jambe et l'avant-bras de muscles forts proportionnellement à la taille des animaux. Couleur pie : rouge et blanche, et plus souvent noire et blanche ; cornes noires, minces, arquées, relevées.

Variétés. — Nous avons dit que la race bretonne pure occupe les cinq départements de la province ; nous devons en excepter une partie du département de la Loire-Inférieure qui a des bêtes à cornes se rapprochant de celles du Poitou et une partie de celui d'Ille-et-Vilaine, et même de celui des Côtes-du-Nord où la race bretonne a beaucoup de caractères de la race normande avec laquelle elle se croise. Indépendamment de ces exceptions, la race bretonne offre trois variétés.

Morbihannaise. — La sous-race *morbihannaise* élevée surtout dans les parties les plus pauvres de la Bretagne est considérée en France comme formant le type de la race parce-

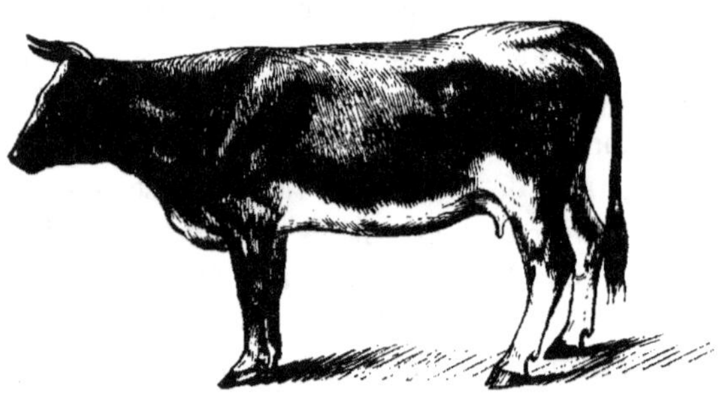

Fig. 12. — Vache bretonne (1).

qu'elle est la plus connue. Très-légère, très-mignonne, taille d'un mètre à peine, elle est souvent noire et blanche (*fig.* 12).

Léonnaise. — On appelle *Léonnaise* une sous-race qui a

(1) L'Administration de l'agriculture publie, sous le titre modeste de *Compte rendu des concours*, une collection daguerréotypée des races domestiques. Nous y avons pris le modèle de plusieurs de nos dessins, entre autres celui de la vache bretonne.

son centre tout à fait au nord-ouest de la province; les vaches sont plus fortes, tantôt rouges, tantôt pies, quelques-
unes sont très-fines de formes quoique de taille moyenne.
Les rouges sont celles qui, par le volume de la tête, la grosseur des cornes et la force des membres, s'éloignent le plus
du type breton. Cette sous-race se trouve sur tous les rivages
nord et ouest de la Bretagne et dans les vallées du centre;
mais c'est vers Lannion, Morlaix, Saint-Pol-de-Léon, Lan-
derneau, Lesneven, le Conquet qu'on trouve les plus fortes.

Carhaisienne. Vers le centre de la province, dans quelques
vallées fertiles du côté de Carhaix, on appelle la race *carhaisienne.* Elle ressemble à celle des Côtes-du-Nord par sa taille;
mais beaucoup d'individus se rapprochent par la couleur et
les cornes de la sous-race nantaise.

Qualités, défauts. — On ne connaît pas de race aussi parfaite pour sa taille que la race bretonne. D'une très-grande
sobriété elle se nourrit dans les landes et les bruyères, et
s'engraisse, après avoir bien travaillé et donné beaucoup de
lait, dans des herbages où la plupart de nos autres races
pourraient à peine vivre. La viande en est fine, courte, excellente au goût. Les vaches donnent de très-fortes quantités
de lait relativement à la nourriture qu'elles consomment, et
ce lait, quoique abondant, est remarquable par la quantité
de beurre qu'il renferme; 20, 22 litres en fournissent quelquefois 1 kilogramme. On croit avoir remarqué, dans quelques cantons, que le lait des vaches rouges est plus butireux,
ce qui prouverait qu'elles en ont moins. Quoiqu'il en soit,
on les recherche dans le Finistère et les Côtes-du-Nord.

Amélioration. — Malgré ses précieuses qualités, on voudrait modifier la race bretonne. On reconnaît qu'elle est
éminemment propre au *travail* et on ne songe pas à l'améliorer à ce point de vue. Nous ajoutons même que les contrées
assez fertiles pour croiser leur race avec les races de boucherie, élèvent de forts chevaux de trait et que ces animaux
doivent être en général employés, d'une manière exclusive,
aux travaux agricoles.

Il faut que toute amélioration de l'espèce bovine, en Bretagne, soit subordonnée à la production du *lait*. Les qualités laitières de la race sont pour cette province, mal disposée pour l'engraissement, une source de richesses par la vente du beurre comme par celle des vaches. Si on ne tenait pas à changer la race quant à la taille, il serait inutile de se préoccuper de la lactation autrement que pour éloigner de la reproduction les individus qui dégénèrent, car cette fonction, favorisée par le climat et les herbages, est très-active dans les vaches bretonnes ; mais il importe de ne pas l'affaiblir en voulant, par des croisements, améliorer la race au point de vue de la boucherie.

Taille. On s'accorde pour regarder la race bretonne comme trop petite. En effet, il y a plus d'avantage presque partout à nourrir deux ou quatre vaches de taille moyenne que quatre ou huit de très-petite taille. Nous noterons en outre que, sans sans une taille presque moyenne, les bœufs, comme bêtes de travail, sont trop faibles et d'un emploi peu avantageux.

Ces propositions sont incontestées ; mais il faut d'abord se demander s'il est possible d'élever la taille de la race bretonne là où cette race est si petite, avant d'avoir amélioré les terres qui la nourrissent et transformé les landes en prairies artificielles, en bonnes pâtures ou en champs de panais ?

Le chaulage, que l'ouverture de routes nouvelles et l'établissement de fours à chaux a permis de pratiquer en grand, a produit, dans la culture de quelques cantons rapprochés de la Mayenne, des changements qui ont eu les plus heureux résultats sur les bœufs et les chevaux. Vers les rivages de la mer, l'emploi des engrais marins donne le même résultat.

Dans la plus grande partie de la Bretagne, les cultivateurs ont tout intérêt, non pas à conserver leur bétail tel qu'il est, mais à l'améliorer par lui-même, et lorsqu'ils peuvent mieux nourrir, qu'ils veulent en élever la taille, à croiser les petites sous-races par les grandes.

Appréciant bien leurs ressources et les qualités de leur bétail, les Bretons agissent en général de cette manière ; ils cherchent bien rarement à croiser leurs vaches. Mais des cultivateurs venus d'autres contrées ont, à diverses reprises, introduit des taureaux suisses (de Schwitz et de Fribourg), nantais, normands et anglais, en Bretagne.

Nous ne parlerons pas des taureaux des trois premières races ; il n'y a aucune raison de les employer.

De nombreux croisements entre la race normande et la race bretonne ont lieu dans le département d'Ille-et-Vilaine et dans celui des Côtes-du-Nord. Les métis, faciles à reconnaître à leur poil bringé, ont plus de taille que les bretons; quelques-uns pèchent par la conformation, mais ils sont généralement bons pour le lait et pour le travail.

On essaye aussi depuis quelques années le croisement avec la race durham. Les premières tentatives ont été faites dans la Loire-Inférieure; elles ont donné de bons résultats dans quelques positions particulières; mais d'une manière générale, le pays est trop ingrat pour nourrir les métis. Le mélange des deux races réussirait mieux du côté de Lamballe, de Ponthrieux, sur le bord septentrional de la Bretagne.

Nous y avons vu des métisses en 1853. Sans être mauvaises pour le lait, elles laissaient à désirer à cet égard. On leur préférait les métisses normandes. Nous n'avons pas trouvé non plus que les croisés durham fussent remarquables par leur finesse comme ceux que le taureau anglais donne en général avec nos autres races. Cela provenait sans doute de ce que nous les comparions aux vaches bretonnes, si fines elles-mêmes.

On reprochait aux métis de ne pas convenir pour le travail; mais la presqu'île Armorique ayant, comme nous l'avons dit, intérêt, en raison de son climat maritime, à élever ses races bovines, principalement comme bêtes de rente, nous ne pensons pas que ce motif doive faire exclure le taureau durham là où il conviendrait du reste.

Le croisement durham pourrait faire arriver la race bretonne à un haut degré de perfection au point de vue de la double aptitude à s'engraisser et à donner du lait, nous n'en doutons pas, et les éleveurs qui, en raison de leur position, de leur fortune et aussi de leur savoir, peuvent choisir des taureaux durham d'une famille bonne laitière, donner aux produits les soins particuliers que nécessite leur destination, aux velles une nourriture abondante et aqueuse, aux veaux une nourriture abondante et substantielle, et même, au besoin, attendre plusieurs générations pour recueillir le fruit de leurs avances, peuvent l'employer avec certitude.

Mais, pour le fermier, qui ne peut pas faire des avances à l'avenir, l'emploi d'une race meilleure pour le lait, de la normande, est préférable. Si le taureau cotentin donne trop souvent des produits mal conformés, il élève la taille dès la première génération sans nuire en rien aux qualités qui rendent si précieux le type actuel de la race bretonne.

Essayé depuis plusieurs années, le croisement avec la race d'Ayr a donné de belles métisses là où le bétail est bien soigné; mais, comme la race écossaise ne peut communiquer aucune qualité particulière à la race bretonne, qu'elle est plus exigeante et ne donne pas plus de produits, nous ne croyons pas ce croisement utile. Il suffirait de mieux nourrir les bêtes indigènes pour leur communiquer la régularité des formes qui fait rechercher celles de la race exotique.

§ 20. — Race normande.

Quoiqu'elle soit généralement fertile, la Normandie n'est pas, dans toutes ses parties, également favorable à la production des bêtes à cornes. Deux des départements qu'elle a formés, le Calvados et la Manche, sont surtout remarquables par les qualités de leur race; les trois autres, l'Orne, l'Eure, la Seine-Inférieure, sont riches aussi en bêtes bovines, mais qui n'offrent plus les mêmes caractères.

C'est à son sol et à son climat que la basse Normandie doit la supériorité de ses races.

Ce pays est sans comparaison le mieux disposé par la nature pour la production des animaux. On y trouve, comme dans le Charolais et le Nivernais, mais en plus larges surfaces, ces couches de terrains jurassiques si favorables à la production des bonnes plantes. Ces terrains y possèdent même une plus grande fertilité, et en raison des ruisseaux

peu rapides qui les parcourent, et surtout à cause du voisinage de la mer qui humecte sans cesse l'atmosphère et qui,
à mesure que les vents l'agitent, transmet à la terre les principes les plus propres à faire pousser des plantes abondantes
et de bonne qualité. Un terrain de la même nature et ayant la
même exposition est plus fertile dans la Normandie que dans
le Charolais. A ces avantages naturels la Normandie joint
l'avantage immense, mais plus grand autrefois qu'aujour-
d'hui, d'être à la porte de Paris.

Les animaux, plus particulièrement élevés dans la Manche
et dans le Calvados, qui constituent surtout la race normande,
se reconnaissent aux caractères que nous allons indiquer.

CARACTÈRES. — Fort de taille, trop souvent disgracieux, à
os gros, à tête un peu lourde et longue, à bouche large, à
cornes lisses, souvent courtes et contournées en avant, le
bétail normand a un pelage rouge, brun, rouan, pie, avec des
raies brunes, irrégulières (*fig.* 13); ce pelage, nommé *bringé*,

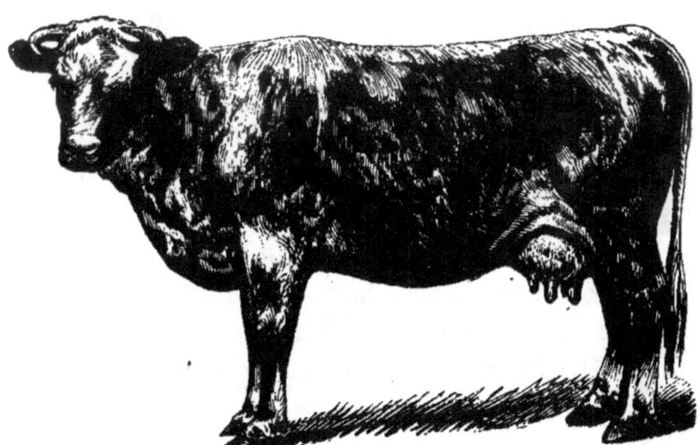

Fig. 13. — VACHE NORMANDE.

mot qui, probablement, a la même origine que le mot anglais
brindled, bigarré, se remarque sur tous les animaux de la
race normande; il se retrouve même sur les nombreux métis
que cette race produit dans la Picardie, la Brie, le Vexin, la

Beauce, la Bretagne, l'Ile-de-France, etc., où elle a de tout temps envoyé des types reproducteurs.

Les auteurs lui assignent deux sous-races : ils l'appellent *cotentine* dans le Cotentin. Cette variété est à peau douce, fine, moelleuse. Le blanc domine souvent dans les bigarrures de sa robe. Les vaches sont mignonnes, délicates, mais difficiles à nourrir et *tournent vite*, disent les nourrisseurs de Paris. En effet, quand elles viennent de mettre bas, qu'elles donnent du lait à profusion, elles sont trop souvent affectées de maladies de poitrine. Les belles vaches élevées dans les riches herbages donnent 18, 20, et, quelques-unes, jusqu'à 30, 35 litres de lait par jour.

Le département de la Manche, par sa composition géologique, offre de grandes différences. S'il renferme, sur les formations jurassiques des environs de Carentan et de Valognes, de riches herbages qui nourrissent un bétail fort, à cornes lisses, il se trouve aussi du côté de Coutances des coteaux schisteux et granitiques, sur lesquels vivent des bestiaux plus petits et plus trapus.

La seconde variété est appelée *augeronne;* on la trouve dans le Calvados, du côté des vallées d'Auge. Plus fortes de taille, les vaches sont plus *graissières.* Elles doivent à cette qualité de pouvoir être entretenues en meilleur état, même quand elles donnent du lait. Si elles viennent à être affectées de l'une des graves maladies de poitrine qui occasionnent des pertes si grandes aux nourrisseurs, il est toujours possible d'en tirer un assez bon parti pour la boucherie.

On fait descendre la race normande de la race hollandaise. On appelle même encore les vaches du Calvados *vaches hollandaises.* Par la tête, les cornes et les hanches, il y a en effet une grande ressemblance entre les deux races.

Les deux variétés normandes sont facilement confondues, surtout quand les animaux sont nés dans les herbages fertiles des deux contrées ou quand ceux du Cotentin ont été introduits jeunes dans le Calvados; ils y ont pris la taille, l'épaisseur de la peau qui distinguent les bœufs de ce département.

7

ÉLEVAGE, COMMERCE. — Les parties les moins fertiles de la Normandie, Cherbourg, Coutances, s'occupent particulièrement d'élevage et font travailler les bœufs pour les vendre ensuite aux contrées qui engraissent. Le Calvados, dont les herbages sont si propres à engraisser, tire le nombreux bétail qu'il envoie sur les marchés de Paris, non-seulement du département de la Manche, mais de l'Anjou, du Maine et même du Poitou. Il s'occupe peu d'élevage.

Les vaches appelées *amouillantes* dans le pays sont vendues quand elles ont fait plusieurs veaux. On exporte celles qui, par leur pelage, offrent le plus les caractères de la race : elles sont plus recherchées dans les environs de Paris.

QUALITÉS, DÉFAUTS. — C'est surtout comme laitière que la race normande est remarquable. Elle donne dans presque toutes les parties de la Normandie un beurre excellent : Issigny en exporte 2,800,000 kilogrammes et Gournay 150,000.

Quoique médiocrement résistante au travail elle répond assez bien aux besoins du pays : beaucoup de cultivateurs font travailler les chevaux et tous, ayant un grand nombre d'animaux, en mettent en excès, chevaux et bœufs pêle-mêle, à chaque charrue, à chaque voiture.

Quoique l'on reproche à la race normande de manquer de précocité et d'être dure à l'engrais, elle est très-bien appropriée à l'engraissement à l'herbe et fournit d'excellents bœufs qui ne sont tardifs que parce qu'ils ne reçoivent pas, dans leur jeunesse, les soins qui pourraient les rendre précoces.

Avec plus de raison on dit qu'elle est mal conformée, souvent ensellée, à cuisses minces, qu'elle fournit une viande très-chargée d'os ; mais la plupart des éleveurs de la Normandie ajoutent peu d'importance à ces défauts. Les formes de notre bétail, disent-ils, ne l'empêchent pas de faire un bon travail, de donner en abondance un lait excellent et de s'engraisser très-bien après avoir payé son élevage et son entretien par ses produits.

AMÉLIORATION. — Cette race se recommande donc plutôt par ses qualités que par ses formes. On peut dire que les premières sont le produit de la nature, de la fertilité du sol et de la douceur du climat, tandis que les défauts tiennent à la négligence apportée dans le choix des reproducteurs.

Est-ce au triple point de vue du travail, du lait et de la viande que la race doit être améliorée ?

Travail. Comme pour les races de l'Est nous croyons que l'aptitude au travail doit être généralement sacrifiée. Les cultivateurs de la Normandie ont tout intérêt à utiliser les conditions naturelles dans lesquelles ils se trouvent pour entretenir des bêtes de rente.

Disons d'abord qu'il n'y a aucun avantage à faire travailler les bœufs comme on le fait dans une grande partie de la Normandie, avec un mauvais joug en forme de collier (*voyez harnais du bœuf, joug normand*), à mettre quatre, six, bêtes à une voiture, à une herse ordinaire même, que deux bœufs bien harnachés traîneraient aisément.

Cet usage est ruineux ; il entraîne des frais inutiles pour les harnais et pour les hommes nécessaires à la conduite des attelages ; il entraîne aussi une perte considérable de fumier, dispersé dans les chemins par les animaux qui se promènent plutôt qu'ils ne travaillent. Les cultivateurs ne comptent pas la force perdue par la mauvaise disposition des attelages où se trouvent des bêtes inutiles ; ils ne réfléchissent pas surtout que des bœufs attelés s'épuisent plus que s'ils restaient tranquilles à l'étable ; qu'il y a perte à les déranger sans nécessité. Il serait superflu d'insister davantage sur ce sujet. Nous nous bornons à ajouter que c'est avec des chevaux, ici des juments, là des poulains de 3 à 5 ans, que les cultivateurs de la Normandie doivent faire tous les travaux pénibles de leur exploitation.

Mais à ces raisons déduites de l'économie rurale et des circonstances naturelles dans lesquelles se trouvent les cultivateurs de la Normandie, il faut ajouter celles plus puissantes qui découlent des changements survenus dans les autres provinces. Il y a quelques années à peine les herbagers du Calvados et de la Manche avaient facilement et à bas prix des bœufs maigres pour faire consommer leurs pâturages. Le Poitou, le Maine, l'Anjou, leur en fournissaient à de bonnes

7.

conditions. Aujourd'hui les choses changent : le Limousin, le Poitou, le Maine, l'Anjou, engraissent. Dans ces provinces l'homme par son travail a créé la fertilité que la nature a donnée à la Normandie. Il en résulte que les engraisseurs des vallées d'Auge manquent de bestiaux maigres, les payent plus cher et trouvent sur les marchés de Sceaux et de Poissy, pour leur faire concurrence, les éleveurs qui jadis leur fournissaient la matière première de leur industrie.

Si nous ajoutons que par suite des chemins de fer l'avantage qu'avait la Normandie d'être plus rapprochée de Paris disparaît presque, on comprendra qu'avec des conditions si désavantageuses, relativement à ce qu'elles étaient autrefois, cette province ne pourra se soutenir au rang qu'elle occupait qu'en perfectionnant ses procédés. Le changement que nous réclamons dans l'exécution des travaux ruraux est une des premières améliorations qui doit être réalisée.

Il serait donc superflu de s'occuper de la race normande au point de vue du travail. Bornons-nous à traiter de son amélioration pour la lactation et pour la boucherie.

S'il ne s'agissait que de la production du lait la question serait d'une solution facile. Nous nous bornerions à conseiller de réserver pour la multiplication de la race des vaches dont l'abondance du lait aurait été démontrée par une expérience de deux à trois ans ; de prendre les mâles nés de ces vaches pour reproducteurs. Quant aux croisements avec les races laitières de la Hollande, de la Flandre, de l'Angleterre, ils ne sont pas nécessaires, mais ils ne sauraient avoir des inconvénients si les animaux importés étaient bien choisis.

Boucherie. Malgré sa grande importance, la production du lait doit être associée en Normandie aux qualités qui constituent les bonnes bêtes de boucherie et cela rend l'amélioration plus difficile parce que les reproducteurs étrangers, qui pourraient améliorer la race au point de vue des formes, conviennent moins au point de vue de la lactation ; aussi beaucoup d'éleveurs du pays pensent-ils qu'il faut améliorer la race par elle-même. Il suffirait en effet, pendant quelques générations, de bien choisir les reproducteurs en ne sortant pas des familles bonnes laitières, de préférer un poitrail large, des cuisses épaisses et des membres fins à une forte taille. Si en même temps on employait les taureaux jeunes, si on nourrissait bien les élèves, on communiquerait à la race toute la régularité des formes et la précocité désirables sans lui rien faire perdre au point de vue de la lactation.

Nous ne pensons pas qu'on puisse contester la possibilité d'améliorer la race normande par elle-même; mais nous devons ajouter que les reproducteurs offrant les qualités que nous venons d'indiquer sont rares, qu'en se bornant à l'emploi des appareillements, on n'obtiendrait de grands résultats qu'après un temps considérable.

Le taureau durham bien choisi est très-propre à corriger les défauts principaux de la race normande. L'essai en est fait depuis longtemps et sur une grande échelle. Le croisement donne des métis en général mieux conformés; mais on leur a reproché de donner moins de lait et d'être impropres au travail.

On rapporte cependant que des vaches croisées durham donnent de 20 à 25 litres de lait par jour dans les environs de Saint-Lô; M. de Kergorlay en a élevé une qui en donnait 36 litres. On cite également des exemples de bœufs métis assez bons pour le travail.

Ces faits n'ont rien d'étonnant. Tout le monde sait qu'un assez grand nombre de vaches durham sont bonnes laitières, et, quant à l'aptitude au travail de quelques produits du croisement, elle peut s'expliquer par la non-influence dans la génération du type améliorateur. On trouve bien aussi des métis durham-normands qui ont la tête grosse, l'encolure forte, les membres volumineux de la race normande.

Les métis jouent, cela est inévitable. Dans tous les croisements, il y a toujours des produits qui ne sont pas influencés par la race croisante, et les métis bons pour le travail sont assurément dans ce cas.

Nous ne mettrions pas en doute la possibilité de créer par le croisement durham, en choisissant bien les reproducteurs et en donnant aux velles des soins appropriés, de créer, disons-nous, une race très-bonne laitière et très-bien conformée ; mais la race durham ayant été, en France comme en Angleterre, complétement négligée au point de vue de la lactation, n'est pas généralement bonne pour le lait ; et en l'employant, on est exposé, dans les premiers temps, à avoir des métisses médiocres qui constituent l'éleveur en perte.

Cependant, le croisement ne doit pas être abandonné ; seulement il ne faut pas le pratiquer d'une manière générale. Les qualités laitières n'ont pas la même importance pour tous les éleveurs. Les cultivateurs qui s'occupent en grand de l'industrie zootechnique, qui tiennent à éviter les détails minutieux qu'entraîne une laiterie, auraient d'autant plus d'avantages à pratiquer le croisement, qu'ils élèvent plus de bœufs que de vaches ; tandis que ceux qui craignent moins les embarras, qui, ayant de petites exploitations, ne peuvent pas entretenir des bêtes exclusivement pour le travail, qui, ajoutant moins d'importance à la main-d'œuvre, recherchent surtout un fort rendement brut, et qui, d'ailleurs, élèvent plus de vaches que de bœufs, devraient améliorer la race par elle même.

Nous avons dit que les métis sont inférieurs aux normands pour le travail. Nous n'avons pas à indiquer comment on pourrait les améliorer à ce point de vue par l'élevage ; ce n'est pas à produire des bœufs de travail que doivent tendre les éleveurs de la Normandie.

Pour ne pas rester stationnaires, quand leurs confrères, dans les autres pays, marchent à grands pas, il faut qu'ils cherchent, sinon à accroître la fertilité déjà si grande de leur sol, du moins à l'exploiter de la manière la plus avantageuse, qu'ils doublent le nombre de bestiaux livrés à la consommation en les engraissant à 3 ou 4 ans, au lieu de les faire tous travailler jusqu'à 6 ou 7.

§ 21. — Familles intermédiaires à la race normande, à la bretonne et à la mancelle.

Loin de ses deux grands centres de production, dans une large bande demi-circulaire qui s'étend d'Avranches, de Saint-Malo, en passant par Alençon, Nogent-le-Rotrou, Chartres,

Dreux, Mantes, et arrivant à Dieppe, Yvetot, le Havre, la race normande se mêle, se croise avec la bretonne, la mancelle et la picarde ou la flamande, pour former des familles intermédiaires entre elle et ces races. Après l'étude de la race flamande, nous parlerons de celles qui occupent la rive droite de la Seine.

Le bétail breton-normand et mancello-normand est presque toujours pie, quelquefois presque blanc, avec des tavelures brunes plus ou moins prononcées ; d'autres fois jaune, avec des taches blanches. C'est tantôt le pelage jaune, tantôt le poil bringé, qui domine, selon que le sang de l'une ou de l'autre des deux races est en plus grande quantité dans les produits. Ce sont aussi des croisés normands-manceaux ayant les mêmes caractères qui se trouvent dans quelques parties d'Eure-et-Loir, de Loir-et-Cher et d'Indre-et-Loire.

Dans les départements d'Ille-et-Vilaine, de la Mayenne, de l'Orne, on élève des vaches et des bœufs que l'on fait travailler comme ceux des races bretonne, mancelle et normande ; mais plus à l'est on n'élève en général que des vaches que l'on entretient pour le lait.

Quelques-unes sont très-bonnes, mais la plupart sont médiocres : elles fournissent un lait de bonne qualité et on les confond dans les environs de Paris avec les normandes. Quelquefois cependant on les appelle *percheronnes*.

On trouve souvent des sujets qui, tout en donnant beaucoup de lait comme le type normand, ont le train postérieur fortement garni de muscles comme la race mancelle : on doit les employer de préférence à la reproduction.

§ 22. — Race flamande.

C'est la belle race laitière dont le type se trouve du côté d'Hazebrouck, de Cassel, de Bailleul, de Bergues, de Dunkerque et qui s'étend en se modifiant dans tout le département du Nord et dans les départements du Pas-de-Calais et de la Somme.

CARACTÈRES. — Nous donnons ceux des vaches beaucoup plus nombreuses que les mâles.

La vache flamande est de taille élevée, à saillies osseuses fortement prononcées, à bassin ample, à ventre volumineux du moins dans les bêtes un peu âgées ; à encolure très-grêle, droite ; à tête assez petite, courte, enfoncée au-dessous des yeux. Elle a une bouche large, des lèvres épaisses, des yeux doux, bien ouverts ; des cornes courtes, cylindriques, recourbées en arc en avant. La robe rouge, rouge brun, marquée quelquefois de taches blanches vers la région abdominale est caractéristique de cette belle race. Les signes particuliers qui indiquent l'abondance de la lactation sont très-développés (*fig.* 14).

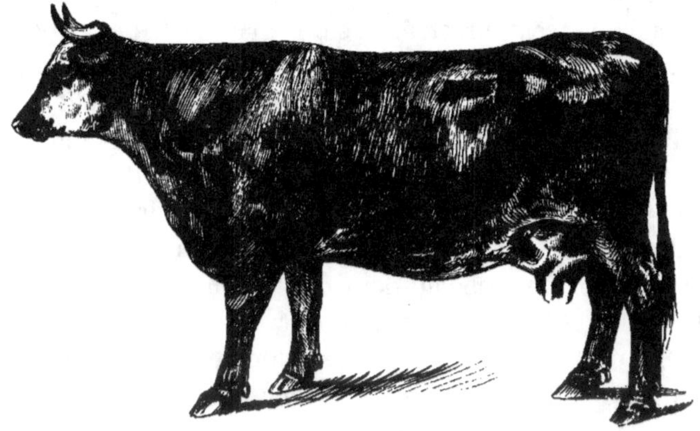

[Fig. 14. — VACHE (FLAMANDE.

Les taureaux, quoique un peu longs, sont mieux conformés. Ils ont la tête fine, la côte ronde, le poitrail ouvert, la croupe charnue ; mais, à cause de la longueur de leur tronc, ils deviennent facilement ensellés en faisant la monte : ils sont presque toujours disgracieux quand ils ont fait de nombreuses saillies.

A mesure qu'on s'éloigne du centre de production la race change. Elle devient plus petite, à robe blonde, rouge clair, souvent pie. Dans l'Artois elle constitue la race *artésienne, boulonnaise* dont quelques vaches sont très-bonnes pour le lait et font bien aussitôt arrivées, disent les nourrisseurs de Paris.

Élevage, commerce. — C'est dans les riches herbages du Nord-Est, dans notre Flandre, qu'on élève les belles vaches flamandes. On les livre au commerce à leur deuxième ou à leur troisième veau, rarement au quatrième. Les éleveurs conservent les meilleures.

Les vaches bien préparées, sous le nom de *parisiennes,* sont conduites vers Paris ; mais elles séjournent d'abord plus ou moins longtemps chez des cultivateurs des départements de la Somme, de l'Oise, de Seine-et-Oise ; elles arrivent à Paris quand leur développement est complet, qu'elles commencent même à décliner. L'établissement des chemins de fer tend à faire changer ces habitudes. Aujourd'hui beaucoup de vaches flamandes arrivent directement sur le marché de La Chapelle.

Les nourrisseurs de Paris appellent *fermières* les vaches qui ont séjourné chez les fermiers. On les reconnaît à ce qu'elles ont la peau plus douce, plus fine que celles qui sortent des herbages, et à ce qu'elles *se mettent à table en arrivant ;* tandis que les flamandes qui arrivent de la Flandre boudent : elles souffrent du régime de la stabulation, regrettent les pâturages pendant deux ou trois mois.

Les unes et les autres sont conservées dans les vacheries de Paris plus ou moins longtemps selon qu'elles ont plus ou moins de qualités. Quand elles résistent au régime auquel les soumettent les nourrisseurs elles sont vendues pour la boucherie après avoir donné du lait pendant deux, trois, quatre ans. On les conserve quelques mois après que la grande activité des mamelles a cessé ; et presque toujours elles sont, malgré l'épuisement qu'aurait dû produire une longue lactation, dans un état de graisse qui prouve que la race serait susceptible de fournir de bonnes bêtes de boucherie ; mais, *le porc pour la graisse* et *la vache pour le lait,* disent les éleveurs flamands. Ils ne seraient donc pas disposés à sacrifier la plus petite partie des qualités laitières de leur race pour accroître son aptitude à l'engraissement.

Qualités, défauts. — Au point de vue de la boucherie, la conformation de cette race laisse beaucoup à désirer. Les os en sont gros, les jambes longues, les cuisses minces, le garrot est étroit, le ventre très-volumineux et la poitrine sanglée en arrière des épaules, ce qui du reste dans beaucoup de vaches n'est qu'une conséquence du grand développement de l'abdomen. Aussi la génisse, comme le taureau, est-elle mieux conformée que la vache.

Exigeante en nourriture, la vache flamande ne peut s'entretenir que dans les bons pays et laisse généralement à désirer au point de vue de l'engraissement. Prédisposée aux affections de poitrine, à la pommelière, à la péripneumonie, elle occasionne souvent des pertes aux nourrisseurs, car en raison de sa maigreur au moment de l'activité des mamelles, elle ne peut pas être vendue avantageusement au boucher quand la maladie se déclare.

Très-bonne laitière, elle renferme des vaches qui donnent par jour de 25 à 30 et jusqu'à 35 litres de lait, mais d'une qualité médiocre. Dans les campagnes situées entre la Flandre et la Normandie, on recherche les vaches flamandes près des villes quand on peut vendre le lait en nature, et les normandes du côté de Gournay et dans les localités où le lait sert à faire du beurre.

AMÉLIORATION. — Les qualités de cette race tiennent au sol et au climat et ses défauts de conformation à la manière dont on l'élève et dont on l'entretient. Le climat doux, les herbages fertiles, l'herbe plutôt abondante que très-substantielle, poussent à la production du lait, mais aussi, nous l'avons vu, à un développement extraordinaire de l'abdomen. Cette nourriture trop aqueuse a une influence d'autant plus grande que les vaches y sont soumises fort jeunes.

Quoi qu'il en soit, la question est d'abord de savoir jusqu'à quel point il convient de modifier la race. Si, au risque de diminuer l'activité des mamelles, on voulait lui donner des formes plus régulières, il faudrait choisir les élèves plutôt d'après leur belle conformation que d'après les qualités laitières de leurs parents. Il faudrait ensuite ne pas faire couvrir les génisses trop jeunes et leur donner, dans le jeune âge, une nourriture riche en principes alibiles et moins aqueuse.

Nous ne recommandons pas de choisir pour la reproduction

les meilleures vaches. Les éleveurs habiles de Cassel prennent à ce sujet les précautions nécessaires : les vaches sont
gardées dans les fermes jusqu'au troisième veau et celles qui
se montrent les meilleures sont seules conservées pour la
multiplication de la race.

Plusieurs *croisements* ont été essayés pour améliorer les
formes, donner de l'épaisseur à la poitrine et accroître l'aptitude à prendre la graisse de la race flamande ; mais on veut
aussi conserver les qualités laitières qui doivent former toujours le plus grand mérite de la race, ainsi que sa couleur
qui est son principal caractère distinctif.

Le *taureau hollandais*, qui est plus étoffé, remplit en partie
ces conditions. Les métis qui en proviennent ont, comme la
race paternelle, des formes plus carrées. Leur pelage varie,
il est souvent d'un gris de fer ou d'un brun foncé unicolore,
ou pie, mais en tirant sur le brunâtre, couleur qui ne déprécie pas la race indigène. Les avantages de ce croisement
sont bien appréciés dans les environs de Valenciennes, de
Lille, où les deux sexes de la race hollandaise sont importés
depuis longtemps.

Du côté de Douai et dans le Pas-de-Calais, on croise les
vaches flamandes et artésiennes avec le *taureau durham*. On
obtient des métisses à poitrine plus épaisse et à train postérieur plus charnu ; mais ces améliorations ne seront cons-
tantes que lorsque les élèves seront soumis à un régime favorable au développement des belles formes.

Les vaches croisées prennent plus facilement la graisse, et
si elles deviennent malades, on peut les vendre plus avantageusement pour la boucherie ; en outre elles donnent des
veaux très-forts et plus précoces, mais trop souvent elles ont
un pelage rouan clair ou pie avec beaucoup de blanc qui les
déprécie, et les vaches sont moins fécondes.

Malgré quelques exceptions, les métisses sont beaucoup
moins bonnes pour le lait que les flamandes de race pure.
Aussi nous ne pensons pas que le croisement puisse devenir
général. Les améliorations qu'il produit, la précocité, les formes plus carrées des bœufs, sont peu intéressantes, en défi-

nitive, sur une race conservée presque exclusivement pour la production de vaches que l'on entretient pour leur lait jusqu'à un âge très-avancé.

Nous savons que quelques éleveurs du Pas-de-Calais et du Nord persévèrent dans le croisement durham. La suite apprendra jusqu'à quel point leur opération est avantageuse. Il est possible qu'à mesure que l'engraissement prendra plus d'extension dans la Franche-Comté, que les bœufs maigres seront plus rares, les éleveurs du Nord aient intérêt à produire directement du bétail pour la boucherie ; mais jusqu'à ce jour ils ont eu plus d'avantage à élever des femelles pour les nourrisseurs de Paris et pour les cultivateurs de la Picardie. Les éleveurs qui possèdent le meilleur type font sagement de l'améliorer par lui-même. Dans les sous-races moins laitières, les avantages du croisement se concevraient mieux.

§ 23. — Familles intermédiaires à la race flamande et à la race normande.

En s'éloignant de la Flandre, de l'Artois, on voit la race bovine flamande se modifier, augmenter ou diminuer de taille, et toujours en changeant de couleur. Dans plusieurs villages, sur les bords de la Somme, dans les pâturages tourbeux, les vaches sont petites, mais bonnes pour le lait. Elles constituent des familles assez fixes, quoique continuellement on cherche à les améliorer par les races normande ou flamande. Malgré la petitesse de la taille, c'est le caractère flamand qui domine. On appelle ces vaches *picardes*.

Dans le pays de Caux, le pays de Bray, les animaux passent les nuits dans des parcs, broutent dans des pâturages sans cesse humectés par les pluies, les rosées et les brouillards si fréquents dans cette région. Cependant, les formes du bétail représentent plutôt la race normande, que l'on recherche dans ces contrées comme fournissant plus de beurre que la flamande. Le pelage est beaucoup plus blanc que dans la variété précédente. Beaucoup d'animaux présentent des taches bringées. Quelques-unes de ces vaches donnent par semaine 7, 8, 9 kilogrammes d'un beurre qui fait la réputation de Saint-Germer, de Gournay.

Dans les riches plateaux calcaires qui se trouvent entre la Somme et la Seine, dans la Seine-Inférieure, l'Oise, Seine-et-Oise, Seine-et-Marne, l'élevage du bétail a une importance secondaire. On ne s'attache pas à former de race fixe, on élève peu et l'on fait reproduire, tantôt quelques vaches nées dans le pays, tantôt des vaches venues de la Flandre ou de la Normandie, auxquelles on donne, le taureau normand, ou l'artésien, ou le flamand, ou le hollandais.

Dans ces contrées, comme dans le Nord, on vend plus de veaux que de velles, et on élève surtout des vaches. On voit peu de bœufs dans les herbages de la vallée de Dieppe. Après que les vaches ont donné deux ou trois veaux, on met dans les herbages celles qui ont le plus de propension à prendre la graisse, qui sont tendres, peu propres à se reproduire, l'on en fait des *herbagères;* l'on prépare celles qui s'engraissent moins facilement pour Paris à leur troisième gestation. Les éleveurs, comme ceux de la Flandre, de l'Artois, de la haute Picardie, ne laissent vieillir dans leurs étables que peu de vaches, et seulement les meilleures.

AMÉLIORATION. — Les moyens d'amélioration conseillés dans les deux paragraphes précédents seraient applicables aux sous-races qui nous occupent; nous ajouterons seulement que, n'ayant pas à craindre de faire perdre aux vaches des qualités éminentes et de changer des caractères distinctifs recherchés, les croisements n'auraient pas les mêmes inconvénients que dans les types.

§ 24. — Race charolaise - nivernaise.

Depuis longtemps cette race, qui contribue à alimenter la ville de Lyon, est recommandée par les auteurs comme éminemment apte au travail et à la boucherie; mais c'est seulement après son introduction dans les départements de la Nièvre et du Cher qu'elle a été bien appréciée, et pour sa conformation, et pour sa grande aptitude à prendre la graisse.

CARACTÈRES. — Ordinairement de taille moyenne ou un peu

forte, le bœuf charolais est à corps bien proportionné, à épine dorso-lombaire bien soutenue, horizontale, à croupe charnue, à cuisses bien descendues, à poitrine trop souvent sanglée, à encolure forte, avec un fanon peu développé, à tête large, à cornes grosses à la base, bien contournées, ouvertes, souvent verdâtres, et noires au sommet, à poil long, lisse ou frisé, terne ou soyeux, blanc ou jaunâtre, quelquefois rude : on recherche les individus à poil d'un blanc mat, tandis que l'on considère comme durs à l'engrais ceux à poil vif et brillant, quelle qu'en soit la couleur.

De toutes nos races, c'est, dans ces individus de choix, la plus remarquable par la finesse de la tête et des membres, l'épaisseur des muscles, et la direction horizontale des lombes (*fig.* 15).

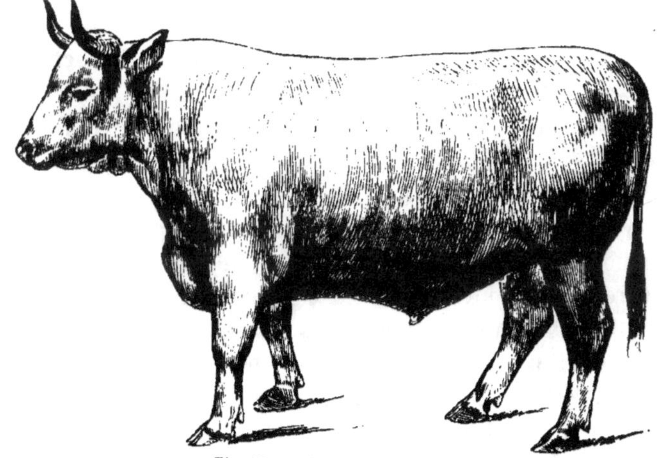

Fig. 15. — BOEUF CHAROLAIS.

VARIÉTÉS. — On pourrait distinguer le bétail des montagnes schisteuses, maigre, petit, étroit, fin et sobre, et celui des plaines, des vallées jurassiques, gros, épais, plus mou; mais la transition se fait d'une manière très-peu sensible. Nous nous bornerons à indiquer les contrées où se trouvent les deux principaux centres de production de la race.

Charolaise. La race charolaise s'est formée dans la partie méridionale de l'arrondissement de Charolles, dans les communes d'Oyé, d'Amanze, de Saint-Julien, de Saint-Christophe, de Semur en Brionnais. Elle prospère dans les vallées formées par les couches calcaires et marneuses de l'étage inférieur du système oolithique et par le calcaire à gryphées arquées. Ces terrains se mêlent sur les pentes presque continues que forme le sol très-accidenté du Charolais. Il en résulte une terre argilo-calcaire assez forte qui se couvre d'une herbe plutôt de bonne qualité que très-abondante, en été surtout. C'est dans ces herbages que les habiles éleveurs du Nivernais sont venus plusieurs fois, depuis leurs premières importations, faire choix tantôt d'un taureau, tantôt d'une génisse, pour retremper le sang de leurs animaux.

De nos jours on multiplie principalement la race charolaise sur des collines schisteuses ou granitiques, dans des prés médiocres. Les herbages, qui nourrissent cependant quelques belles vaches et les plus beaux produits, sont plus particulièrement réservés pour l'engraissement de vaches et de bœufs élevés dans les contrées moins fertiles ou achetés dans la Loire, la Haute-Loire, le Rhône, le Puy-de-Dôme, l'Allier...

Ainsi s'opère l'industrie bovine dans Saône-et-Loire et dans la Loire. Dans le principe, rien n'a été fait dans ce pays pour améliorer la race. Ce sont des engraisseurs du Nivernais qui les premiers en ont su apprécier les qualités et ont fondé sa réputation. Plusieurs fois même des éleveurs du Charolais, qui ont voulu lutter dans les concours contre des éleveurs du Nivernais, sont allés choisir leurs bœufs dans les étables de l'Allier ou de la Nièvre.

Nivernaise. C'est vers la fin du siècle dernier, en 1790, que la race du Charolais a été importée dans la Nièvre, dans les environs de Châtillon en Bazois; mais c'est seulement dans le courant de celui-ci que, par des soins bien entendus, on lui a donné les qualités éminentes qui la distinguent.

Quelques engraisseurs du Nivernais, qui avaient remarqué la grande facilité avec laquelle le bœuf du Charolais prend la graisse, avaient introduit dans leurs herbages des génisses et des taureaux charolais. Ils les ont fait reproduire et ont em-

ployé les mâles au croisement de la race indigène. C'est dans
les environs de Saint-Pierre-le-Moutier, dans la vallée de
Germigny (Cher), que les premières importations ont eu lieu.
Aujourd'hui on ne trouve plus dans le Nivernais de sujets de
l'ancienne race. La nouvelle se propage même tous les jours
davantage dans le Bourbonnais, le Berry, le Morvan, la Bourgogne, etc.

Dans le Nivernais et le Berry la race offre les mêmes caractères que dans l'arrondissement de Charolles. Nous n'avons
jamais pu établir de différence en l'examinant dans les herbages des deux provinces, et on ne distinguerait pas, sur les
marchés, les bœufs sortis des herbages de la Guerche, de
Châtillon, de ceux qui proviendraient des embouches de Joncy
et de Saint-Christophe. Cependant il y a dans les environs de
Nevers moins d'homogénéité : dans la Nièvre et le Cher, quelques éleveurs ayant mieux soigné leur bétail, ont créé des
familles plus fines et mieux conformées que le type ; d'autres
ont croisé avec différentes races et ont produit des métis qui
ressemblent plus ou moins à ces dernières. Quoi qu'il en soit,
la race charolaise est plus intéressante dans le Nivernais et
les contrées voisines, par ses caractères et surtout par son
importance, que dans le pays où elle a pris naissance.

Nous ferons remarquer que les herbages du Charolais, où
elle s'est formée, et ceux du Nivernais, où elle a été améliorée, ont entre eux la plus grande ressemblance ; ils présentent
une pente générale vers le sud et reposent sur la même formation géologique.

QUALITÉS, DÉFAUTS. — Sans être très-bonne pour le travail
la race Charolaise répond aux besoins des cultivateurs dans
les bons pays, mais elle est un peu molle et trop exigeante
pour les montagnes ; les vaches sont mauvaises pour le lait.

C'est surtout au point de vue de la boucherie qu'elle mérite d'être étudiée. Généralement elle présente une belle
conformation et prend assez facilement la graisse ; quant à
l'aptitude à s'engraisser jeune, il nous suffira de rappeler
que le bœuf nivernais a plusieurs fois fait ses preuves au
concours de Poissy.

On reproche à la race charolaise de fournir trop de bœufs à côtes plates, à garrot étroit, à membres gros et surtout à encolure forte, à tête grosse, à peau épaisse, à poil roide. Ce sont ces défauts qu'il importe de faire disparaître.

AMÉLIORATION. — Dans la race charolaise, les défauts tiennent au climat, la taille à la fertilité du sol, et les qualités aux soins dont elle a été l'objet : le climat rend les animaux rudes, l'herbe en favorise le développement, et les appareillements, concurremment avec le régime, ont perfectionné les formes et adouci les tissus.

Cette race doit convenir pour le travail et pour la boucherie ; il serait même à désirer qu'on pût la rendre bonne laitière.

Travail. A l'exception de quelques localités peu étendues, disséminées dans le Nivernais, le Bourbonnais, le Berry et la Bourgogne, le pays où se trouve la race charolaise doit faire les travaux agricoles avec des bêtes à cornes. Il faut donc tenir compte, dans l'amélioration de la race, de son aptitude au travail. Il faut même, à cet égard, établir une distinction : dans quelques bassins très-limités de Saône-et-Loire, dans les plaines de Villefranche (Rhône), dans celles du Bourbonnais, du Berry, du Nivernais, la race, avec les caractères qui en indiquent la perfection, peut suffire aux travaux des fermes. Si on ménage les bœufs, ils exécutent très-bien ces travaux tout en prenant de l'âge et de la taille. Sur quelques coteaux maigres du Cher, de la Nièvre, de Saône-et-Loire, les conditions sont différentes : les travaux y sont plus pénibles et les animaux moins bien nourris. Le type pur de la race ne peut même pas y prospérer, il est trop mou et trop exigeant ; aussi au lieu de l'importer à l'état de pureté, on ne s'en sert que pour croiser la race sobre et rustique du pays.

Par le croisement avec la race charolaise, se transforment et la race morvandelle et la race berrichonne. Il se produit des métis qui se perfectionnent à mesure que les terres, devenues plus fertiles, les nourrissent mieux, et que les routes, étant améliorées, rendent les travaux moins pénibles et facilitent l'emploi des chevaux. La race se trouve ainsi sans soins particuliers, constamment en rapport avec les besoins des cultivateurs.

Pendant toute l'année, mais surtout en été, la race charolaise fournit les plus belles et les plus fortes bandes de bœufs aux marchés de Lyon et de Sceaux. Elle est d'un grand intérêt au point de vue de la *boucherie*, et il importe surtout d'améliorer ses formes.

C'est en soignant quelques taureaux et quelques vaches importés dans le Nivernais que l'on a communiqué à la race les qualités qui font sa réputation ; c'est en continuant d'employer les mêmes moyens, en écartant de la reproduction les individus trop minces, à dos coupé, en tenant les élèves dans des bouveries pendant les mauvais temps, en leur donnant des aliments au râtelier quand l'herbe manque, qu'on pourra l'améliorer encore quant aux formes, et lui donner un tempérament plus mou.

Ces précautions si faciles sont encore négligées par la grande masse des éleveurs. Lorsqu'ils sentiront tous la nécessité de bien choisir les reproducteurs et qu'ils sauront distinguer les caractères qu'ils doivent rechercher dans la conformation de leur bétail, la race charolaise ne tardera pas à présenter, sur la grande surface où elle est élevée, l'homogénéité de perfection qu'elle ne présente encore que dans quelques localités limitées.

A la vérité, les ressources naturelles du pays ne suffisent pas partout pour perfectionner la race ; les éleveurs habiles savent d'abord réserver quelques bonnes parties d'herbage pour les jeunes élèves, et ensuite, cultiver du maïs, des légumineuses pour distribuer quand la sécheresse a arrêté la pousse des gazons. Cette dernière précaution, qui dans les bonnes localités n'est qu'une mesure de prévoyance, devient d'une nécessité absolue dans les contrées où les pâturages souffrent presque tous les ans de la sécheresse. Quinze jours de privation, de souffrances, arrêtent le développement d'un veau et lui font perdre, pour toujours, ce cachet de prospérité qui s'annonce par la mollesse, la rotondité et la finesse si recherchées des amateurs.

Ce moyen, amélioration de la race par elle-même, est-il assez expéditif, assez efficace, pour produire toute la perfection que le pays comporte ? Il a déjà donné de grands résultats. Il crée dans les vallées les mieux favorisées des familles précoces qui peuvent servir à perfectionner la race dans les contrées plus abruptes ; mais il ne donne que difficilement et après un temps assez long, cette finesse parfaite, cette légèreté des issues et du squelette, qui constituent la perfection dans les bêtes bovines.

Par rapport aux formes, le croisement avec les races durham, devon ou hereford peut faciliter l'amélioration. Nous ne parlerons que du croisement avec le taureau durham, parce qu'il est pratiqué depuis longtemps, et que, d'ailleurs, c'est le plus convenable à cause des qualités laitières de la race.

Déjà, **en 1823**, Brière d'Azy avait introduit la race durham dans la Nièvre. Depuis cette époque et à différentes reprises, elle a été importée entre la Loire et l'Allier, ainsi que dans le Cher. En 1844, l'État avait même fondé à Poussery, au pied des montagnes du Morvan, une vacherie dans laquelle il avait introduit vingt-quatre vaches et quatre taureaux de cette race.

On reconnaît facilement les métis, d'abord à la couleur : ils ont une nuance intermédiaire entre celle de la race anglaise et celle de la race française ; ils sont jaunes ou couleur café au lait avec des taches plus blanches que le fond de la robe ; et aussi la peau est plus souple, le poil plus doux, et les cornes plus fines, plus blanches que dans la race du pays.

Ils se distinguent en outre par une tête courte et fine vers les naseaux, quoique ces ouvertures soient bien dilatées ; par des oreilles minces, une encolure et des membres grêles. La poitrine est assez uniformément cylindrique et le train postérieur bien charnu. La graisse a de la tendance à s'accumuler sous la peau et se produit en général avec une grande facilité. Les métisses ont plus de lait que les vaches charolaises, mais les bœufs résistent moins au travail que ceux de la race maternelle.

Plusieurs éleveurs ont repoussé le taureau anglais à cause

8.

de sa robe souvent rouge, ou blanche et rouge : il efface presque toujours le caractère le plus apparent de la race charolaise. Les éleveurs, qui vendent leurs jeunes animaux comme types reproducteurs, tiennent beaucoup à la couleur de leur race; mais cette considération est sans importance pour ceux qui font des élèves pour les engraisser. C'est dans tous les cas un motif de donner la préférence au taureau durham de couleur blanche.

Comme toutes les races précoces, celle du Charolais n'est remarquable ni par les qualités de sa *viande,* ni par l'abondance du suif. Les métis ne sont pas inférieurs aux bœufs qu'elle fournit. Les bouchers ne font aucune différence entre les uns et les autres.

Les métis durham-charolais présentent en général les qualités que nous venons de leur reconnaître, quand ils ont été élevés avec soin, préservés des intempéries et bien nourris.

Mais, à côté des animaux de choix, comme nous pouvons en admirer à tous les concours, il s'en trouve de très-défectueux : ils sont décousus, ont la tête forte, l'encolure grosse; et, ce qui les fait mépriser surtout, ce sont leurs membres longs et gros, leur corps mince et leur ventre levreté. Moins bien conformés que les individus de la race charolaise et plus exigeants, ils n'en possèdent ni la rusticité, ni la force pour le travail.

Ces défauts, beaucoup trop communs dans le principe, ont inspiré une grande aversion pour le sang anglais. Les métis ont été exclus des récompenses à quelques exhibitions locales, et certains éleveurs sont fort contrariés si on leur dit que leur bétail provient d'un croisement avec la race durham. Les gens du pays ne l'ignorent pas. Quand un ami vous accompagne chez un éleveur, s'il veut vous dire qu'il y a eu dans l'étable introduction de sang étranger, il vous le souffle dans le tuyau de l'oreille. On reconnaît toujours les métis aux caractères déjà indiqués, à la finesse des parties antérieures du corps et à la graisse qui s'accumule en plus grande quantité vers la base de la queue.

C'est à des circonstances indépendantes de l'opération en

elle-même qu'il faut attribuer les insuccès. On a voulu croiser dans des localités où le climat est trop rude, la terre trop peu féconde et où les vaches sont trop petites pour appareiller le taureau anglais. Les accouplements ont été faits sans suite : tantôt on s'est arrêté à un premier croisement, d'autres fois on s'est même borné à donner à une vache charolaise un taureau demi-sang ou seulement trois quarts de sang anglais ; des métis ainsi obtenus ont été accouplés ensemble pendant plusieurs générations, et l'on a dit que les produits croisés, bons au premier croisement, dégénéraient au troisième et au quatrième. Ce n'était qu'un premier croisement poussé presque indéfiniment et sans aucune précaution. Ajoutons que les métis, déjà mal conformés à la naissance, ont trouvé, ici un climat trop froid, là une mère incapable de les allaiter, ailleurs des pâturages insuffisants pour les nourrir. Le croisement a donné de mauvais résultats enfin, parce qu'il n'a pas été suivi avec persévérance, qu'on l'a pratiqué au hasard, et qu'on a négligé d'entourer les produits des soins qui auraient pu faire réussir l'opération.

Règles à suivre. C'est par un tâtonnement méthodique que l'on parviendra à généraliser ces formes parfaites qui distinguent quelques produits durham-charolais et qu'on créera une race de plus en plus homogène, constante dans sa perfection ; mais à cet effet au lieu d'opérer un croisement et de faire reproduire au hasard les demi-sang par eux-mêmes, il faut étudier les métis à chaque génération ; il faut écarter de la reproduction ceux qui ont les jambes trop longues et la poitrine trop étroite ; il faut redonner du sang durham aux génisses qui ont une forte corpulence, mais de la dureté dans les formes ; vendre au boucher ou réserver pour les concours les mâles qui ont trop de finesse dans la peau et un tissu cellulaire trop abondant ; il faut faire couvrir les femelles qui annoncent beaucoup de délicatesse dans la constitution par des mâles plus robustes, plus rapprochés par leurs caractères de la race française ; enfin il faut donner à tous les métis, et une nourriture, et des abris suffisants. Quand les éleveurs ne peuvent pas remplir cette dernière condition, ils doivent s'en tenir à l'amélioration de la race par elle-même.

Efficacité du croisement. C'est surtout à l'occasion de cette race que nous avons entendu souvent répéter : Les améliorations par croisement n'ont pas assez de fixité, elles viennent rapidement et s'effacent de même ; tandis que celles qui résultent de l'action du régime sur la race ou de la race sur elle-même se conservent. C'est aussi à l'occasion de cette race, en comparant les résultats obtenus par le régime sur des animaux croisés et sur des animaux améliorés spontanément dirons-nous, que nous avons reconnu que les perfections sont aussi difficiles à conserver dans un cas que dans l'autre ; que les éleveurs ont intérêt, quand elles rentrent dans les convenances de leur exploitation, à les obtenir, ou par le régime, ou par le croisement, selon les conditions dans lesquelles ils sont placés. Ainsi dans le Nivernais et le Charolais, les éleveurs de la montagne qui font travailler leur bétail ont intérêt à agir progressivement à mesure que leurs routes s'améliorent, que leurs terres sont plus productives ; tandis que ceux des pays à herbages auront avantage à agir promptement, par croisement.

Lait. Faut-il chercher à activer la sécrétion des mamelles dans la race charolaise ? L'amélioration serait dans l'intérêt des petits cultivateurs du Morvan et du Charolais et elle serait facile, car le pays renferme de nombreuses vallées assez fraîches en été et assez herbeuses pour conserver à des vaches les qualités laitières.

Deux moyens pourraient être employés ; d'abord l'appareillement. Sans être bonne, la race renferme des vaches qui donnent 10 à 12 litres de lait par jour et pendant un temps assez long. Si elles étaient convenablement soignées et accouplées avec des taureaux descendant de mères bien choisies, elles donneraient des filles qui leur seraient supérieures.

Par le croisement, le résultat serait plus assuré. Nous avons vu à Châtillon-en-Bazois des vaches laitières venues de la Bresse. Elles y donnaient beaucoup de lait, il est inutile de le dire ; mais nous demanderons : pourquoi ne les feraiton pas couvrir par des taureaux de la race charolaise pour en élever les velles? Pourquoi même n'importerait-on pas des taureaux des meilleures variétés de la race bressane sur la rive droite de la Saône? Nous ne conseillerions pas ce croisement aux éleveurs qui produisent le bon bœuf charolais; mais les petits cultivateurs qui n'élèvent que leurs velles et n'entretiennent que des vaches auraient un grand avantage à le pratiquer. Nous avons vu sur les deux rives de la Saône de nombreux croisés bressans-charolais; ils sont tous aptes au travail, presque tous sont assez bons pour le lait et bien conformés quand ils proviennent d'un beau taureau ou d'une bonne vache de la Bresse. Ce croisement n'occasionne aucune dépense extraordinaire et ne peut pas avoir d'inconvénients, à condition que l'on n'emploiera de la race bressane que des sujets bien choisis. Cette précaution est nécessaire, car la race bressane est généralement moins bien conformée que la race charolaise.

§ 25. — Race du Bourbonnais.

La nouvelle race du Nivernais tend à prendre la place de la race bourbonnaise. Les plaines fertiles des bords de l'Allier, les contrées situées entre l'Allier et la Loire, nourrissent des bœufs blancs appartenant à cette nouvelle race ou des métis qui en proviennent. C'est seulement dans les contrées les moins fertiles que se trouve encore l'ancienne race bourbonnaise.

Elle est de taille moyenne, à corps long, mince, mal fait, à cornes grandes, bien contournées, à poil blanc, froment ou jaune clair. Vers l'ouest les bœufs du Bourbonnais ressemblent aux marchois; ils sont d'un jaune tirant un peu sur le rouge.

Propre au travail, rustique, et de facile entretien, le bœuf bourbonnais s'engraisse bien après un long travail et fournit une viande de première qualité.

La race du Bourbonnais pourrait être améliorée par elle-même, l'expérience l'a prouvé; mais on préfère la transformer par le croisement ou la remplacer par la race charolaise. Les éleveurs en état de mieux nourrir leur cheptel emploient généralement l'un ou l'autre de ces moyens. Les bœufs pies, rouges et blancs du *petit Bourbonnais*, qui se fondaient avec ceux de la Limagne, n'existent déjà plus.

Les métis charolais-bourbonnais sont d'une belle conformation, travaillent bien ; mais les femelles sont mauvaises pour le lait. Cependant le Bourbonnais est encore un des pays où l'on devrait tenir à l'exploitation de ce liquide plus qu'on ne le fait généralement. La race bressanne, d'un poil jaune comme celui de la bourbonnaise, conviendrait pour améliorer cette dernière au point de vue de la lactation.

§ 26. — Race du Morvan.

CARACTÈRES. — Le bœuf du Morvan est de petite taille ou de taille moyenne ; à jambes courtes, nerveuses, très-fortes ; à genoux rapprochés ; à épine dorso-lombaire mal soutenue ; à croupe et à train postérieur manquant souvent de viande ; à épaules obliques rapprochées au sommet. Le poitrail assez

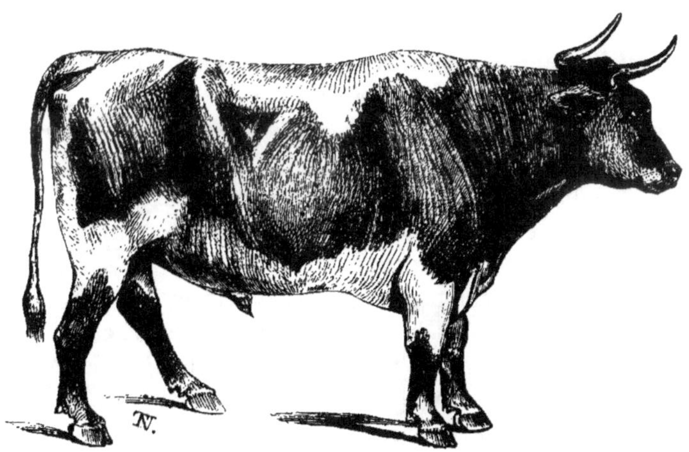

Fig. 16. — BOEUF MORVANDEAU.

ouvert paraît étroit à cause d'un fanon ample et largement pendant ; l'encolure est forte ; la tête est large et les cornes sont grosses, verdâtres, bien plantées. La peau est dure, forte, épaisse et le poil, gros et abondant, est rouge souvent assez foncé avec la queue et une partie de la croupe et du ventre blanche. Il y a toujours une large bande rouge des fesses à la tête (*fig.* 16).

QUALITÉS, DÉFAUTS. — Ce bœuf est petit, souvent mal fait pour la boucherie, et la vache est mauvaise pour le lait. Il est très-fort, très-sobre, très-rustique et très-vigoureux. Pour le travail il est sans pareil en France, et peut-être dans le monde.

Malgré ses qualités le bœuf du Morvan, qu'on croyait indispensable à l'exploitation des forêts et au labourage des coteaux granitiques de la province, disparaît tous les jours. Même aux foires du centre du Morvan, à Château-Chinon, à Lucenay, à Autun, il s'en trouve depuis quelques années infiniment moins que de charolais.

AMÉLIORATION. — La race morvandelle est mal faite et tardive; mais ces défauts tiennent à la manière dont elle est élevée. On trouve assez souvent des bœufs à tronc bien conformé, à encolure grêle et à tête fine qui démontrent qu'il serait possible d'améliorer la race par elle-même, de la rendre parfaite au point de vue des formes.

Toutefois, comme la race charolaise est aujourd'hui mêlée à la morvandelle dans toutes les localités où l'état de la culture permet de songer à améliorer cette dernière, il est plus simple d'agir par croisement; d'ailleurs, le poil rouge, type caractéristique du morvandeau, est une cause de dépréciation aux yeux des engraisseurs et des bouchers, et les métis contre lesquels nous avons entendu récriminer les fermiers du Morvan en 1850 comme impropres au travail, répondent parfaitement aux besoins du pays, et pour la culture, et pour le charroi. Dans les mêmes villages où, à cette époque, on nous soutenait que les bœufs blancs du Charolais ne pourraient pas réussir dans le pays, on nous disait, en 1854, que dans quelques années il n'y aurait plus de bœufs rouges, de morvandeaux.

Les métis sont pies comme les morvandeaux, mais jaunes et blancs, au lieu d'être rouges et blancs. Nous leur reprochons de ne pas donner de lait, parce que nous croyons qu'il serait de l'intérêt des petits cultivateurs du Morvan d'avoir

une race bonne laitière, et ils l'obtiendraient par le croisement avec le type bressan, ainsi que nous l'avons dit en parlant de la race charolaise.

§ 27. — Race comtoise tourache.

Nos montagnes de l'Est, des Vosges aux Alpes, possèdent
une de nos races bovines les plus faciles à caractériser.

CARACTÈRES. — Elle se reconnaît à son corps épais, trapu ; à
ses membres courts, solides ; à son encolure forte, courte, et
à sa tête large et grosse ; à ses cornes robustes, qui sont quelquefois bien plantées, mais qui, plus généralement, se dirigent d'abord en arrière et en bas et s'écartent ensuite l'une
de l'autre en se relevant légèrement ; à sa peau épaisse, dure,
formant un ample fanon. Son poil est presque toujours de
diverses couleurs, blanc, rouge, ou jaune le plus souvent, et
il forme au sommet de la tête une grosse touffe velue. Le développement de l'avant-train, remarquable même chez les
vaches, a fait donner à la race le nom de *tourache* (*fig.* 17).

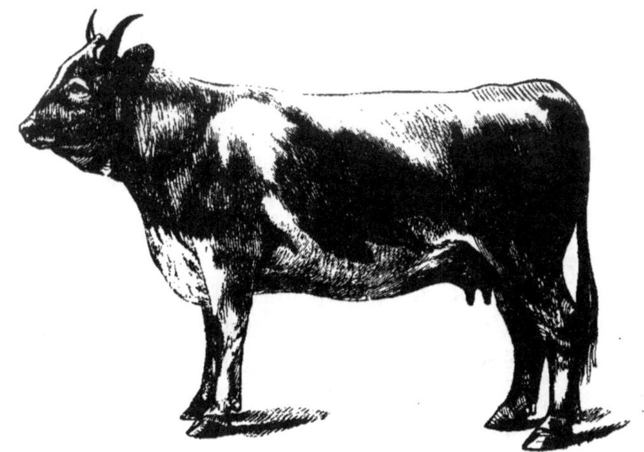

Fig. 17. — RACE TOURACHE.

VARIÉTÉS. — Cette race occupe sans discontinuer notre frontière depuis l'Alsace jusqu'au Dauphiné. Sur cette large surface nous distinguons quatre variétés.

La variété du *Doubs* et de la *Haute-Saône,* qui se trouve aussi dans quelques montagnes du Jura, est à corps volumineux, à croupe large, à cuisses charnues, à poitrail ouvert, à garrot épais, à cornes tordues, s'inclinant en dehors à la base, à poil long diversement coloré, souvent jaunâtre, bigarré, dit couleur *caille.* Cette variété, dont la ressemblance avec la race de Fribourg est facile à expliquer, nous le verrons en parlant de son amélioration, est exigeante comme la race d'où elle dérive. On ne peut l'entretenir avec avantage que sur les plus fertiles de nos montagnes. Bonne laitière, mais médiocre pour le travail, elle fournit de 3 à 400 kilogr. de viande, qui n'est pas de première finesse.

Les bandes de bœufs comtois qui, de la Haute-Saône et du Haut-Rhin, sont introduits dans nos départements du Nord-Est pour y être engraissés, appartiennent en grande partie à cette variété.

Variété du Jura. Dans le département du Jura, la race est moins homogène. Sur les pâturages souvent tourbeux et sur les plateaux maigres où le grès vert domine, aux Rousses, à Saint-Laurent-Grandveaux, à l'ouest de Saint-Claude, à Moirans, et sur quelques montagnes peu fertiles de l'arrondissement de Nantua, à Arbant, à Oyonnax, la race est plus petite, très-trapue, à croupe étroite, à ventre volumineux.

Rustique et très-sobre, la sous-race du Jura fournit des vaches qui donnent un lait de bonne qualité. Il est utilisé, dans les fruitières, à faire du fromage par association.

Variété de Gex. Sur la rive gauche de la Bienne, du côté des Molunes, de Mijoux, des Bouchoux, dans les belles vallées de Septmoncel, dans l'arrondissement de Gex, les bêtes bovines reprennent de la taille; elles ont un corps allongé, épais, une poitrine profonde, des reins larges. Les bœufs travaillent à la charrue et les vaches fournissent en été un lait abondant, employé à faire du fromage façon Gruyère et du fromage de Septmoncel dit de Gex.

Enfin, dans le *Bugey,* la race est à taille moyenne ou petite, à poil jaune ou d'un rouge pâle, à cornes se relevant en s'écartant en dehors.

Bien membrée, sobre, nerveuse, rustique, propre au travail, plus élancée que celle du Jura, cette sous-race se trouve dans les montagnes de Belley et de Nantua. Les jeunes vaches sont conduites dans le Dauphiné, la Provence et sur les Alpes, où on les reconnaît facilement à leur entre-cornes saillant et à leurs cornes horizontales. Elles passent pour bonnes laitières.

PRODUCTION. — Les montagnes de l'Est fournissent du bétail à plusieurs régions de la France. Celles du Nord envoient des bœufs dans les herbages de Valenciennes, d'Avesnes, de Lille, et de nos jours dans les sucreries et les distilleries de nos départements septentrionaux; celles de la région du Milieu engraissent dans les pâturages de Maiche et de Russey pour les villes de la Franche-Comté; celles du Sud vendent surtout des vaches à l'Isère, à la Drôme, à l'Ardèche.

En raison de ses formes épaisses, la race comtoise est employée dans plusieurs départements comme type améliorateur. Nous avons vu, dans le Bas-Rhin, les Vosges, la Meurthe, la Meuse, des taureaux, considérés comme taureaux suisses, qui lui appartenaient. En effet, ils ont, avec ceux du Simmenthal et de Fribourg, de nombreux rapports qui s'expliquent très-bien par le similitude des climats et par les nombreuses importations qu'opèrent les éleveurs français.

QUALITÉS ET DÉFAUTS. — Cette race compte de bonnes laitières, travaille médiocrement : nous avons vu des cultivateurs du Doubs qui faisaient venir des bœufs auvergnats pour le travail. Elle s'engraisse assez bien et fournit une viande abondante, mais de médiocre qualité, creuse, celluleuse. Elle a une corpulence ample en général et des formes qui plaisent; cependant l'avant-train est trop développé.

AMÉLIORATION. — Race de lait, de travail et de boucherie, la race comtoise ne présente aucune qualité à un degré bien transcendant. Nous pouvons la considérer comme peu propre au travail : elle est molle, lente, comme les cultivateurs qui la conduisent. Nous ne pensons pas cependant qu'il y ait lieu de se préoccuper de son amélioration à ce point de vue. On élève en général, concurremment avec elle, des chevaux propres aux labours que l'on doit utiliser aux travaux agricoles. C'est ce que l'on fait de plus en plus, et, telles qu'elles sont, les bêtes bovines peuvent suffire aisément pour les travaux peu pénibles, qui seuls doivent leur être réservés.

Lait. Quoique considérées dans le pays comme bonnes, les vaches comtoises donnent beaucoup moins de lait que celles de plusieurs races relativement aux fourrages qu'elles consomment. Cette question est intéressante d'abord au point de vue du lait si bien payé dans les fromageries de Société et ensuite pour la vente des vaches : le Midi, Lyon, seraient des débouchés considérables si la race possédait les qualités qu'il serait facile de lui communiquer. On se plaint dans le Midi que les vaches dauphinoises (ce sont des comtoises, elles viennent du Bugey et même de la Comté, de la foire de Nozeroy) sont souvent médiocres.

Pour améliorer la race, il faudrait observer la qualité et la quantité de lait que donnent les vaches. C'est ce qu'on néglige de faire dans les vacheries dont le produit est porté à la fromagerie de société. Le vacher porte le lait à la fruitière sans trop faire attention aux vaches qui l'ont fourni. Il faudrait l'intéresser à remarquer les meilleures et élever seulement les velles et les veaux de celles qui donneraient le plus fort rendement pendant deux ou trois ans.

Taille. Nous attribuons la taille élevée de la race tourache aux bons pâturages qui recouvrent les sols argilo-calcaires du système oolithique inférieur des monts jurassiques. L'herbe en est de bonne qualité et abondante sur beaucoup de plateaux. Nous savons que dans des cantons où la race est moins forte, elle prend, à mesure que l'agriculture fait des progrès, du développement en raison de la nourriture plus abondante qu'on lui distribue. Il n'y a donc pas à s'en préoccuper à ce point de vue.

Formes. Mais il importerait de l'améliorer quant aux formes. Il faudrait rendre la peau plus souple, le poil plus doux et surtout diminuer le train antérieur, élargir la croupe d'où résulterait un sacrum moins saillant et une queue moins relevée à la base.

Les défauts de la race doivent être attribués en partie au climat rude et aux intempéries auxquelles les animaux sont exposés ; mais ils sont aussi la conséquence de la préférence donnée jusqu'à ce jour, en France et en Suisse, aux reproducteurs qui les présentent.

On peut espérer de les combattre avec succès en recherchant les taureaux qui auront le plus de légèreté dans l'avant-train et d'ampleur vers la croupe, ceux dont la peau sera souple et le fanon peu prononcé. Mais pour rendre ce moyen efficace, on devrait donner des soins particuliers aux jeunes animaux destinés à la reproduction de l'espèce, leur distribuer une meilleure nourriture, afin de faire prendre plus de développement aux parties musculeuses, et de rendre les os relativement plus légers en même temps que, par une stabulation plus prolongée, on neutraliserait l'influence du climat et l'on donnerait de la finesse au poil.

Malheureusement, les montagnards de l'Est sont peu amateurs de ce qui se rapporte à l'agriculture ; ils ont plus de goût pour le commerce, le charroi, l'industrie ; ils ne sont pas brutaux, ils n'ont pas même de *pique-bœuf*, mais ils sont indifférents pour leur bétail. C'est probablement cette disposition commerciale et cette insouciance pour l'agriculture, qui leur a fait imaginer ces admirables associations qu'on appelle *fromageries de société*.

Cependant des soins seraient d'autant plus nécessaires, qu'élevant les veaux par l'allaitement artificiel, il faudrait *aimer* les jeunes animaux pour faire au besoin quelques sacrifices, en leur donnant du lait qui serait mieux payé s'il était porté à la fromagerie.

Nous avons démontré ailleurs (1) qu'il y a plus d'avantage à faire du fromage avec le lait qu'à le faire consommer par des veaux. Aussi nous ne voulons pas conseiller de donner pendant longtemps du lait pur à ces jeunes animaux, mais nous voudrions qu'on fît une exception pour ceux qui appar-

(1) *Des fromageries de société*. Travail imprimé dans les *Mémoires de la Société centrale d'agriculture*.

tiennent à une bonne famille et qui, à cause de la perfection de leurs formes, peuvent être choisis pour la reproduction. Pour ceux-là, il ne faudrait pas remplacer, avant l'âge de trois mois, le lait naturel par du lait écrémé, ni surtout par un mélange de lait écrémé et d'eau, et il faudrait, en supprimant le lait, le remplacer par d'autres aliments aussi nutritifs.

Malgré la possibilité de l'amélioration de la race par elle-même, il peut être avantageux d'avoir recours au croisement pour la perfection des formes; on ne trouve que rarement des individus qui, tout en conservant l'ampleur de la croupe, aient assez de légèreté dans l'avant-train pour être employés comme types améliorateurs.

Disons d'abord que depuis très-longtemps on fait des croisements avec les races de la Suisse. Tous les ans, au moment où s'ouvrent en Suisse les fruitières d'association, les veaux y sont à très-bas prix. Nos cultivateurs profitent de l'occasion pour en importer; mais ces mélanges ne sauraient perfectionner la race tourache, et parce que le bétail suisse a les mêmes défauts que le bétail français, et parce qu'on ne peut pas, à cause de leur jeunesse extrême, choisir convenablement les veaux qu'on importe.

Depuis une vingtaine d'années, la race Schwitz est employée pour croiser la race comtoise dans tous les départements de la frontière suisse. Nous avons vu des métis provenant de ce croisement, à la fin d'août 1855, dans le Dauphiné. De même que ceux que nous avions vus antérieurement ou que nous voyons de temps en temps sur les marchés de Sceaux, ils sont rarement mieux conformés que les animaux de la race indigène. Si on les estime, c'est parce qu'ils sont souvent plus forts, que les vaches sont plus *belles*. Ces raisons ne nous paraissent pas suffisantes pour encourager le croisement. A la vérité, la race de Schwitz, meilleure laitière que celle de Fribourg, semble convenir pour améliorer nos vaches; mais quand on compare le produit que donnent les métisses aux fourrages qu'elles consomment, on voit qu'il n'y a pas un grand intérêt à pratiquer le croisement, même à ce point de vue.

De tous les croisements, le plus avantageux serait celui qu'on opérerait avec les meilleurs animaux de la race bressane, prise dans les cantons où elle offre le plus de taille ou avec les plus fortes variétés de la race fémiline. Ce croisement donnerait des produits plus fins que le type de la montagne et plus épais, plus forts, que celui de la plaine. Secondé par le régime que nous avons conseillé en parlant de l'appareillement, il offre le meilleur moyen, nous en reparlerons dans le paragraphe suivant, d'améliorer la race tourache.

Nous devons faire connaître ici notre opinion sur le croisement des races de l'Est avec les races exclusivement propres à la boucherie qu'on a dernièrement conseillé. Déclarons d'abord qu'il existe dans la Haute-Saône, le Doubs, l'Isère, des vaches qui appareilleraient très-bien le taureau durham, devon ou hereford; d'un autre côté, il se trouve dans les vallées de la Saône, de l'Oignon, du Doubs, des contrées propres à produire des bêtes d'engrais; mais les cultivateurs de l'Est sont-ils en position d'abandonner leurs herbages à des animaux de cette sorte? n'ont-ils pas plus d'intérêt, ici à engraisser des bœufs nés dans d'autres cantons, là à avoir des vaches à lait pour les fromageries de société, ailleurs des juments pour produire des chevaux de labour?

Il ne faut pas se dissimuler que, pour entretenir une race fine qui n'en aurait peut-être pas plus de valeur, il faudrait construire des abris pour préserver les jeunes animaux des intempéries souvent rudes dans les provinces de l'Est et donner une nourriture plus substantielle et plus abondante; il faudrait enfin dans le mode d'entretien des animaux un changement total que ne peuvent pas mieux opérer les cultivateurs de l'Alsace et du Dauphiné que les éleveurs des montagnes. Ces croisements ne sauraient donc convenir, dans l'état actuel de l'agriculture comtoise, que dans quelques exploitations exceptionnelles, car pour être efficaces ils exigeraient un régime qui n'est pas possible avec les ressources dont peuvent disposer la plupart des éleveurs.

§ 28. — Race comtoise fémiline.

Les contrées riveraines de la Saône présentent, sur la rive gauche surtout, deux races très-distinctes de bêtes bovines.

CARACTÈRES. — Celle qui se trouve dans le nord, appelée *fémiline* à cause de ses formes fines, se reconnaît à son corps grand, mais élancé, mince et long; à son flanc développé; à sa côte plate; à son poitrail resserré; à son encolure grêle; à sa tête longue, étroite, portant des cornes fines rarement bien contournées souvent rejetées en dehors et quelquefois en avant; à ses oreilles minces; à ses membres grêles; à ses cuisses peu charnues; à sa peau souple; à son fanon peu développé; enfin à son poil généralement d'un jaune plus ou moins clair, plus pâle sous le ventre, avec ou sans des taches blanches.

Cette race se trouve dans les plaines de la Haute-Saône et s'avance vers les montagnes dans les vallées de l'Amance et de l'Oignon; elle s'étend dans les départements des Vosges et de la Haute-Marne, mais en se mêlant à la race tourache et en présentant des formes plus larges sans devenir plus haute de taille. Vers le sud elle descend jusqu'à la vallée du Doubs, et s'étend vers Dôle au delà de cette rivière dans les terrains qui résultent du trias et de la formation oolithique inférieure des environs de Poligny où elle se mêle avec la race bressane.

QUALITÉS, DÉFAUTS. — D'un facile entretien et bonne laitière, la race fémiline s'engraisse assez facilement et donne de la bonne viande; mais elle manque de poitrine, a des formes anguleuses et un train postérieur trop peu charnu.

AMÉLIORATION. — Essentiellement race de plaine par le pays qui la produit, par sa taille élevée et par sa constitution, elle l'est aussi par son peu d'aptitude à supporter de rudes fatigues. Nous ne parlerons pas cependant de l'améliorer pour le travail; c'est avec des chevaux, des juments poulinières, que les cultivateurs doivent faire leurs labours.

La fertilité du pays, l'habitude de traire les vaches avec soin, expliquent les qualités laitières de la race. Nous voudrions cependant qu'on l'améliorât encore à ce point de vue.

Nous conseillerons ce que nous avons recommandé pour
d'autres races laitières, d'employer d'abord les vaches à titre
d'essai et d'élever seulement les veaux et les velles de celles
qui ont déjà vêlé deux ou trois fois et qui, après chaque vêlage, ont donné pendant longtemps un lait bon et abondant.
Si les plaines de la Saône avaient la réputation de produire
des vaches très-bonnes laitières elles pourraient en vendre
considérablement à la Champagne, à la Bourgogne et jusque
dans la Brie.

La race fémiline laisse surtout à désirer quant aux formes
et rien ne peut expliquer ses défauts au milieu d'une contrée
riche, à climat assez doux. Nous croyons qu'ils sont dus à ce
que, en Franche-Comté, l'on réserve tous les soins pour les
chevaux qui ne les payent pas toujours, et aussi à la négligence
avec laquelle on choisit les reproducteurs.

Pour l'améliorer, on doit d'abord nourrir copieusement les
élèves destinés à la reproduction et rechercher des reproducteurs plutôt à formes épaisses qu'à taille élevée. Nous avons
vu, aux deux extrémités de la contrée où on la produit,
dans la Haute-Marne aux environs de Bourbonne, et dans la
riche plaine située à l'ouest de Poligny, de très-belles vaches
et des bœufs magnifiques. Nous ne mettons pas en doute la
possibilité d'avoir, dans les plaines dont nous parlons, un
bétail qui ne laisse rien à désirer quant à la taille et quant
aux formes.

Des *croisements* nombreux ont lieu entre la race fémiline
et la race tourache. Ils peuvent convenir, en effet, pour
rendre plus épais le corps des variétés grandes, élevées
dans les plaines fertiles de Jussey, de Courbefontaine où le
bétail est bien nourri.

Un mélange ainsi opéré est utile et aux cultivateurs des
vallées et à ceux de la montagne. Les deux races possèdent
ce qui est nécessaire pour en produire une bonne. Les cultivateurs des deux régions doivent chercher à réunir sur les
mêmes animaux, la corpulence du taureau des montagnes et
l'ampleur de son train postérieur, à la finesse de la tête et de
l'encolure des vaches de la plaine.

Avec les races suisses, les croisements ont le même résultat. Ils rendent les formes moins fines, mais donnent plus de chair. La race de Schwitz devrait être préférée à celle de Fribourg ; elle est un peu moins grosse de formes et meilleure laitière ; mais il n'y a aucun avantage à aller chercher des reproducteurs à l'étranger ; on doit se borner à continuer les croisements qui se font entre la race des montagnes et celle de la plaine.

Pour corriger les défauts de la race fémiline, sans lui enlever ses qualités, le croisement avec les races suisses ou avec la race tourache devrait s'arrêter au premier degré et les métis demi-sang être améliorés par le régime et par de bons appareillements.

Quant à l'utilité du croisement avec les races particulièrement appropriées à la boucherie, *voyez* p. 128.

§ 29. — Race bressane.

Comme la précédente, cette race se trouve à l'ouest des montagnes du Jura, mais vers le sud. Elle offre peu d'homogénéité :

Corps trapu généralement petit, encolure médiocre, tête assez forte pour la taille, cornes un peu horizontales ou bien plantées, poil long, d'un blond très-pâle.

Elle diffère de la race fémiline par ses formes moins fines, sa taille plus petite, et de même que les alluvions de la Bresse et les plateaux à étangs de Saône-et-Loire et de l'Ain diffèrent de quelques riches vallées et des plaines fertiles de la Haute-Saône, de la Haute-Marne et du Doubs.

Sous-race de la haute Bresse.—Elle se trouve dans la partie nord-ouest du département de l'Ain, dans l'ouest de celui du Jura et dans l'est de celui de Saône-et-Loire. Elle a un corps trapu, épais, quoique la côte soit souvent plate, des membres fins, une peau plus douce que dans le type, un poil froment ou jaune clair, quelquefois pie blanc et noir ou jaune et blanc. Vers la partie montagneuse du département du Jura, elle se rapproche par sa taille et ses formes de la race tourache.

Cette race est bonne pour le lait. On exporte les vaches

9.

comme laitières. Les bœufs sont estimés pour le travail, et quoique déjà vieux quand on les engraisse, ils deviennent, s'ils sont bien nourris, d'excellentes bêtes de boucherie : ils donnent beaucoup de suif et de la très-bonne viande.

Sous-race de la Dombes. — A corps très-petit, trapu, avec un abdomen trop développé, à poitrail resserré, à lombes étroites et à croupe mince, à encolure longue, grêle, à tête allongée et à poil jaune, couleur de paille ou froment, à squelette volumineux relativement aux chairs, cette sous-race est bonne pour le lait. Petite dans la contrée des étangs, à Villars, à Châtillon, elle prend du développement au nord de Bourg où elle se mêle avec celle des montagnes et avec celle de la haute Bresse. Vers le sud, elle se confond avec la sous-race du Bugey qui a moins de qualités quoique plus forte.

Le bétail de la Dombes a été fréquemment croisé avec les races des contrées voisines ; on reconnaît les métis aux formes et au pelage : les cornes horizontales indiquent le sang tourache ; le poil blanc, le charolais ; le noir surtout pie, le suisse ; le jaune rouge, celui des plaines de la Haute-Saône ; le jaune paille est la couleur propre au pays.

Qualités, défauts. — D'un facile entretien, la race bressane est bonne laitière et travaille bien ; elle s'engraisse avec une nourriture médiocre ; mais d'ordinaire elle est petite, sans épaisseur, elle manque de muscles.

Ses qualités laitières, sa résistance au travail, tiennent à son excellente nature. Elle laisse peu à désirer à cet égard. Aussi les vaches des variétés un peu fortes de taille sont-elles très-recherchées pour le lait dans le Beaujolais et le Lyonnais. Les bœufs de la même catégorie, quand ils ont été engraissés avec des farineux, donnent une viande de première qualité et beaucoup de suif. Ils sont fort estimés à Lyon où ils arrivent pendant l'hiver.

La race est trop petite et ses formes sont vicieuses. Mais comment corriger le premier de ces défauts qui tient évidemment à un sol ingrat, à une nourriture insuffisante et de mauvaise qualité ?

Préalablement à tout croisement, il faudrait assainir les

terres, pratiquer le chaulage en grand et remplacer les étangs par des prairies ou des pâturages artificiels.

On ne peut pas espérer d'avoir des animaux grands et bien constitués, si pour toute nourriture on n'a à leur donner, pendant l'hiver, que de la paille comme dans la Dombes, et au printemps que la renoncule aquatique, *renunculus aquatilis,* la brouille des marais, *festuca fluitans,* et quelques autres plantes qui croissent dans les étangs où les bestiaux vont les brouter.

Mais si on ne doit pas songer à agrandir ce bétail, il importe beaucoup d'améliorer ses formes, de donner de la capacité à la poitrine, de la largeur à la croupe, et de rendre les cuisses charnues. Ces résultats peuvent être obtenus là où le sol offre le moins de ressources : il suffirait de bien choisir les reproducteurs. Plusieurs familles de la race bressane possèdent, en assez grand nombre, des individus qui réunissent, à de belles formes, de la finesse et des qualités laitières bien marquées. L'excès de volume du ventre est un des principaux défauts de la race. Dû à la mauvaise nourriture, il ne disparaîtra que lorsqu'on donnera aux jeunes élèves, au moins pendant l'hiver qui suit le sevrage, de bons aliments.

A plus forte raison voudrions-nous qu'on améliorât la race par elle-même pour le lait. On a introduit dernièrement dans la Bresse la race bretonne, et un de nos confrères du Jura nous parlait d'y importer la race d'Ayr.

Il n'existe pas de race supérieure à quelques familles de la race bressane. Ces variétés à poil froment, à taille presque moyenne, à corps bien pris quoique le ventre soit un peu gros, ont des vaches qui, pour l'abondance et la qualité du lait, sont excellentes en proportion de ce qu'elles consomment. Sans être aussi menues que celles de la Bretagne et d'Ayr, elles sont aussi bonnes. Nous leur donnerions donc la préférence. Ces mêmes variétés fournissent les excellents bœufs dont nous avons parlé. Tous les efforts doivent tendre à propager ces animaux, à améliorer la race par elle-même.

Par malheur, le lait est mal utilisé dans la Bresse. Les cultivateurs ne voient pas un intérêt assez immédiat à en faire

produire. Ils soignent moins bien leurs vaches que leurs
bœufs, à l'inverse de ce que font leurs voisins de la Franche-
Comté qui, par les fromageries de société, tirent un très-bon
produit du laitage sans avoir aucun embarras.

§ 30. — Bêtes bovines du Dauphiné.

Quoique fort étendues, les montagnes de cette province
offrent peu d'intérêt eu égard à la production des bêtes à
cornes. Les Basses-Alpes, la Drôme et les Hautes-Alpes tirent
de la Tarantaise, de la Suisse ou des plaines de l'Isère les
vaches qui leur sont nécessaires.

En se reproduisant entre elles ou avec les vaches du pays,
les races de ces diverses contrées produisent un bétail petit,
trapu, rustique, d'assez bon rendement, à poil brun ou jaune,
avec les yeux et le mufle noirs. En général, les vaches importées dans nos Alpes méridionales dégénèrent. Ces montagnes peu boisées sont plus propres à nourrir des moutons
que des bêtes à cornes.

Dans les montagnes de l'Isère, en général fort élevées,
quelques gorges sont plus boisées et plus herbeuses que celles
des Alpes plus méridionales. A la Grande-Chartreuse, les révé-
rends Pères entretiennent des vaches qui sont d'une belle
conformation et d'un bon rendement. Elles descendent de la
race de Fribourg et de celle de Schwitz, mais elles se reproduisent avec toutes leurs qualités. Nous y avons vu, en 1855,
des bêtes qui, par leur finesse, la légèreté de leur avant-train,
comme par leur pelage pie noir et blanc, se rapprochaient
des vaches hollandaises.

Les plaines, dans les arrondissements de Vienne, et surtout
de La-Tour-du-Pin nourrissaient jadis un bétail petit, ventru,
à gros os, à poitrine étroite, à croupe peu charnue, à cuisses
minces. Celui qui était élevé dans les contrées marécageuses
portait le cachet du sol qui le produisait. Les écrits qui trai-
tent des marais de Bourgoin signalent la mauvaise conformation du bétail de cette localité. Mais, s'il laissait à désirer
quant à la conformation, il était sobre, bon pour le travail et
d'un grand rendement relativement aux soins qu'il recevait.

Depuis que le desséchement est en partie effectué, que les collines sont défrichées, que les plaines graveleuses sont elles-mêmes soumises à une riche culture, et que les éleveurs remplacent le pâturage sur les marais ou sur les landes par la dépaissance sur les prairies artificielles et par l'entretien à l'étable, l'espèce bovine se transforme rapidement.

On ne trouve pas encore de nouvelle race propre au pays ; mais de belles vaches provenant les unes du Bugey ou du Jura, les autres de la Suisse, se reproduisent en se croisant avec des taureaux importés et avec l'ancienne race indigène. En général, les métisses sont de forte taille, à avant-train lourd, à toupet saillant, à fanon ample et à cuisses épaisses. Par leurs cornes, plutôt horizontales que relevées, comme par leur croupe saillante, elles se rapprochent surtout de la race tourache des départements de l'Ain et du Jura qui fournissent beaucoup de bétail à celui de l'Isère.

DÉFAUTS, QUALITÉS. — Nous voulons parler seulement des métisses qui se produisent dans les vallées du côté de Bourgoin, de La-Tour-du-Pin, de Voiron, de Grenoble. Elles sont lourdes, trapues ; mais leurs qualités ne sont pas en rapport avec leur volume. Les éleveurs ajoutent trop d'importance au poids et à la taille. Généralement les nouvelles vaches manquent de finesse dans le train antérieur, et elles ne rendent pas en lait en proportion de ce qu'elles consomment.

PRODUCTION, COMMERCE. — Les cultivateurs de l'Isère vont acheter des vaches dans les départements de l'Ain et du Jura, plus rarement en Savoie et en Suisse ; ils les gardent quelques années et les revendent ensuite avec celles qu'ils font naître, aux foires de Voiron, de la Côte-Saint-André, pour être conduites dans les départements de la Drôme, de Vaucluse et des Bouches-du-Rhône, où on les entretient pour le lait.

Les Alpes fournissent aux villes du Midi des vaches généralement considérées comme bonnes laitières.

AMÉLIORATION. — On trouve encore beaucoup de sujets de la petite espèce, mais ils disparaissent à mesure que les éleveurs se mettent à même de mieux nourrir les uns par le drainage ou le desséchement des marais, les autres par le chaulage ou les défrichements et l'établissement de prairies artificielles.

Dans le département de l'Isère, l'Administration, les Sociétés agricoles, comme les particuliers, se préoccupent beaucoup de l'amélioration de l'espèce bovine. C'est ainsi que nous pouvons expliquer la quantité assez considérable de fortes vaches qu'on rencontre dans la plupart des villages.

Les moyens d'amélioration doivent tendre à rendre les métisses plus fines et à accroître leur rendement. Elles sont généralement trop touraches.

On a employé pour le croisement ici la race de Berne ou de Schwitz, là celle de Salers ou du Charolais, ailleurs la Durham ou celle d'Ayr et même la race sans cornes. Il est possible que tous ces types puissent convenir dans quelques cas particuliers; mais nous croyons cependant qu'il en est plusieurs qui peuvent être exclus d'une manière générale. Disons d'abord quels résultats il faut chercher à obtenir par les croisements. On attelle encore beaucoup de bêtes à cornes dans le Dauphiné, mais elles suffisent toujours aux services que l'on en exige, si elles sont bien soignées. On fait, et on a raison, la plus grande partie des travaux et les plus pénibles avec des chevaux ou des mules.

Nous n'avons donc pas à chercher le moyen de rendre la race plus forte ni plus rustique. Tous les efforts doivent tendre à l'améliorer pour la laiterie et à augmenter la quantité de viande qu'elle donne lors de l'abattage.

Nous ne pensons pas que le taureau de Fribourg puisse contribuer à produire ce double résultat : ses métis d'un entretien difficile sont souvent mal conformés et d'un faible rendement quand les herbages manquent de fraîcheur.

Quant à la race de Salers, elle ne convient pas parce qu'elle n'est pas assez généralement bonne laitière et que le train postérieur manque souvent de développement; celle du charolais a, à un plus haut degré, l'inconvénient de ne pas être propre à la laiterie.

Le taureau de Schwitz choisi là où la race n'a pas une très-forte taille nous paraît plus convenable; ses produits sont assez faciles à entretenir, donnent beaucoup de lait, et travaillent assez pour le pays.

Il n'y a aucune raison particulière d'exclure la race sans cornes là où les vaches ne travaillent pas et là où elles travaillent au collier, ce qui est assez commun dans le Dauphiné ; mais il ne faudrait pas choisir les taureaux dans les races noires d'Ecosse : elles sont mauvaises pour le lait. Il faudrait les prendre, ou dans la race de Suffolk, ou dans les familles créées en France et en général assez bonnes laitières, mais malheureusement encore imparfaites quant à la conformation.

Nous ne conseillons pas, malgré leurs qualités, la race d'Ayr ni celle de la Bretagne ; elles sont trop petites. Nous préférerions la race bressane : elle a en général plus de taille, s'accommode mieux des pâturages de la Verpillière, de la Tour-du-Pin et y donne autant de produits.

C'est en choisissant convenablement les reproducteurs dans le département de l'Ain ou dans le pays même, et en nourrissant bien les élèves qu'on peut espérer de créer une race fine, bonne pour le lait, travaillant bien, et fournissant beaucoup de viande. Nous avons vu des bêtes bien conformées et possédant ces qualités dans tous les cantons : à Saint-Laurent de Mure, à la Verpillière, à Bourgoin. Elles réunissent les qualités de l'ancienne race et des bonnes bressanes à une assez forte corpulence. Les éleveurs doivent les prendre comme type améliorateur.

Il nous reste à dire que des croisements avec les races particulièrement appropriées à la boucherie, avec la durham, la devon ou l'hereford ne conviennent que par exception ; ils ne peuvent être utilement employés que chez quelques cultivateurs qui tiendraient à produire exclusivement des bœufs de boucherie, qui ont des herbages riches et qui, en été, peuvent nourrir abondamment sans exposer leur bétail aux ardeurs du soleil. Dans ce cas, nous préférerions la première de ces races, la durham, parce qu'elle est meilleure pour le lait.

§ 31. — Bêtes bovines de la Bourgogne, de la Lorraine et de la Champagne.

Ces provinces sont médiocrement favorables à l'élevage des bêtes à cornes. Les plateaux calcaires et crayeux de la Bourgogne et de la Champagne où l'herbe est trop courte pour nourrir du gros bétail, sont utilisés avec un succès que chacun connaît à produire des bêtes à laine. Quant aux vallées où se trouvent des prairies, les produits en sont utilisés, soit à l'engraissement des bœufs et des vaches, soit à la nourriture des bêtes de travail; dans celles livrées à la culture, la terre a trop de valeur pour que les cultivateurs puissent s'occuper d'élevage; ils trouvent plus d'avantages à acheter leurs vaches dans les contrées montagneuses, à les importer des contrées voisines qu'à les faire naître. S'ils en élèvent quelques-unes, c'est par exception et en général la production est très-disséminée; aussi quoique les départements de la Côte-d'Or, de l'Aube, de la Marne, de la Haute-Marne même, fassent des sacrifices pour l'amélioration de leur gros bétail, ils obtiennent peu de résultats.

Ces provinces présentent trois types de bétail. Nous indiquons comme propres au pays des vaches petites, fines de formes, à corps étroit, à croupe trop peu charnue et de toutes couleurs, mais surtout noires ou jaunes avec ou sans le museau brunâtre. On les rencontre dans les contrées peu fertiles sur les bords de la Saône, rive droite, dans la Haute-Marne et sur les collines de la Meuse où elles se mêlent, en se rapprochant des arrondissements de Sédan et de Vouziers, avec la race ardennaise dont nous parlerons. Très-sobres elles payent bien, par leur produit en lait, le fourrage qu'elles consomment; mais elles sont mal conformées et donnent peu de viande.

Le type que nous plaçons en seconde ligne, par le nombre d'individus dont il est formé et l'étendue de pays qu'il occupe, c'est le bétail à corps trapu, ample, à tête forte, à encolure grosse, à fanon large, à cuisses charnues, à cuir dur et à poil rude qui ressemble à la race comtoise tourache d'où il dérive soit par des importations de mâles et de femelles qui se sont reproduits à l'état de pureté, soit par l'importation de taureaux employés à croiser les vaches indigènes.

Quoiqu'on appelle meusienne la race, quand elle est élevée dans la Meuse et la Meurthe, champenoise, si elle provient de la Marne ou de la Haute-Marne, elle est la même dans la Lorraine et la Champagne; quelle que soit sa couleur, ses formes la rapprochent toujours de la race comtoise tourache.

Enfin dans la partie méridionale de la Côte-d'Or, depuis le département de l'Yonne jusqu'à la Saône, là où l'ancien type formait la race bourguignonne, noire ou couleur ardoise, quelquefois pie, on trouve plus généralement aujourd'hui la race charolaise et des croisés normands qui proviennent de vaches laitières normandes importées dans l'Yonne, et de taureaux du pays ou de taureaux charolais. Quoiqu'on y introduise des vaches comtoises pour le lait, le caractère tourache y domine moins que dans la Lorraine et la Champagne.

Ces trois types ne sont pas isolés chacun dans une contrée. Dans les troupeaux communaux des bords de la Saône comme dans ceux des rives de la Meuse, le bétail est très-hétérogène. Avec des vaches fines, à croupe mince peu charnue, jaunes ou noires, propres au pays, il se trouve des comtoises, au fanon ample et au toupet saillant, des charolaises, blanches à cornes vertes, et des bressanes, jaunes au ventre volumineux et au pis développé, mêlées à beaucoup d'individus ayant les caractères de toutes ces races.

AMÉLIORATION. — Le bétail des contrées que nous étudions doit être amélioré par le régime, par les croisements et par les appareillements.

Les bêtes à cornes sont employées au travail dans quelques cantons de la Bourgogne, de la Champagne et de la Lorraine; mais elles suffisent parfaitement à ce qu'on exige d'elles. C'est seulement quant aux qualités laitières et quant aux formes qu'elles ont besoin d'être améliorées.

Régime. Les cultivateurs qui n'ont pas un débouché pour le produit de leurs vaches, n'ajoutent pas une grande importance au lait et font peu de sacrifices pour avoir de bonnes laitières. Il n'en est pas de même là où le lait est avantageusement vendu en nature, ou employé à faire un fromage renommé. Quand ces conditions se rencontrent, les vaches sont bien entretenues et souvent remarquables. Ainsi, du côté de Void, de Sorcy, de Vaucouleurs, se trouvent des troupeaux de beau bétail produits sous l'influence des soins que l'on donne aux animaux à cause du lait si avantageusement employé à faire les fromages dits de Void. En amont et en aval, malgré la même nature d'herbages, le bétail est infiniment inférieur. De même, dans les vallées de Châlons-sur-Marne, de Troyes, de Saint-Didier, où le lait est vendu en nature ou bien employé à faire un fromage très-estimé, les vaches sont généralement très-belles et souvent très-bonnes laitières : ce sont des métisses suisses, comtoises, normandes, flamandes ou hollandaises. Du reste, deux conditions concourent à produire, dans ces circonstances, le beau bétail : la vente avantageuse des produits et la fertilité du sol.

Sans doute les petits cultivateurs de la Bourgogne, de la Champagne et de la Lorraine qui ne peuvent avoir une ou deux vaches qu'avec le secours du pâturage communal ou de la vaine pâture, ne sont pas en position d'élever leurs velles selon toutes les règles de l'hygiène ; mais ils devraient, au lieu de les sevrer à l'âge de 5 à 6 semaines et de les envoyer ensuite avec les mères dans le troupeau de la commune sans ajouter aucun supplément de nourriture, faire quelques sacrifices pour les nourrir convenablement au moins jusqu'à l'âge de 6 à 7 mois. Ils auraient du bétail moins tardif et de plus de valeur. Dans tous les cas, tant que les jeunes animaux seront soumis à un pareil régime, les comices agricoles feront inutilement des sacrifices pour améliorer la race.

Croisement. Dans l'Est, les bêtes à cornes vivent généralement en troupeaux communaux. Même dans les communes où la vaine pâture légale est supprimée, les cultivateurs trouvent avantageux de faire garder les animaux par un même pâtre ; il en résulte une grande facilité pour opérer des croisements. Un ou deux taureaux peuvent facilement suffire pour toutes les vaches d'un troupeau, et en s'imposant légère cotisation, les propriétaires peuvent faire l'acquisition de taureaux améliorateurs.

Avant de parler de la race propre à produire l'amélioration, disons que les communes ne doivent pas, comme elles le font trop généralement, mettre le taureau avec les vaches. Il faut le tenir à l'étable et faire faire la monte en main, du moins dans le moment où la plupart des vaches le réclament ; car, laissé en liberté, il s'épuise et donne de mauvais produits.

C'est avec du bétail suisse, venu par les vallées de la Saône, de la Seine, de l'Aube et de la Marne, qu'on opère le plus souvent les croisements, La race pie du Simmenthal a été la plus employée ; mais là où les produits ont été comparés à ceux de la race de Schwitz, on les a trouvés inférieurs. Cette dernière donne de meilleures laitières, ayant assez de taille et des formes passables. On se félicite surtout du volume qu'acquièrent en peu de temps les veaux.

Au nord de la Champagne, la race flamande et la race hollandaise donnent d'excellents métis, corrigent très-bien l'avant-train lourd de la race tourache, sans diminuer sensiblement son train postérieur fortement musclé.

Comme ces races, celle de la Normandie produit de bonnes laitières. Elle est employée dans Seine-et-Marne et l'Yonne. Il en est de même de la bressane et de la comtoise fémiline qui croisent le bétail élevé du côté de la Saône ; mais il ne faut employer de ces dernières races que des individus bien choisis, à cause des vices de conformation ou du défaut de taille que présente trop souvent le bétail de la rive gauche de la Saône.

Au concours universel de 1856, des taureaux et des vaches de la race du Glane ont été exposés par des cultivateurs de la Lorraine et de la Champagne. Nous préférons, pour croiser les fortes vaches de la Meurthe et de la Marne, la race flamande ou la race normande ; des métisses réunissant les qualités laitières, la finesse de l'avant-train de ces dernières vaches à l'épaisseur des cuisses des meusiennes et des fortes champenoises, sont exclusivement celles que l'on devrait chercher à produire.

Nous mentionnons seulement le croisement charolais, quoi-qu'il s'étende dans l'Est jusque dans la Haute-Marne. Il ne convient que là où on élève surtout des bœufs que l'on emploie au travail, où l'on ne tient pas aux qualités laitières.

Appareillement. Au milieu d'un bétail aussi disparate que celui de la Champagne et de la Bourgogne, il importe beaucoup de bien choisir les reproducteurs.

Les éleveurs s'attachent trop exclusivement aux qualités laitières. Ils recherchent, ceux surtout qui ne peuvent pas entretenir de fort bétail, les velles des meilleures vaches, sans s'inquiéter des formes, et la race dégénère.

Il faut chercher à réunir la taille, l'ampleur des lombes et de la croupe de la race touraïche à la finesse du cou et à la légèreté de la tête des vaches indigènes. On créera ainsi des vaches qui, tout en donnant beaucoup de lait, fourniront une grande quantité de viande de première qualité.

On reproche aussi beaucoup au bétail de quelques vallées de la Meuse, du Bassigny, d'être grossier, à cuir fort et d'un engraissement difficile; mais c'est moins par le croisement que par un changement de régime, par un long entretien à l'étable, surtout pendant les mauvais temps, par une abondante nourriture, enfin par la castration complète et pratiquée dans le jeune âge, qu'on pourra améliorer la race et produire de bons bœufs de boucherie.

§ 32. — Race ardennaise.

Par ses formes, la race ardennaise ressemble à la race flamande, et par sa couleur, à la race hollandaise. Elle se trouve principalement dans la grande vallée de la Meuse et dans quelques vallées secondaires entre la Meuse et l'Aisne. Elle est à corps long; à bassin ample; à poitrine étroite; à encolure mince et longue; à tête légère; à cornes petites et recourbées en avant; à jambes fines; à poil pie, blanc et noir, quelquefois presque noir, et d'autres fois, mais rarement, blanc, avec les yeux, les cornes et le mufle noirs; à peau assez fine, et en général sans fanon. Elle est bonne laitière, mais mauvaise pour la boucherie.

La race ardennaise, répandue dans une partie de la Belgique, se retrouve dans le département de l'Aisne et dans celui du Nord, où elle se mêle aux races picarde et flamande, comme les chevaux bais ou rouans des Ardennes se mêlent à ceux plus souvent gris de l'Ile-de-France. En s'éloignant de la frontière belge, on commence à trouver à la fois, et des vaches rouges et des chevaux gris.

Sur le terrain de transition du nord du département, du côté de Rimogne, sur le plateau de Rocroi, dans les environs de Fumay, la race change ou devient plus petite. Les vaches sont souvent rouges, avec la tête et surtout le pourtour des yeux noirâtres ; elles sont sobres, vives, mais moins bonnes pour le lait.

Le département de la Meuse fournit aux Ardennes des vaches appelées *lorraines*. On les conduit principalement dans les arrondissements de Rethel, de Vouziers, de Sedan. Quelques-unes sont propres en effet à la Lorraine et sont assez fines ; mais il en est beaucoup qui, quoique élevées dans la Lorraine, proviennent plus ou moins directement de la race tourache propre à la Franche-Comté ou à la Suisse. On les reconnaît à leur corps plus épais, plus lourd, à leurs cornes plus horizontales, à leur front plus large et à leur sacrum plus relevé.

On fait rarement travailler les bêtes à cornes dans les Ardennes ; celles que nous y avons vues attelées travaillaient au collier. Du reste, on élève très-peu de mâles ; les quelques bœufs qu'on engraisse viennent en grande partie de l'Est. On les nourrit, ainsi que les vaches destinées à la boucherie, très-économiquement, avec de la drèche et du son mêlés à de menues pailles ou à des herbes hachées. On engraisse aussi, mais plus rarement, à l'herbe.

AMÉLIORATION. — Cette race, quoique bonne, peut être améliorée encore, au point de vue de la lactation, par des reproducteurs pris parmi les familles les meilleures laitières ; elle pourrait aussi être croisée avec la race flamande et avec les variétés belges de la race hollandaise. On importe, pour couvrir les vaches ardennaises, des taureaux de la race ou sous-race de Famène, un peu mieux suivie dans ses formes et bonne laitière aussi.

Mais, par ce croisement, on ne peut pas espérer de rendre le dos soutenu en arrière du garrot et la poitrine épaisse. A ce double point de vue, la race tourache serait préférable, à condition que les reproducteurs seraient bien choisis pour ne pas diminuer les qualités laitières, et que le croisement serait convenablement dirigé, arrêté à temps, afin de ne pas produire des métisses à tête épaisse et à forte encolure; nous croyons néanmoins qu'il est préférable de s'en tenir à la race du pays ou à la race flamande, en choisissant bien les reproducteurs pour rendre les formes plus épaisses.

La vallée de la Meuse est très-variée. Si, dans le département de ce nom, dans une partie de celui des Ardennes, elle présente de magnifiques prairies donnant d'excellent fourrage, plus haut, elle est souvent trop humide, et fournit un foin médiocre; tandis qu'en quittant Mézières, elle est resserrée, et les terres, sur les deux rives, sont très-peu fertiles et couvertes de forêts ou de maigres pâturages.

Dans cette dernière partie des Ardennes, on doit s'en tenir aux petites races de bêtes à cornes et de chevaux; mais dans les riches vallées de Vouziers, de Rethel, de Sedan, on peut, malgré la rigueur du climat en hiver, avoir un bétail propre à donner beaucoup de lait et mieux conformé que celui que nous venons de décrire.

Il est d'abord indispensable de changer le régime, de mieux soigner l'entretien et l'élevage. Les cultivateurs qui élèvent les bêtes bovines dont nous parlons donnent plus de soins à leurs chevaux, qu'ils ont transformés, qu'à leurs bêtes à cornes. Ils ne s'occupent guère de ces dernières que pour les engraisser. Les vaches vivent en grands troupeaux communaux et sont très-irrégulièrement nourries. Les ménagères, trop exclusivement chargées de les soigner, cherchent plus généralement à tirer beaucoup de lait de leurs vaches qu'à produire de bons élèves.

La première condition d'une grande amélioration dans les formes de la race serait donc une nourriture régulière aux

vaches dans toutes les saisons, et un allaitement suffisant ou
une administration de farineux aux veaux et aux velles pendant les premiers dix mois de la vie.

Il faut ensuite bien choisir les reproducteurs et régler convenablement leur emploi, ne pas laisser les taureaux suivre
les troupeaux communaux, et soigner les appareillements en
ayant, pour chaque commune, plusieurs mâles différents les
uns des autres, si cela est nécessaire.

§ 33. — Race des Vosges.

La race de ces montagnes n'est pure, homogène, que vers
le centre ; encore a-t-elle été plus ou moins modifiée par les
efforts plus nombreux qu'intelligents que l'on fait depuis
trente ans pour l'améliorer.

Elle est petite, mignonne, à os saillants, à poitrail large, à
croupe étroite et à cuisses minces, à tête forte, longue, à cornes noires relevées à l'extrémité, à corps trapu, à jambes
fortes, à peau ferme, à poil souvent noir, d'autres fois rouge
ou pie, généralement blanc sur la croupe et la queue comme
la race du Morvan.

A mesure qu'on se rapproche des vallées, elle se modifie
en se mêlant aux races qui l'environnent. En général, elle
tend à prendre plus de développement à cause de la fertilité
plus grande des terres, et de plus en plus elle présente, surtout vers le sud, la forme tourache de la race suisse ou comtoise continuellement importée dans ces pays.

Agile, nerveuse, forte, sobre, robuste, d'un bon entretien
et excellente pour le travail, la race des Vosges s'engraisse
bien et fournit, comme toutes les petites races, une viande
excellente. Les vaches sont bonnes laitières.

Pour les qualités, elle laisse peu à désirer ; mais les formes
en sont mauvaises et le poids peu considérable. Plusieurs
fois on a voulu donner plus de développement au corps ;
mais au lieu d'agir par le régime, on a employé les croisements. Ainsi on a donné à la petite vache des Vosges le taureau suisse ou comtois, sans tenir compte ni de la dispro-

portion de taille, ni de la différence géologique qui existe entre les montagnes des Vosges et celles du Jura.

Les pâturages à base de grès ou de granite des premières, sont cependant loin d'être aussi favorables au développement des animaux que ceux qui reposent sur les roches calcaires de la Haute-Saône et du Doubs.

C'est par elle-même que la race vosgienne doit être perfectionnée, en améliorant l'agriculture d'abord, pour mieux la nourrir et en choisissant bien les reproducteurs. C'est quand on aura donné artificiellement aux prés à carex des vallées des Vosges et aux terres à culture la fécondité des herbages de Fribourg et de Morteau, que l'on pourra songer au croisement avec les taureaux suisses ou comtois.

Mais avec les conditions hygiéniques actuelles, les croisements, en vue d'améliorer la race des Vosges par de gros taureaux, ne peuvent pas avoir de bons résultats. Des reproducteurs de la Franche-Comté ne pourraient être utiles que dans quelques vallées ou dans quelques plaines fertiles, et il faut employer ou la race fémiline ou la race tourache, selon les vaches que l'on veut améliorer. Le taureau à croupe forte, à cuisses épaisses quoique un peu lourd vers la tête, donne de bons produits avec les vaches qui tiennent de la race fémiline ; tandis que les mâles de cette dernière appareillent bien les vaches fortes, à front large, à fanon ample que nous appelons Meusiennes à Paris et donnent avec elles de bons produits.

§ 34. — Bêtes bovines de l'Alsace.

L'Alsace ne possède pas de race. Tous les ans, depuis une époque reculée, on cherche à modifier le bétail de ce pays par les croisements avec les races de la Suisse, de quelques parties de l'Allemagne ou de la Franche-Comté.

L'influence du terrain jurassique et tertiaire se fait sentir dans le voisinage de la Suisse et de la Haute-Saône du côté d'Altkirck, de Cernay, de Lutterbach, d'Ungershein. Les vaches, noires, rouges ou pies ont un corps fort et trapu ; les formes sont un peu touraches, le front large, les cornes horizontales comme dans la race suisse ; mais quand on se rapproche du Bas-Rhin, le bétail est plus hetérogène. Dans beaucoup de troupeaux se trouvent des bêtes sveltes, petites, ayant les caractères de la race vosgienne, principalement quand on s'élève dans les vallées, sur les roches de transition des Vosges. Ces vaches sont toutes assez bonnes laitières.

La diversité des races se remarque aussi du côté de Colmar, de Benfeld, de Schlestadt, de Strasbourg, de Brumath ; dans le même troupeau on trouve des vaches de toutes les nuances et de toutes les tailles.

Ces variations tiennent sans doute en partie aux différences que présente le sol de l'Alsace, mais elles dépendent beaucoup aussi du goût des cultivateurs qui achètent leurs vaches, les uns dans la Lorraine, les autres en Suisse, d'autres dans les Vosges ou de l'autre côté du Rhin.

Plusieurs comices agricoles de l'Alsace importent des taureaux pour croiser les vaches de leur localité. Les efforts tendent à produire une race plus fine que celle de la Franche-Comté et aussi bonne laitière. Celui de Schlestadt, de la plaine, a fondé plusieurs primes dans ce but ; mais, comprenant qu'il faut prendre la question par sa base, il a dirigé ses encouragements, surtout vers l'établissement, l'irrigation des prairies.

C'est, en effet, par l'amélioration du régime qu'il faut commencer, dans les communes de la plaine où les pâturages sont graveleux, comme dans celles de la montagne où les roches cristallisées en forment la base. C'est ensuite en augmentant le nombre des taureaux employés dans les troupeaux communaux, et surtout, comme l'a conseillé depuis longtemps notre confrère M. Miltemberger pour la circonscription du comice de la plaine, en remplaçant la monte en liberté qui a lieu dans les pâturages où les taureaux s'épuisent inutilement, par la monte faite dans la cour d'une ferme.

§ 35. — Bêtes bovines de l'Algérie.

CARACTÈRES. — Si les bêtes bovines de l'Algérie manquent de taille, elles sont d'une rare perfection de formes : corps

10.

petit, trapu, assez long ; côtes rondes ; garrot épais ; poitrail large et bien sorti ; abdomen peu développé ; flanc court ; épine dorso-lombaire large et bien soutenue ; croupe bien musclée ; fesses et cuisses charnues et descendant près des jarrets ; tête moyenne ; cornes relevées·, arquées ; pelage généralement maure : jambes et têtes noirâtres , côtes et dos fauves, grisâtres ou rouges. On voit assez souvent des animaux à robe pie.

A cette belle conformation correspondent de précieuses qualités. Les bêtes bovines de l'Algérie sont rustiques, agiles, fortes pour leur taille, sobres, d'un entretien facile et se nourrissent bien. Elles vaguent par centaines sur les flancs des montagnes, sur les coteaux, errent dans les chaumes, dans les friches, quêtant quelques brins d'herbe sèche, broutant quelques broussailles et léchant avec précaution les chardons durcis dont elles ont dévoré les feuilles.

Tous les animaux de l'Algérie ne sont pas sans doute dans d'aussi pauvres herbages ; mais on peut cependant parcourir quinze, vingt, vingt-cinq lieues, et en voir des milliers, sans trouver un seul troupeau qui soit dans de meilleures conditions. Et ceux qui pâturent dans les plaines ne sont guère mieux partagés. Nous en avons vu qui étaient cachés par l'herbe dans laquelle ils broutaient, également réduits à manger des plantes rudes, fortes et complétement sèches. Qu'on se figure les roseaux, les carex de nos marais ou les plantes fortes des haies complétement desséchées sur pied, et on aura une idée de la nourriture que trouvaient ces animaux dans des terres dont l'herbe, fauchée à temps, aurait donné à profusion un foin, dur sans doute, mais de bonne qualité.

Habituées à un régime sobre, elles sont d'un engraissement très-facile. A la vérité le bétail que l'on voit sur les marchés de l'Algérie est maigre en général, mais il a rarement été préparé pour la boucherie. Les Arabes n'engraissent pas leurs bestiaux ; ils prennent dans leurs troupeaux et conduisent aux marchés, d'abord les bêtes qu'ils craignent de perdre pour cause de maladie, et ensuite celles dont ils veulent se défaire pour besoin d'argent ou pour tout autre motif. Les bœufs qui sont un peu soignés sont en très-bon état, donnent une excellente viande et beaucoup de suif.

QUALITÉS, DÉFAUTS. — Aptitude prodigieuse à vivre dans les pâturages les plus arides et avec les herbes les plus grossières; conformation parfaite pour bien élaborer les aliments et pour fournir proportionnellement beaucoup de viande dans les parties du corps où elle est la meilleure; rusticité assez grande pour résister aux plus fortes chaleurs et aux pluies torrentielles de l'hiver; grande aptitude au travail; telles sont les qualités éminentes du bœuf que nous avons vu dans la province de Constantine et que l'on reconnaît au bétail de toute l'Algérie.

Il manque à ces animaux de la taille, au point de vue de la boucherie et du travail, et les vaches sont mauvaises laitières.

AMÉLIORATION. — *Par le régime*. Comment peut-on espérer de les améliorer, d'en d'augmenter le poids?

D'abord améliorer les herbages, arroser les prés, car ce pays, dans l'état actuel, ne comporte pas des animaux de plus forte taille : ils n'y trouveraient pas leur subsistance.

Ensuite il faut se mettre à même de nourrir d'une manière uniforme, récolter des fourrages au printemps pour en distribuer au râtelier, pendant les fortes chaleurs, quand le sol est sec, et en hiver, quand les pluies sont trop prolongées.

Mais les fourrages venus naturellement sont insuffisants pour produire du bétail perfectionné, pour nourrir de très-bonnes vaches laitières; il faudrait pouvoir y ajouter des aliments aqueux : plusieurs espèces du genre *panicum*, le millet ordinaire, celui d'Italie, le maïs, le sorgho, faciles à cultiver dans les climats chauds, le figuier de Barbarie sans épines, qui prospère dans les terrains les plus arides, conviendraient pour cette destination.

Nous savons combien est difficile en Afrique la réussite des plantes à culture sarclée. Aussi nous bornons-nous à les rappeler, en ajoutant que les farines des grains inférieurs, de l'orge, du maïs, des graines légumineuses, les résidus des huileries, des meuneries, etc., délayés dans l'eau, conviennent très-bien pour être administrés concurremment avec les fourrages secs.

Faire bâtir des étables en Afrique, ce serait renoncer à une partie des avantages du climat algérien. Mais la construction de hangars, de parcs fixes couverts, nous paraît rentrer parfaitement dans la convenance des exploitations rurales de ce pays. Dans tous les cas, des abris, quels qu'ils soient, sont nécessaires pendant les fortes chaleurs comme dans la saison des pluies, pour préserver les animaux de l'action de ces intempéries qui les fatiguent, les épuisent, sans aucun profit pour le propriétaire.

Il n'est pas nécessaire de rappeler ici que c'est dans le jeune âge que les animaux ont besoin d'être bien nourris pour acquérir toutes leurs qualités ; que les veaux, destinés à être élevés pour la reproduction, doivent être sevrés tard quand on n'a pas à leur distribuer de bons aliments pour remplacer le lait ; qu'il faut toujours, à l'époque du sevrage, leur donner des aliments plus nutritifs que le foin et l'herbe des prairies.

Par le choix des reproducteurs. Nous plaçons en seconde ligne, parmi les moyens d'améliorer le bétail de l'Algérie, le choix des reproducteurs. C'est peut-être même le plus important pour la population indigène de laquelle on obtiendra si difficilement un changement dans le régime des animaux. Rien n'est plus à la portée de tous les éleveurs qui, en général, ont de nombreux troupeaux, que de choisir le meilleur taureau et de châtrer les autres ou de les élever loin des vaches. Il est également facile d'élever seulement des génisses provenant de mères bonnes pour le lait.

Par ces précautions si simples, on peut communiquer à tout le bétail de l'Algérie l'ampleur de la poitrine, la largeur des lombes, l'épaisseur des cuisses qui sont loin encore d'exister sur tous les individus. On peut même augmenter les qualités laitières de la race, car il y a des vaches qui sont passables si non très-bonnes.

Par le croisement. C'est le moyen d'amélioration le plus préconisé par les Européens qui étudient le bétail algérien.

peut-être parce qu'il est le plus facile à mettre en pratique. Ce n'est pas cependant le plus efficace.

Quelques colons ont importé en Afrique la race charolaise pour croiser la race du pays. Ils ne pouvaient avoir pour but que de rendre le bétail indigène plus propre à la boucherie, et ce résultat ne peut être produit que par le régime. Le croisement charolais est donc sans utilité.

Nous ne croyons pas non plus que l'importation des races suisses puisse être utile, quoique ces races aient sur la charolaise le grand avantage d'être laitières. Comme cell e ce Fribourg, celle de Schwitz est trop forte et trop exigeante. Du moins on devrait choisir les individus à importer dans la partie orientale et méridionale de la Suisse, et mieux dans la Savoie et le Piémont où la race est beaucoup plus petite tout en conservant les caractères essentiels du type helvétique.

Nous ignorons les avantages du bétail espagnol qu'on a introduit dans l'Algérie, mais nous le croyons, d'après ce que nous avons lu, peu convenable. Les Espagnols tirent leurs vaches laitières de la France, de la Suisse, de la Hollande.

La race bretonne conviendrait par sa taille pour appareiller la plupart des vaches indigènes, mais elle nous paraît habituée à un climat trop doux pour supporter sans en souffrir les chaleurs de l'Afrique.

Notre race laitière des Pyrénées, et quelques vaches élevées dans les Alpes, dans le Dauphiné, réunissant à des qualités laitières assez développées une taille un peu plus forte que celle des vaches algériennes, seraient les plus convenables. Elles pourraient améliorer la race africaine au point de vue du lait, de la boucherie, sans la déprécier pour le travail. Elles seraient, en outre, moins fatiguées par le climat, que des bêtes venues du nord ou de nos côtes occidentales.

En résumé, le croisement est inutile pour l'amélioration des formes; il serait dangereux si on le mettait en usage pour élever la taille, et toujours nuisible en diminuant la sobriété et l'aptitude des bœufs algériens à se nourrir dans des herbages très-peu productifs. Il pourrait être utile pour communiquer à la race algérienne les qualités laitières de quelques races d'Europe, mais il ne produirait, même à ce point de vue, des résultats durables, qu'autant qu'on soumettrait les vaches à un bon régime, qu'on les nourrirait à l'ombre pendant les chaleurs et qu'on leur donnerait une nourriture fraîche et assez aqueuse.

CHAPITRE III.

Des races bovines étrangères considérées au point de vue de l'amélioration des races françaises.

Nous ne pouvons dans cette étude qu'indiquer d'une manière sommaire les principales races produites dans les contrées qui nous avoisinent. Nous nous occuperons même plus particulièrement de celles qui ont été conseillées, soit pour être élevées à l'état de pureté dans nos exploitations, soit pour croiser nos races indigènes,

§ 1. — Races suisses.

Pendant longtemps, on n'a guère connu en France d'autre bétail suisse que celui fourni par la partie occidentale de cette contrée. On appelait les vaches, importées pour donner du lait, *vaches suisses* ou *vaches de Fribourg*, du nom du canton qui en fournissait le plus grand nombre.

Depuis que les importations se sont multipliées, les races suisses ont été mieux connues et mieux déterminées. Elles forment deux groupes principaux tout à fait distincts par la couleur de la robe : l'un est pie, l'autre, brun foncé.

1. — *Race Pie, race de Fribourg, race de Berne.*

C'est celle que l'on désignait presque exclusivement, il y a vingt ou vingt-cinq ans, par le nom de *race suisse*. Elle est d'un poil pie, noir et blanc, ou rouge et blanc, quelquefois presque noir ou presque rouge, avec des plaques brunes sur les côtes.

De forte corpulence, cette race a une tête large, une encolure forte, un fanon ample, une queue relevée à la base, une peau épaisse, des membres forts, des cornes moyennes, se dirigeant souvent horizontalement en dehors, comme dans notre race tourache (*fig.* 17). Les vaches ont un pis très-volumineux et donnent beaucoup de lait.

On distingue dans le type pie deux races, plutôt d'après les pays, les cantons qui les fournissent que d'après leurs caractères : la race de Fribourg et la race de Berne.

On distingue encore dans ces races, en allant de l'est à l'ouest, le bétail de l'*Emmenthal* de la vallée de l'Emmen, celui du *Simmenthal*, élevé dans la vallée du Simmen, et celui de *Saanen* ou de *Gessenai*, qui provient des montagnes des environs de Gessenai ou Saanen.

Quoique plus grossière que notre race tourache, la race pie se confond avec elle, surtout la variété rouge, dans le Haut-Rhin, la Haute-Saône et le Doubs.

Comme laitière, cette race suisse se recommande moins par la qualité que par l'abondance du lait, et encore on peut remarquer qu'elle en donne médiocrement relativement à la grande quantité de fourrages qu'elle consomme. Toutefois, on l'estime près des villes où le lait est vendu en nature, à cause de la grande quantité de produit qu'elle fournit et de son poids en viande.

Elle est peu travailleuse et a la réputation de fournir une viande creuse, peu nutritive ; mais ce défaut dépend de la manière dont les animaux ont été engraissés : quand les bœufs ont été nourris avec de bons aliments et châtrés jeunes, que les vaches n'ont pas été épuisées par la lactation, la viande en est de bonne qualité.

La race de Fribourg a été recommandée à cause de sa corpulence pour croiser les races des bords de la Saône. Assez fortement *culottée,* on l'a importée pour leur donner de l'ampleur dans le train postérieur. On a voulu aussi l'employer pour donner du corps aux petites races des Vosges, de l'Alsace et de la Lorraine. Nous avons dit qu'elle n'est pas plus avantageuse que notre race tourache. Rien ne milite en faveur de ce croisement.

De très-nombreuses importations faites dans l'Est où elles se renouvellent sans cesse depuis très-longtemps, faites dans le Puy-de-Dôme par l'abbé de Pradts, faites dans le Bordelais, dans l'Anjou et dans les bassins de la Seine et de la Marne, ont prouvé qu'elle est d'un entretien difficile, qu'elle dégénère rapidement, si elle n'est pas bien soignée, et que, par le croisement, elle donne des métis de forte taille, il est vrai, mais plutôt à fortes cornes, à peau épaisse, à os volumineux, que bien conformés.

II. — *Race Brune, race de Schwitz.*

Elle n'a été introduite en grand que depuis une trentaine d'années environ. M. Bella, en l'élevant à Grignon, a beaucoup contribué à la faire connaître. Depuis 1838, 1840, elle est entretenue dans les environs de Lyon et dans le département de l'Isère concurremment avec la race de Fribourg. En 1838, M. Perrault de Jotemps avait déjà dans sa ferme de la Feuillasse (Ain) remplacé les vaches de Fribourg par celles de Schwitz. C'est dans le canton de Schwitz et dans celui de Zug que se trouve le type de cette race.

Elle est d'un pelage brun ou noir mal teint, avec une teinte jaunâtre sur l'épine dorsale, à la face interne des membres et autour du mufle. Des poils longs de même couleur garnissent l'intérieur de l'oreille.

De taille moyenne, un peu forte, elle a un corps long, une tête épaisse et courte, un mufle large, l'œil vif, les oreilles grandes; des cornes fortes, noires, une encolure musculeuse, le poitrail large, les côtes rondes, la poitrine ample, les épaules charnues, l'épine dorso-lombaire horizontale, les extrémités bien proportionnées, fortes, les articulations bien évidées (*fig.* 18).

Cette race occupe la Suisse centrale où, comme nous l'avons dit, elle a son centre de production et la Suisse orientale.

Dans les cantons d'Unterwald et de Lucerne, elle se croise ou a été croisée avec la race de l'Ouest et offre un poil noir avec des teintes blanches plutôt que jaunes. Dans les contrées montagneuses d'Ober-Unterwald, d'Ober-Hasli, elle est plus petite.

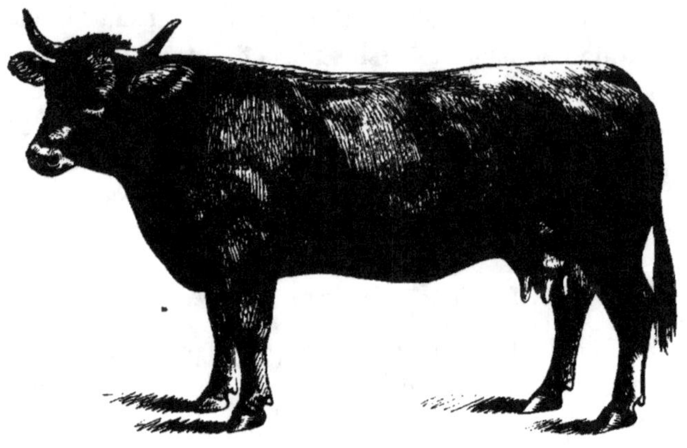

Fig. 18. — RACE SCHWITZ.

On estime les vaches de bonne taille moyenne, fines de conformation et d'un poil brun avec des teintes d'un jaune tendre, à la face interne des membres et des oreilles.

Aujourd'hui la race de Schwitz est plus ou moins répandue dans toutes les parties de la France. On entretient les vaches importées comme laitières et on emploie les taureaux pour croiser les races indigènes. C'est surtout au pelage de la race suisse qu'on reconnaît les métis. En Normandie elle a été mêlée à la race durham et à la race normande, d'abord par M. de Torcy. Aujourd'hui, on trouve des produits de ce croisement dans la Normandie, la Bretagne, l'Anjou ; ils ont un poil bringé foncé et sont susceptibles de prendre beaucoup de graisse ; mais ils manquent souvent de finesse dans les parties osseuses.

Ainsi que la race du canton de Berne à laquelle elle est supérieure comme laitière et comme travailleuse, la race de Schwitz a un train postérieur bien développé et pourrait con-

venir pour donner de l'ampleur à nos races des plaines de la
Saône, de la Marne, de la Haute-Saône, de l'Oise, de l'Aisne
où elle a été importée du reste. Elle fait produire des veaux
plus forts que ceux des races indigènes sans diminuer les
qualités laitières. Elle réussirait dans toutes les contrées où
l'on nourrit abondamment, mais nous avons vu dans le cha-
pitre précédent que beaucoup de races françaises doivent être
employées de préférence; dans tous les cas il faut s'en servir
avec intelligence pour importer ses qualités tout en évitant
les formes grosses, communes, qu'elle présente trop souvent.

§ 2. — Bêtes bovines de la Savoie, du Piémont et de l'Italie.

On trouve dans la Savoie et dans le Piémont des bêtes de
montagne, petites, à courtes jambes, brunes avec des taches
de feu sur le dos, aux oreilles et à la face interne des membres.

Ce bétail ressemble à celui de la Suisse orientale par sa sobriété et ses qualités laitières. Un grand nombre de vaches
sont amenées en France pour fournir du lait aux villes du
Sud-Est. Le taureau donne, avec les vaches de nos Alpes, du
bétail plutôt facile à entretenir que bien conformé.

Nous connaissons plus particulièrement comme *race pié-
montaise* celle qui nous fournit pour la boucherie des bœufs
de haute taille, à côtes plates, ou de taille moyenne et à côtes
plus rondes, mais tous à tête longue surmontée de cornes
fortes, noires au sommet, le plus souvent relevées; à yeux
noirs; à peau épaisse, dure; à robe jaune paille ou jaune
fauve avec plus ou moins de poils noirs à la tête et aux
membres.

Cette race, propre au travail, peu laitière, a de la ressemblance avec notre race maraîchaine. Elle n'offre d'intérêt
qu'en raison des bœufs gras qu'elle fournit aux villes du Midi.

BÊTES BOVINES DE L'ITALIE. — Les riches plaines de l'Italie
ont plus d'avantage à faire venir des vaches des montagnes
qu'à en élever. Aussi leur bétail ressemble-t-il aux races de
la Suisse, à la race brune surtout.

Celui de la *Romagne* cependant forme une race particulière.
Tous les voyageurs en ont remarqué la forte taille, les jambes

hautes, le pelage clair, les cornes fortes, longues, se relevant fortement comme dans le bétail de la rive orientale de l'Adriatique. Du reste, on la considère comme descendant de la race hongroise à laquelle elle ressemble par sa tête et par ses cornes d'une longueur démesurée (*fig.* 19, page 160).

§ 3. — Bétail autrichien.

Nous retrouvons dans l'empire d'Autriche les deux sortes de bêtes à cornes qui peuplent l'Italie. A l'ouest, les bêtes de montagne, trapues, et de couleur plus ou moins foncée, rouge ou noirâtre, et vers l'est et le sud, celles des plaines, plus élancées, et blanches ou d'un gris clair.

Les premières se trouvent dans le Voralberg, le duché de Salzbourg, le Tyrol et forment les races de Montafon, de Zillerthal, d'Oberinnthal, de Dux, de Pinzgau, de Rauris et de Mariahof; les secondes ont pour type le bétail hongrois auquel on rapporte quelques races intermédiaires par leur conformation comme par les contrées qu'elles occupent. La grande exposition de 1856 nous a permis de voir les plus intéressantes de ces races.

RACES DU VORALBERG. — A l'est de la Suisse, dans le Voralberg, nous trouvons peu modifiées les bêtes bovines de la Suisse orientale. Elles sont de petite taille, de couleur brune, à corps bien pris. On appelle race de *Montafon* le bétail élevé dans la vallée de ce nom et sur les montagnes des environs de Bregenz. La race d'*Allgau*, plus connue, est plutôt élevée dans les contrées basses. Elle est plus délicate et a le poil d'une nuance plus claire.

RACES DU TYROL. — Le bétail du Tyrol ressemble encore à celui de la Suisse orientale, mais il en diffère par des taches blanches quand il a la robe brune ou par une robe grise qui le rapproche de celui de l'Autriche. Les pays de montagnes sont aujourd'hui la pépinière du bétail dans la monarchie autrichienne (1). Les cultivateurs des Alpes entretiennent de

---

(1) *Notes sur l'élevage du bétail dans l'empire d'Autriche,* publiées par ordre du ministère autrichien. Cet ouvrage renferme des détails précieux clairement exposés sur l'économie rurale des provinces autrichiennes.

nombreux troupeaux et comptent pour les nourrir non-seulement sur les pâturages, mais encore sur les forêts qui fournissent des pacages dans la belle saison et des feuilles pour l'hivernage.

On donne au bétail du Tyrol les noms de race de *Zillerthal* (vallée de la Ziller), race d'*Oberinnthal* (haute vallée de l'Inn), selon les vallées dans lesquelles on le trouve. La race d'Oberinnthal, plus à l'ouest, se rapproche davantage, par son poil et par ses qualités laitières, des races de la Suisse orientale.

RACE DE DUX. — Un peu plus au sud que la vallée de la Ziller, toujours dans le Tyrol, se trouve une race très-petite de taille, à jambes courtes, à corps très-épais, à encolure forte pourvue d'un large fanon, à poil noir avec ou sans quelques taches blanches sur la croupe. On l'appelle *race de Dux* du nom de la vallée dans laquelle se trouve le type. Les animaux de cette race peuvent prendre beaucoup de graisse, à en juger par ceux qui ont été exposés en 1856; les vaches sont bonnes laitières.

RACES DE SALZBOURG. — La vallée supérieure de l'Ems et la vallée de la Salza, dans le duché de Salzbourg, produisent des bêtes bovines à corps épais, à encolure forte, à fanon ample, à queue relevée à la base, à poil unicolore brun ou avec quelques plaques blanches. Elles ressemblent encore aux races suisses. On distingue la *race de Pinzgau* du nom de la localité où on l'élève, et la *race de Pongau, de Rauris* moins forte, et plus fine de conformation, meilleure laitière et s'engraissant plus facilement.

RACE DE MARIAHOF. — Traversée de l'ouest à l'est par la vallée de la Mur, la Styrie élève deux races de bêtes à cornes de taille moyenne ou forte et appartenant aux deux sortes.

Dans la partie supérieure de la vallée, à partir de Judenburg, et en se dirigeant vers Villach, on trouve la race de *Mariahof* qui est aussi élevée dans la Carinthie. Elle se rapproche des races suisses.

RACE DE MURZTHAL. — Vers l'est, la vallée de la Mur possède des bêtes bovines à corps un peu élancé, à poil jaune ou gris blanc formant ce que l'on appelle la race de *Murzthal*. Cette race, qui est élevée dans la vallée de la Mur, en aval de Judenburg jusqu'à Bruk, et dans les vallées secondaires, particulièrement dans celles de la Murz, occupe un grand espace et se propage du côté de l'archiduché d'Autriche. Elle se rapproche des races des bords du Danube par son pelage pâle, et des races des montagnes par quelques teintes brunâtres, par ses yeux cerclés, par ses cornes d'une longueur ordinaire, et par ses qualités laitières. Elle forme la transition entre les unes et les autres.

On considère comme caractère de race, dans le veau, la couleur blanche de la langue, les cornes minces et blanches avec le bout noir, le poil blaireau, le mufle blanchâtre, les yeux cerclés et la queue plantée haut.

Cette race est importante par l'étendue de pays qu'elle occupe et par ses qualités. Elle est trapue, à jambes courtes ; le bœuf est fort, travaille bien, s'engraisse facilement et donne beaucoup de suif. Les vaches fournissent jusqu'à 3,500 litres de lait par an.

RACE DE L'ARCHIDUCHÉ D'AUTRICHE. — La race actuelle de *Wiener-Wald* (forêt de Vienne) provient d'un croisement de la race du pays avec celle de Murzthal. Elle est grise ou presque blanche, de taille moyenne et à corps un peu élancé. Le Vienerwald fournit, à Vienne, des vaches laitières et des bœufs pour le service des brasseries. Plus lourds que les bœufs hongrois, ceux du Vienerwald traînent de lourds fardeaux, mais leur pas est lent. Cette race s'engraisse bien après avoir ou travaillé, ou donné du lait.

RACE HONGROISE. — Le bétail qui constitue la race hongroise a son centre de production dans la vaste plaine comprise entre le Danube et la Theiss. Essentiellement destiné au travail, il est intéressant surtout par ses bœufs que distinguent des caractères très-tranchés.

De taille moyenne, le bœuf hongrois a des os saillants, des membres longs, secs, pourvus de muscles fermes, une encolure mince portant une tête légère et fine. Le pelage est de couleur claire et le mufle, comme les yeux, noirs. Les cornes

sont d'une longueur excessive et s'écartent en s'élevant (*fig.* 19).
Dans quelques bœufs exposés en 1856, au Palais de l'Industrie,
chaque corne avait près de 1ᵐ. L'écartement des cornes aux
extrémités est quelquefois de 1ᵐ 50 à 1ᵐ 90.

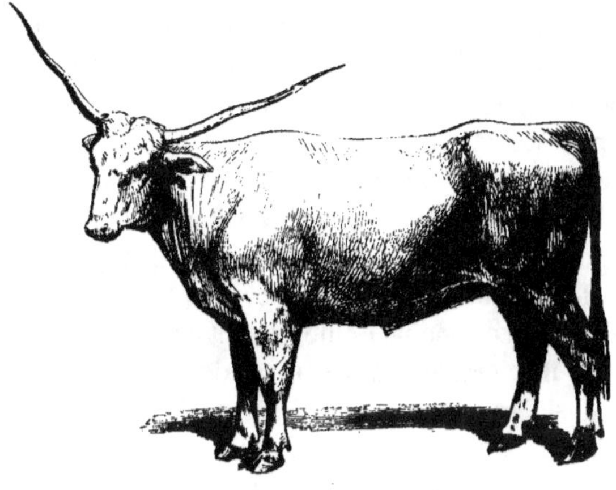

Fig. 19. — BOEUF HONGROIS.

Dans la race propre aux plaines de la Hongrie, on distingue
deux variétés principales, l'une à poil d'un blanc pur, l'autre
à poil gris ou gris cendré. « Quant à la structure corporelle,
il n'y a guère de différence essentielle entre les bestiaux des
deux familles ; il est à remarquer cependant qu'en Hongrie la
plupart des éleveurs ont une prédilection pour le bétail
blanc (1). »

Le bœuf hongrois se distingue par son allure rapide ; son
pas soutient la comparaison avec celui des bons chevaux de
labour. Il est en effet élevé pour le travail. « Les grands propriétaires attèlent les bœufs à cinq ans et les font travailler
pendant cinq ans. » Ces animaux sont engraissés ensuite pendant trois ou quatre mois. Ils s'engraissent facilement, fournissent beaucoup de suif et une viande de bon goût et très
nutritive. Fort épaisse, la peau pèse de 35 à 40 kilogrammes,
et le cuir qui en provient est très-estimé. Les vaches so

(1) *Notes sur l'élevage du bétail dans l'empire d'Autriche.*

mauvaises laitières ; on évalue qu'elles ne rendent que 775 litres de lait par an. La race est principalement élevée pour le travail et la boucherie : la Hongrie contribue beaucoup à alimenter la ville de Vienne.

Cette race occupe une grande surface de pays. On la trouve « dans l'Ukraine, la Moldavie, la Bukowine, la Volhynie, la Podolie et la Valachie, en un mot, dans toutes les plaines du sud-est de l'Europe, ainsi que dans le pays plat des parties limitrophes de l'Asie. »

Quoique à l'état de pureté, elle n'offre pas toujours les mêmes caractères. On distingue le bétail des plaines et celui des montagnes. Le premier, nous venons de le décrire, forme le type de la race ; le second, à corps plus trapu, à cornes moins longues, est moins homogène, et de couleur variée, surtout là où il se croise avec les races des contrées voisines.

On considère, en Autriche, la race hongroise comme la race souche, la race mère de toutes les autres, particulièrement de la race de la Romagne, remarquable aussi, comme nous l'avons vu, par ses très-longues cornes.

La race hongroise se transforme tous les jours. On cherche, quand l'état du pays le permet, à rendre le bœuf moins svelte et la vache meilleure laitière par le croisement avec les races suisses. Il y avait, au Concours universel de 1856, une vache suisse-hongroise qui était grande, forte, bien corsée, et paraissait, quoique sans finesse, avoir une grande aptitude à prendre la graisse ; elle était assez bonne pour la lactation.

Sous l'influence du climat des rives du Danube, on pourrait produire de meilleures laitières et d'excellents bœufs de boucherie ; mais le bétail n'éprouvera de grandes améliorations que lorsque des chemins plus nombreux et mieux entretenus faciliteront les travaux agricoles et la vente des produits ; quand la consommation locale de la viande favorisera la production. Il faut ces conditions pour que les grands propriétaires donnent relativement plus d'extension à la culture des plantes propres à nourrir les grands ruminants qu'à celle des céréales ; qu'ils remplacent leurs excellents chevaux légers par des chevaux plus convenables pour les travaux de l'agriculture, et qu'ils réservent les bêtes bovines pour donner des produits. Aujourd'hui, ils cherchent plutôt à étendre l'élevage des bêtes ovines dont le rendement, la tonte, est d'une exportation si facile, qu'à améliorer leur bétail au point de vue de l'engraissement et de la laiterie.

§ 4. — **Races de l'Allemagne septentrionale.**

Sur nos marchés, on peut confondre, au point de vue des formes et des qualités, le bétail qui arrive par notre frontière du Nord-Est avec celui de la Suisse occidentale et de nos montagnes de l'Est. Il est à formes amples, à croupe relevée, à tête-forte, à cornes plus ou moins horizontales et à poil pie, souvent caille. Nous signalerons en outre, comme ayant plus particulièrement attiré l'attention, deux races de la Bavière et une race de la Saxe.

RACE DU MONT-TONNERRE. — Ainsi appelée d'une montagne de ce nom située dans la Bavière Rhénane ; produite sur les terrains de composition très-variée de la rive gauche du Rhin, elle est forte, à croupe relevée, à cuisses épaisses, mais à poitrine sanglée. Les bœufs en sont importés en France pour la boucherie. Mal conformée, elle ne se recommande que par sa forte corpulence.

RACE DU GLANE OU DE BIRKENFELD. — Elle est surtout produite dans la vallée du Glane, petite rivière de la Bavière qui se jette dans la Nahe. Elle est d'un poil jaune paille ou café au lait, grande, d'une conformation régulière, quoique avec une croupe un peu relevée et un train antérieur un peu fort. Elle présente, mais à un faible degré, les défauts des races suisses et de la comtoise tourache.

Forte et robuste, elle travaille bien, s'engraisse facilement, fournit de la bonne viande et donne passablement de lait, mais elle ne peut prospérer que dans un bon pays et en recevant des soins bien entendus.

Fortement recommandée depuis longtemps par M. Villeroy, cette belle race a été introduite en France pour croiser celle de nos départements de la Marne, de la Meuse, de la Meurthe. Elle peut donner de bons produits; mais il faut, comme dans l'emploi de la race schwitz et de la race tourache, qu'elle ne vaut pas pour la laiterie, bien choisir les reproducteurs et chercher à limiter le développement de la partie antérieure du corps, élargir la croupe et faire rentrer entre les ischions la base de la queue.

RACE DU VOIGTLAND. — Au sud-ouest de la Saxe, sur les confins de la Moravie, se trouve une race remarquable par la régularité de sa conformation. Elle est de taille moyenne ou petite, à corps long, cylindrique, à dos large, bien soutenu, à poitrine ample, à encolure un peu forte pourvue de fanons, à tête longue pointue, à cornes fines, à bassin ample, à queue attachée haut et à poil d'un rouge brun.

Excellente pour le travail et l'engraissement, elle donne beaucoup de lait et un beurre de première qualité. Schwertz a particulièrement signalé sa grande sobriété.

Si nous croyions à la possibilité d'avoir une race de boucherie précoce et d'un engraissement prompt sans une nourriture très-bonne et donnée en grande quantité, nous conseillerions le taureau Voigtland pour la produire ; nous ne connaissons pas de race qui réunisse des formes aussi belles aux caractères du bétail des contrées pauvres. On fait travailler les animaux de cette race au moyen d'une courroie, très-fortement rembourrée, qui embrasse le front au-dessous des cornes et dont les extrémités portent les traits.

§ 5. — Race hollandaise.

Cette race est produite sur les rivages de la mer du Nord et de la Baltique, dans la Belgique, la Hollande, la Frise, l'Oldenbourg, le Hanovre, la Poméranie ; elle doit son nom aux herbages si connus et si renommés de la Hollande où elle se présente plus homogène que dans les autres contrées.

CARACTÈRES. — Nous donnons ceux des vaches plus nombreuses et plus connues que les taureaux et les bœufs. Forte taille, corps épais à lombes larges, à bassin ample avec des hanches souvent saillantes ; queue bien attachée ; encolure mince, droite sans fanon ; tête petite, légère, large dans la région du front et des yeux, mince sur le chanfrein ; cornes

11.

petites, souvent noires, courbées en se dirigeant en dehors et en avant ; robe très-généralement pie, composée de plaques blanches et de plaques noires diversement disposées.

Pour l'ensemble de la conformation, les vaches hollandaises varient ; les unes sont fort décousues, à hanches très-saillantes, à flanc vaste, à dos ensellé, à cuisses minces, à encolure très-déliée ; les autres sont trapues, à corps bien ramassé, à lombes larges et à dos bien soutenu, à cuisses charnues avec une encolure bien attachée. Généralement les premières sont de plus forte taille. Les unes et les autres comptent de très-bonnes laitières.

QUALITÉS ET DÉFAUTS. — De toutes les races connues, la race hollandaise est la meilleure pour le lait. Il n'est pas rare de voir des vaches qui en donnent par jour 35 et 40 litres, quelques-unes en ont donné 45 ; mais ce liquide n'est pas de première qualité.

La race n'est pas soumise au travail ; d'un entretien difficile, elle consomme beaucoup, exige de bons herbages et un climat doux et humide.

On a de tout temps importé la race hollandaise en France. On considère la race augeronne comme en provenant ; on a même supposé que la grande race maraichaine provient d'une importation faite, il y a plusieurs siècles, par des Néerlandais venus pour dessécher les marais du Poitou. De nos jours on importe continuellement, et des vaches pour donner du lait, et des taureaux pour croiser les vaches indigènes. Partout où le sol est frais et les vaches de forte taille, ces reproducteurs donnent de bons produits. Ils sont continuellement utilisés en Flandre et ont beaucoup contribué à former la race bordelaise.

Quant à sa multiplication en France, elle est possible, facile même, dans beaucoup de localités. La race se reproduit avec toutes ses qualités dans le Nord et dans l'Ouest ; elle est élevée aussi chez plusieurs cultivateurs des départements de la Seine, de Seine-et-Oise et de Seine-et-Marne ; ce serait même la race la plus capable de compenser les dépenses considérables qu'entraine l'élevage des bestiaux dans ces riches pays.

Cependant malgré la beauté des vaches et des taureaux élevés dans ces départements, la production n'y prendra jamais
un grand développement : l'industrie de l'élevage ne peut être
avantageusement pratiquée que dans des contrées moins favorisées par les conditions commerciales.

§ 6. — Races danoises.

Les bêtes bovines de la presqu'île danoise varient de taille
selon la fertilité du sol qui les produit, mais elles sont remarquables par leurs qualités laitières et leurs formes anguleuses. On y distingue trois races.

Race du Jutland occidental. — Au nord de la presqu'île
et surtout vers l'ouest, les vaches sont à tête longue, à chanfrein droit, à hanches saillantes et d'un pelage pie, généralement noir et blanc. Élevées sur des sols quelquefois arides,
elles prennent peu de développement et ne sont pas sans rapports avec nos bonnes bretonnes.

Race du Sleswig, race d'Angeln. — Vers le sud du Jutland et surtout à l'est et dans le Sleswig, les vaches sont plus
uniformes et surtout meilleures pour le lait. Jaunes ou brunes ou pies, elles ressemblent par leur encolure fine, mal
attachée, leur tête légère, aux races de la Hollande, mais
elles ont moins de développement. De toutes les vaches ad-
mises à la grande exposition de 1856, les vaches d'Angeln
étaient celles chez lesquelles les signes d'une grande activité
des mamelles étaient le plus développés. Il semble, comme
l'a dit M. le comte de Tourdonnet dans une savante appréciation de ce concours, qu'elles livrent en lait jusqu'à la dernière parcelle de leur chair.

Race du Holstein. — Dans la partie la plus méridionale
de la presqu'île, les bêtes bovines prennent plus de taille que
dans le nord. Elles constituent la race des Polders, élevée
dans le Holstein, du côté de la mer du Nord. Cette race est à
poil pie souvent rouge et blanc, d'assez forte taille et à corps
long. Quelques animaux ont une belle conformation : un cou
mince, une tête légère et un tronc fort, épais, ce qui les rend

exigeants en nourriture, mais propres à fournir beaucoup de viande.

§ 7. — Races anglaises.

Nous comprenons d'ordinaire sous cette dénomination toutes les races qui se trouvent dans les Iles-Britanniques, qu'elles proviennent de l'Angleterre ou qu'elles soient nées en Écosse et en Irlande.

Elles sont généralement beaucoup plus remarquables comme bêtes de rente que comme bêtes de service. Elles ont été surtout conseillées et employées pour rendre les bêtes françaises plus propres à la boucherie, et dans quelques circonstances pour augmenter les qualités laitières.

Au point de vue de l'engraissement, elles sont en effet supérieures au plus grand nombre des races françaises. Nous traiterons des principales quand nous connaîtrons les conditions générales sous lesquelles elles ont pris naissance. Cette étude pourra contribuer à nous faire connaître dans quelles circonstances nous pouvons espérer de les utiliser avec avantage.

1. — Des causes qui ont produit les races bovines perfectionnées de l'Angleterre.

On attribue généralement en France la perfection du bétail anglais aux progrès de la science qui a pour but la production des animaux. Pour beaucoup de personnes, les qualités des bœufs Durham, Devon, Hereford, sont le résultat d'une application de cette science.

Malheureusement il n'en est pas ainsi. Les éleveurs anglais les plus célèbres soutiennent, sans que rien puisse expliquer leur différence d'opinion, les théories les plus opposées ; les uns se déclarent partisans *quand même* de la reproduction par consanguinité, en dedans, *in and in ;* d'autres soutiennent que le meilleur moyen d'amélioration c'est d'employer des individus de la même race, mais de familles différentes ; les autres recommandent positivement le mélange des races.

Sur toutes les questions, nous trouvons les mêmes divergences d'opinion : l'un fonde les plus séduisantes théories pour démontrer la nécessité de rechercher des mâles qui, par la taille, soient inférieurs aux femelles; un autre déclare qu'il s'est toujours bien trouvé d'employer de grands taureaux pour faire produire à des vaches de petite taille de bons animaux. Et avec ces systèmes les plus opposés, ils réussissent également et toujours.

Cette diversité d'opinion, qui se fait remarquer sur les opérations fondamentales de l'amélioration des races et même de la production des animaux, est loin de supposer un état bien avancé de la science qui prescrit les règles de la production animale.

Par quelles causes les races perfectionnées de l'Angleterre ont-elles donc été produites?

Par un sol en général fécond, souvent herbeux; par une atmosphère douce, plutôt humide que sèche; par un climat tempéré, jamais très-chaud, jamais très-froid et presque toujours favorable à l'accroissement rapide des animaux, à la prédominance du tempérament lymphatique, et au développement de l'aptitude à prendre de la graisse; par une agriculture fourragère presque partout facile, en beaucoup d'endroits perfectionnée, et donnant en abondance des légumineuses, des racines, des graines les plus propres à bien nourrir les bestiaux; par la belle constitution des fermes, par des pâturages peu éloignés des étables; enfin, par la persévérance des éleveurs et par leur bon sens qui ne demande pas au croisement des races ce qui ne peut être produit que par le repos et par une nourriture de bonne qualité, distribuée avec profusion.

Les circonstances favorables de sol et de climat, en agissant sur les animaux directement par l'atmosphère et indirectement par les plantes fourragères, ont non-seulement favorisé l'action de l'éleveur, mais encore elles l'ont devancée. Les types perfectionnés sont venus spontanément en Angleterre. L'industrie de l'homme n'a eu qu'à étendre l'œuvre de la nature, et l'on comprend que son rôle a été facile quand on compare les *races communes*, les *anciennes races*, à ce que nous appelons *races nouvelles, races perfectionnées.*

Les Anglais ont été favorisés pour utiliser les forces naturelles de leur pays par la constitution de la propriété. En Angleterre, les éleveurs peuvent faire les plus fortes dépenses pour acheter de bons reproducteurs, pour les louer, pour payer une saillie et élever les produits qui donnent de belles espérances. Lorsqu'ils possèdent ou qu'ils connaissent une famille d'animaux remarquable par ses qualités, et dont les caractères se transmettent avec constance par la génération, aucun sacrifice ne leur coûte pour la conserver ou se l'approprier.

En second lieu, les cultivateurs riches sont assez nombreux et assez rapprochés pour que le perfectionnement d'une race ne soit pas interrompu par la mort ou la déconfiture de celui qui l'a commencé et qui le poursuit. Ainsi, un fermier qui a eu des succès dans la production des animaux a-t-il fait de mauvaises affaires, ses confrères achètent ses plus beaux produits et continuent son système comme des héritiers directs. Quelle différence à cet égard entre la France et l'Angleterre ! Que deviennent chez nous, quand une circonstance oblige à les vendre à l'enchère, les précieux animaux qu'ont produits ou réunis à grands frais quelques riches amateurs ? Combien de bons résultats, dans l'espèce chevaline surtout, ont été perdus, parce que l'éleveur qui les avait obtenus a été forcé de cesser ses opérations, et qu'il ne s'est pas rencontré dans le voisinage un homme en état de les continuer !

Il faut en outre ne pas oublier que les cultivateurs anglais ont été excités à entreprendre leurs essais d'amélioration par de puissants encouragements, par des encouragements comme n'en ont jamais eu les cultivateurs français. Nous nous bornerons à dire qu'assurés d'avoir constamment des débouchés avantageux, secondés en outre par l'abondance des capitaux, par la richesse d'une industrie qui créait des produits pour toutes les parties du monde, et par de bonnes institutions de crédit, ils ont pu entreprendre les opérations les plus irrationnelles, faire les plus folles dépenses sans s'exposer à subir de grandes pertes. Est-il étonnant qu'avec ces conditions la production animale ait pris un développement excessif, qu'il se soit produit quelques types parfaits, quelques bonnes familles de bestiaux ?

Encore une preuve que les beaux types de bœufs des Iles-Britanniques sont dus à des causes autres que la science, c'est la difficulté que les Anglais ont éprouvée quand ils ont voulu venir cultiver en France. Ils sont assez nombreux, ceux qui, nous croyant incapables d'utiliser les ressources de notre sol, ont essayé d'importer dans nos départements leurs méthodes rurales et leurs bestiaux. Tous ont échoué.

La facilité d'importation est un critérium qui permet de distinguer, dans l'agriculture comme dans l'industrie, les résultats qui tiennent à des causes naturelles, de ceux qui sont le produit de la puissance intellectuelle de l'homme. Quelles sont les industries qui sont plus prospères en Angleterre qu'en France ? Ce sont celles dont la prospérité tient à la nature de la houille, au voisinage de ce combustible et des minerais, aux nombreux ports de mer de l'Angleterre, à ses rivières si facilement canalisables, à ses petits fleuves dont les courants sont à peine sensibles. Quelles sont celles dans lesquelles tous les peuples peuvent également exceller ? Ce sont celles dont la prospérité est principalement subordonnée au travail de l'homme, à la science enfin, qui ne connaît pas de peuple, ni de nation, et donne partout, quand elle est bien appliquée, les mêmes résultats.

Il ne faudrait pas cependant déduire de la dissertation précédente l'impossibité d'importer les races anglaises. De trop brillants exemples donnés par les ventes publiques et par les expositions prouveraient le contraire ; mais nous ne devons espérer d'obtenir les résultats que l'on obtient en Angleterre qu'en donnant de très-grands soins à nos opérations.

II. — *Race Durham.*

Origine. Ainsi que l'indique son nom, la race durham a pris naissance dans le comté de Durham. Les Anglais l'appellent race courtes-cornes *perfectionnée* pour la distinguer de l'ancienne race du pays, caractérisée par des cornes plus courtes que celles de quelques autres races anglaises. En France, elle est généralement connue sous le nom de *race courtes-cornes, race de Durham.*

Les détails que nous connaissons sur l'origine de cette race, confirment ce que nous avons dit sur les causes qui ont produit les bestiaux anglais perfectionnés. Le comté de Durham, par son climat doux, son sol bien arrosé, et ses gras pâturages, est favorable au développement des bêtes de rente ; et des propriétaires riches font, depuis des siècles, de grands sacrifices pour l'amélioration de leur bétail.

Le nord de l'Angleterre possède depuis longtemps une race remarquable par son poids, par les qualités de sa viande, et par l'abondance du lait. Déjà du temps de Bakevell, les bêtes bovines des comtés de Durham, d'York, de Northumberland, rivalisaient avec celles que formait cet éleveur célèbre dans le comté de Leicester.

Parmi les hommes qui ont contribué le plus à perfectionner l'ancienne race courtes-cornes, on cite les deux frères, Charles et Robert Colling, le premier surtout. Toutefois, ils ne furent pas les seuls, et, dans tous les cas, ils trouvèrent, nous apprend David Low, des matériaux merveilleusement préparés par leurs devanciers et leurs contemporains qui avaient importé des bêtes de la Hollande et du Holstein dès le milieu du siècle dernier.

On conserve avec soin en Angleterre le nom et même le portrait de quelques animaux — les vaches Phœnix, Lady, Princess; les taureaux Bolingbroke, Hubback, Favorite, Comet, etc. — remarquables par les qualités qu'ils ont transmises à leurs produits : les descendants de ces types célèbres sont très-religieusement enregistrés dans le herd-book avec les noms et la généalogie de leurs ascendants. Le taureau Hubback est un des plus connus. Quelques auteurs le considèrent même comme la souche principale de la nouvelle race.

Quoi qu'il en soit, d'après l'opinion la plus générale, ce taureau était né d'une vache qu'un habitant pauvre du pays faisait pâturer sur le bord des chemins. Ces deux animaux,

la vache surtout, étaient remarquables par leur conformation. Le veau fut d'abord acheté par Waistel et Robert Colling
qui le revendirent à Charles Colling pour environ 210 fr., le
prix qu'il leur avait coûté. « Il paraît que C. Colling avait fait
aussi l'acquisition de la vache qui, se trouvant dans de meilleurs pâturages, devint si grasse, qu'il ne fut pas possible de
la faire reproduire. Le veau lui ressemblait : d'une nature
admirable, il fut constamment trop gras (David Low). Il était
médiocre pour la monte et ne fit pas longtemps le service.

Remarquable par son corps trapu, la finesse de ses membres, la douceur de son caractère, *Hubback* était au-dessous
de la taille moyenne du bétail du pays; mais Charles Colling
attachait peu d'importance à la taille de ses bestiaux ; il re-
cherchait l'aptitude à l'engraissement et cette conformation
qui indique l'exercice libre des principales fonctions de la
vie et le rendement d'une grande quantité de viande nette.

Toutes les fois qu'il avait des animaux pourvus de ces
qualités, il les faisait reproduire par eux-mêmes, sans s'inquiéter des conséquences de la consanguinité. Par ce moyen,
il communiqua à l'ancienne race courtes-cornes cette légèreté
du squelette et cette ampleur de poitrine qui distinguent la
race courtes-cornes perfectionnée. Et en même temps il ob-
tint l'hérédité des caractères, la fixité, la *constance* dans la
transmission des qualités des pères aux enfants.

Aussi bon administrateur qu'habile éleveur, C. Colling con-
serva d'abord pour lui les meilleurs types, et spécula plus
tard sur la location des taureaux; il acquit ainsi une grande
fortune, tout en faisant connaître et en propageant ses animaux. Quand il abandonna la production, son œuvre ne resta
pas en souffrance. Le 11 octobre 1810, son bétail — 17 vaches, 11 taureaux, 7 génisses, 7 veaux, 5 velles — fut vendu
près de 178,000 fr. : une vache, 10,500 fr., une autre,
10,800, une troisième, âgée de 14 ans, 5,500 fr., un taureau
9,600 fr., un autre — le fameux *Comet* — 26,250 fr., un taureau au-dessous d'un an 4,500 fr., une génisse du même âge
2,800 fr.

D'après la traduction faite par Royer du livre de David

Low, les animaux composant les étables de Robert Colling, frère aîné de Charles, 54 vaches, 17 génisses, 6 taureaux et 4 veaux mâles, furent vendus 196,455 fr. le 29 décembre 1818.

Caractères. La race améliorée de Durham présente ordinairement une robe rouge ou blanche, ou pie, rouge et blanche. La peau en est fine et le poil très-brillant sur quelques individus. Le corps, très-bien fait, se distingue par les caractères suivants : tronc approchant beaucoup de la forme cylindrique; ligne dorsale, de la nuque à la base de la queue, horizontale, parfaitement soutenue; garrot épais; reins larges; côtes longues et rondes, ce qui explique la grande capacité de la poitrine et l'épaisseur de cette région en arrière des épaules et des coudes; poitrail large, saillant et descendant jusqu'au genou; membres antérieurs écartés; muscles de l'épaule, de la fesse et de la cuisse épais et se prolongeant jusqu'au genou et au jarret.

Par opposition au grand développement de ces régions où se trouve la meilleure viande, les parties inutiles, les régions sans valeur, sont excessivement petites : le bas des membres

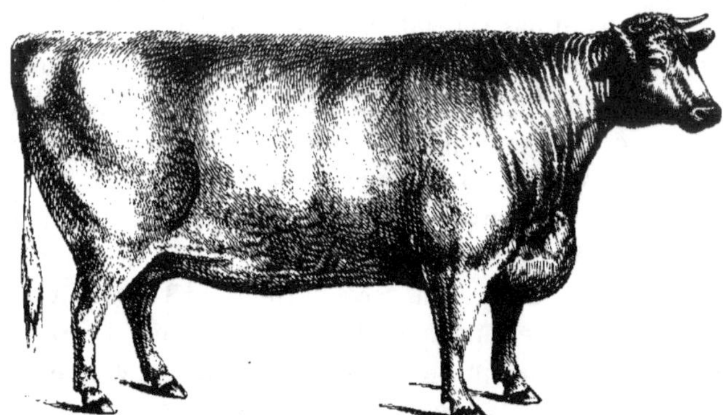

Fig. 20. — VACHE DURHAM.

— les canons — est grêle et court, l'encolure, dans les femelles et les bœufs, courte et très-fine, la tête mince, petite et pointue (*fig. 20*).

Les os sont peu volumineux; le squelette est léger, et cependant très-ample; les viscères sont logés dans des cavités spacieuses, où ils peuvent fonctionner avec aisance.

Dans cette race, les yeux sont saillants, les oreilles assez amples, mais minces. Les naseaux sont bien ouverts et la bouche est grande, relativement surtout à la petitesse du bas de la tête. Ces caractères sont encore un indice du développement et de l'activité des appareils respiratoire et digestif dont ils font partie. Aspect généralement féminin, douceur de caractère et éducation facile.

Qualités, défauts. Très-bien conformée pour s'assimiler la nourriture, la race durham est très-précoce, parvient à un haut degré d'engraissement, donne une grande quantité de viande nette et proportionnellement beaucoup de première qualité; mais cette viande est creuse et peu sapide et les animaux ont plus de graisse extérieure que de bon suif. Peu prolifiques, les vaches peuvent cependant se reproduire jeunes. Elles sont très-inégales au point de vue de la lactation, mais tout prouve que la race possède les conditions fondamentales de l'activité de cette fonction, qu'il serait possible de la rendre très-bonne. Des vaches qui donnent de 18 à 22 litres de lait par jour ne sont pas rares dans la race durham.

Molle, à jarrets faibles, elle travaille mal et ne peut pas même aller chercher sa nourriture dans les pâturages éloignés de la vacherie ou escarpés et peu fertiles; enfin elle est très-exigeante et n'acquiert toute sa perfection que lorsque les veaux sont nourris avec du bon lait et qu'ils reçoivent des tourteaux et des farineux.

Production, élevage. La race durham se reproduit avec toutes ses qualités dans la Normandie et l'Anjou. Les vacheries de l'État et quelques établissements particuliers en fournissent de très-beaux types. La considérant comme destinée à améliorer les races communes, l'administration fait les sacrifices nécessaires pour communiquer aux élèves les qualités qui rendent la race précieuse.

Dans le choix pour la reproduction, on doit s'attacher aux individus à squelette ample, et chez lesquels le tissu musculaire est plus développé que le tissu adipeux. Il faut exclure les jeunes sujets dont les maniements sont trop apparents, surtout si les cuisses sont minces et les avant-bras étroits. On donnera la préférence à ceux à corps épais, tandis que l'on n'emploiera qu'avec circonspection ceux dont la disposition à grandir se manifeste par la longueur des membres.

Utilité. Cette race ne réussit que dans des conditions hygiéniques à peu près semblables à celles sous lesquelles elle s'est formée. Il n'y aurait aucun avantage à l'introduire là, où, pour la conserver avec ses qualités, il faudrait lutter contre les influences du climat en l'entourant de soins dispendieux.

Dans le Midi, la chaleur, la sécheresse de l'air, l'aridité des herbages, permettraient difficilement de la garder en bon état; dans le centre, sur les montagnes de l'Est, les variations de température sont trop fréquentes et trop brusques, la sécheresse, dans certains moments, trop forte, et les hivers trop rigoureux. Il serait à craindre que les bêtes y périssent d'affections chroniques du poumon, du foie, du système lymphatique. C'est ce qui est déjà arrivé chez des animaux qu'on a voulu garder un peu vieux dans quelques pays où le climat est rude.

Nos plaines tempérées de l'Ouest, nos vallées du Nord sont les seuls pays où nous pourrions espérer de conserver, sans frais extraordinaires, la race courtes-cornes perfectionnée de Durham. Et dans ces circonstances, nous devons chercher à accroître ses qualités laitières en choisissant bien les reproducteurs, et en élevant convenablement les velles.

Pour le plus grand nombre de nos cultivateurs cette race est trop exigeante, craint trop les intempéries, et n'offre pas assez de résistance à la fatigue.

Ses défauts sont une conséquence de ses qualités et nous n'avons aucun intérêt à les faire disparaître, à élever les veaux de manière à les habituer à la sobriété, en les faisant pacager sur les montagnes pour les rendre rustiques, ni à les châtrer tard et à les faire travailler pour rendre leur chair plus ferme et leur donner un suif plus compacte.

Du reste, c'est surtout comme pouvant être employée au

croisement, que la race Durham nous intéresse ; elle produit en une ou deux générations une ampleur de poitrine, une horizontalité de l'épine dorsale, une épaisseur des cuisses, une finesse, de la tête qui n'existent que par exception dans nos meilleures races et qu'on généralise difficilement. Les métis qui en proviennent se reconnaissent à leur tête souvent très-fine, à leurs cuisses descendues et surtout à des masses de graisse qui se déposent à la surface du corps, notamment sur les côtés du sacrum.

Elle peut encore produire dans nos races le tempérament mou, la propension au repos, d'où résulte le bon emploi de la nourriture consommée et la précocité ; mais ces modifications qui supposent une amélioration dans le régime ne sont avantageuses que dans les provinces où le climat est doux, les fourrages abondants et où l'on fait les travaux agricoles avec les solipèdes. Il faut dans tous les cas ne les produire qu'avec précaution.

Quoique médiocre au point de vue de la lactation, la race durham augmente les qualités laitières de quelques-unes de nos races, de la mancelle, de la vendéenne, de la charolaise, mais elle diminue celles des races bretonne, normande et flamande.

Dans quelques provinces, on lui reproche de changer la couleur du bétail, d'en détruire ainsi le principal caractère distinctif. Elle produit des bêtes souvent unicolores mais jaunâtres avec la race charolaise ; pies avec la flamande, etc. Quoique peu importante en elle-même, cette circonstance doit être prise en grande considération par les éleveurs qui vendent leur bétail jeune, soit pour le travail, soit pour donner du lait.

En étudiant nos diverses races, notamment la mancelle, la vendéenne, la normande, la charolaise, nous avons indiqué à quoi le taureau Durham peut contribuer à l'amélioration de notre bétail et quant aux formes, et quant aux qualités.

III. — *Races de Devon et d'Essex.*

Ces deux races se trouvent, la première au sud-ouest de l'Angleterre, dans la presqu'île qui s'avance entre le canal de

176

Bristol et la Manche, et l'autre dans les comtés du sud-est, et notamment dans celui d'Essex dont elle prend le nom.

Pendant longtemps la race devon avait ses plus beaux individus dans le nord du comté ; mais, fort goûtée des éleveurs, elle s'est propagée avec ses qualités dans toute la partie méridionale de l'Angleterre. En 1840, c'est le seul bétail que nous ayons vu dans les parcs et dans les bouveries de Holkamm, comté de Norfolk ; c'est le seul qu'on y élevait et qu'on y engraissait.

Déjà les anciens auteurs comparaient le bétail de l'Est, d'Essex, à celui de l'Ouest, du rivage du canal de Bristol. Cependant la race de l'Est était de plus forte taille, ce qui s'explique par la nature du terrain, et d'une conformation moins fine, à cornes plus longues. Aujourd'hui, soit par l'effet des croisements, soit par les soins apportés à l'amélioration des terres et à l'élevage, les deux races, du moins dans les animaux présentés à nos concours, ont entre elles la plus grande ressemblance.

Caractères. La race de Devon, comme celle d'Essex, présente les caractères suivants : corps long, bien conformé, cylindrique, taille moyenne, ventre peu développé, ligne dorso-lombaire soutenue, épaules longues et obliques, tête petite, à chanfrein droit, cornes pointues, dirigées le plus souvent en avant et en haut, membres grêles un peu longs, mais pourvus de muscles gros et forts, tendons et jarrets larges, genoux trop rapprochés quoique les bras soient écartés, peau d'une teinte jaune, poil fin, souvent frisé, brillant, d'un rouge foncé et très-généralement unicolore ou d'une nuance plus claire parsemée de plaques plus brunes, comme pommelé, intérieur des oreilles, pourtour des yeux et du nez d'un jaune oranger (*fig.* 21). On observe quelquefois une tache de couleur plus claire, ou même blanche, au bout de la queue ; mais on préfère les individus dont la couleur est uniforme, surtout sur le tronc. Comme tous les éleveurs qui possèdent une race fixe et estimée, ceux du comté de Devon tiennent beaucoup à éviter tout croisement qui pourrait altérer la robe de leur race ; ils y tiennent surtout depuis que leurs tau-

reaux sont recherchés pour améliorer le bétail des autres
contrées.

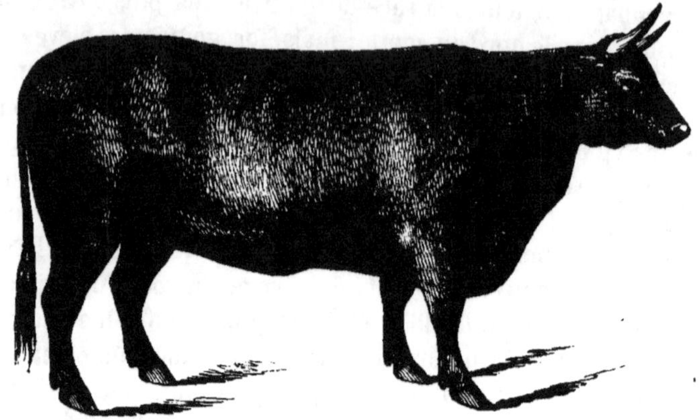

Fig. 21. — BOEUF DEVON.

Qualités, défauts. Les vaches de la race de Devon sont petites relativement aux mâles ; elles donnent peu de lait et le
perdent peu de temps après la mise bas, même quand elles
allaitent, ce qui a fait dire à l'honorable M. Jamet, en dé-
montrant que cette race et celle d'Hereford ne conviennent
pas dans la Mayenne : « Nos métayers ne sont pas assez grands
seigneurs pour donner une nourrice à chaque élève (1). »

Mais le lait des vaches Devon est remarquable par l'abondance de la crème et la belle couleur jaune du beurre. Des personnes riches en Angleterre recherchent ces produits à cause
de leurs qualités, et préfèrent les vaches Devon à d'autres
qui donnent beaucoup plus de lait. Quelques fermiers louent
leurs vaches ; ils s'engagent à les nourrir, mais elles sont
soignées par des laitiers qui exploitent le lait, font le beurre
et payent une somme de ... par vache.

Aujourd'hui la race de Devon, d'une grande précocité, est
susceptible d'acquérir un très-haut degré d'engraissement ;
elle donne une chair marbrée, tendre, succulente.

Comme le lait et la peau, la graisse en est jaune, et cepen-

(1) *Cours d'agriculture*, par E. Jamet.

dant très-estimée dans les marchés où la viande de ces animaux est bien connue.

Excellent pour le *travail*, le bœuf du Devon est cependant remarquable plutôt par la rapidité de sa *marche* que par sa force. C'est, du reste, ce qu'on comprend très-bien quand on examine son corps cylindrique, allongé, sa croupe développée et ses épaules obliques : il offre les caractères des chevaux à allures rapides. Dans le comté de Devon, on emploie, pour labourer, les bœufs attelés par quatre, et au joug plutôt qu'au collier.

Importée en France, la race de Devon se reproduit avec toute sa perfection dans plusieurs de nos provinces. Elle est multipliée à l'état de pureté et croisée avec les races françaises et d'autres races anglaises. Les produits du croisement Devon-Durham sont d'une excellente conformation. « Aucune race bovine, dit M. Malo, même parmi les plus estimées, ne présente un aussi beau type d'animal de boucherie et ne peut fournir un meilleur rendement soit en poids, soit en qualité. »

Comme la race Devon réunit l'aptitude au travail à une grande disposition à prendre la graisse, elle a été conseillée pour former par croisement avec les vaches françaises des bêtes très-propres, et au travail, et à la boucherie. Les essais se font surtout avec la race de Salers qui lui ressemble par la couleur. Les métis prennent moins de taille que les produits purs de la race française, mais ils sont plus fins, mieux conformés, ce qui, pour les éleveurs auvergnats, ne compense pas la diminution des qualités laitières, ni pour les cultivateurs poitevins la diminution de poids.

La disposition à engraisser dépend en grande partie du mode d'élevage des veaux. Aussi croyons-nous que les croisements Devon n'auront pas en France l'influence qu'en attendent ceux qui veulent créer une race précoce, sobre et facile à élever ; pour créer une race de rente, la race durham doit être préférée à celle de Devon, ne fût-ce qu'à cause de ses qualités laitières plus marquées.

IV. — *Race d'Hereford.*

On trouve cette race à l'ouest de l'Angleterre, au sud du pays de Galles, dans des plaines renommées par leur fertilité, la perfection de leur agriculture, et l'abondance de leurs produits. Le bœuf qui doit son nom au comté d'Hereford, est un des plus forts des Iles-Britanniques; il est facile à reconnaître.

Caractères. Corps un peu long; poitrine vaste, profonde; épaules longues, charnues; membres bien plantés, fins et cependant solides, à jarrets forts : par l'engraissement, le corps prend un énorme développement en épaisseur et devient trapu; colonne dorso-lombaire bien soutenue; reins larges; bassin ample et queue bien attachée; tête fine, courte; chanfrein droit; cornes longues, minces, lisses, relevées; oreilles petites; poil rouge brunâtre sur la plus grande partie du corps, mais avec la tête blanche et des plaques de même couleur sous le ventre, entre les membres, au bout de la queue (*fig.* 22).

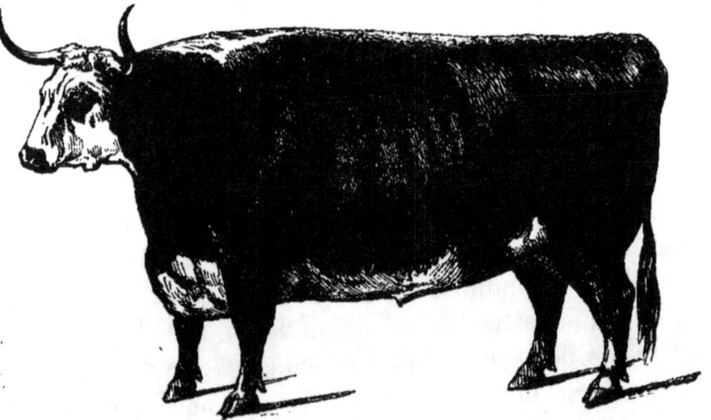

Fig. 22. — BŒUF HEREFORD.

Qualités, défauts. De même que tous les animaux volumineux, le bœuf d'Hereford a la démarche lente; mais il est fort et travaille bien.

La viande n'en est pas remarquable par des qualités ex-

12.

traordinaires, même lorsque les animaux n'ont été engraissés qu'au point le plus convenable : du reste, toutes les races des contrées très-fertiles se distinguent plutôt par le volume du corps que par la finesse de la chair.

Ce bœuf prend très-facilement la graisse quand il a acquis son accroissement; il est très-recherché par les engraisseurs et par les bouchers. Les Anglais le considèrent comme un modèle de ce qu'on peut voir de plus parfait pour les qualités *graisseuses;* tous les reproducteurs qu'ils ont exposés dans nos concours étaient trop gras; quelques-uns l'étaient excessivement.

Utilité. Cette belle race a été importée en France; elle s'y multiplie avec toutes ses qualités quand elle est convenablement soignée. C'est pour croiser les races françaises qu'elle a été conseillée en raison de sa double aptitude à prendre la graisse et à travailler. Nous lui reprochons de ne pas être laitière et ensuite nous croyons qu'en choisissant bien les reproducteurs dans nos bonnes races de travail, et au besoin en les croisant entre elles, on peut obtenir, au point de vue de l'engraissement, toute la perfection possible et même désirable.

V. — *Races sans cornes.*

Il en existe dans les Iles-Britanniques deux types principaux : l'un se trouve en Angleterre, et l'autre en Ecosse. Tous les deux se ressemblent par leur tête pointue au sommet et par l'absence complète de cornes.

Race sans cornes de Suffolk. Cette race se trouve dans le comté dont elle porte le nom. Elle est de taille moyenne, à corps un peu mince et élancé, à poil rouge et blanc, très-bonne laitière, mais donnant un lait de médiocre qualité.

Des comtés de Suffolk et de Norfolk, où elle prend un assez fort développement dans les localités fertiles des bords de la mer, elle s'étend vers l'intérieur sur les terrains maigres, sur les bruyères, où nous l'avons vue très-chétive. Elle y perd sa taille, mais conserve ses qualités laitières. Cette race pourrait être utilisée en France, là où l'on voudrait créer une race sans cornes bonne laitière.

Races sans cornes d'Ecosse. Elles sont au nombre de deux : celle de *Galloway* et celle d'*Angus* ou de *Forfar*. Cette dernière prend le nom d'*Aberdeen* dans le comté de ce nom.

Ces races se distinguent par un corps long, mais très-bien proportionné, épais, à côtes rondes, à poitrail ouvert, à région dorso-lombaire large et bien soutenue, à croupe ample, à épaules charnues et à cuisses épaisses représentant en arrière une ligne perpendiculaire qui descend de l'ischion jusque près du jarret ; les membres sont forts et en général courts ; l'encolure est un peu proéminente en haut, mais grêle à son bord inférieur et la tête est assez forte (*fig.* 23) ; le poil est noir brillant avec des plaques blanches dans quelques sujets : le noir sans taches est considéré comme signe de pureté de la race.

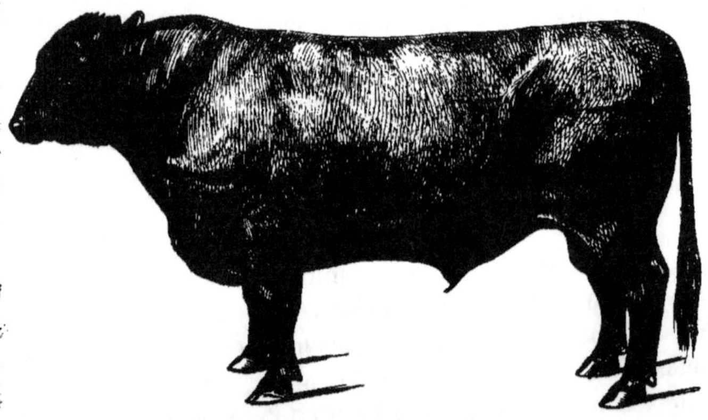

Fig. 23. — TAUREAU D'ANGUS.

Les sujets de choix de ces races, ceux que l'on exporte du pays comme types améliorateurs, se ressemblent beaucoup ; mais généralement la race d'Angus élevée dans le Forfarshire, dans le nord-est de l'Écosse, est plus grande, de taille plus forte, plus élancée que celle de Galloway, qui se trouve dans les contrées montagneuses du sud-ouest de la même province.

Les animaux de ces races prennent un gros ventre et ont un développement tardif quand ils restent dans les marais ou sur les montagnes; mais ils se développent rapidement quand ils sont conduits dans les riches herbages d'York et dans les comtés de Norfolk et de Suffolk; ils y prennent de belles formes et, gras, ils fournissent beaucoup de viande de première qualité, tendre, entrelardée, succulente. Les vaches sont médiocres pour le lait; celles d'Angus en donnent une plus grande quantité, celles de Galloway le donnent meilleur. On dit qu'on châtre beaucoup de vaches de la race d'Angus.

La race sans cornes d'Écosse est parvenue à un haut degré de perfectionnement, au point de vue de la boucherie, ainsi que l'ont prouvé une trentaine de bêtes exposées au palais de l'industrie en 1856. Déjà en 1840, et quoique un peu gros de conformation, les Angus pris en masse nous avaient paru on ne peut plus remarquables, surtout à cause de l'ampleur de la poitrine, de la largeur des lombes et de l'épaisseur des cuisses.

Les races sans cornes ont été souvent introduites en France. En 1814, il y avait à Rambouillet un troupeau de cette sorte qui fut détruit par le typhus. Depuis cette époque, les importations ont été renouvelées sans but arrêté et sans suite. On trouve quelques bêtes sans cornes, mais de différentes couleurs dans plusieurs départements.

Chacun connaît les nombreux accidents qu'occasionnent les bêtes à cornes en se battant entre elles, en frappant les poulains, les juments poulinières pleines et même leurs gardiens. Il est assez curieux que dans le mouton, dont les cornes sont en général peu à craindre, existent rarement dans les femelles et cessent de se développer dans les mâles, après la castration, on cherche avec tant de persévérance à propager les animaux qui en sont dépourvus et qu'on n'ajoute, en général, aucune importance à la présence ou à l'absence de ces organes chez le bœuf, même dans les contrées où ces animaux ne travaillent pas ou travaillent au collier !

Toutefois l'absence de cornes n'a qu'une valeur secondaire. La race dépourvue de ces appendices ne devrait être adoptée qu'autant qu'elle serait aussi bonne pour le lait, pour la boucherie ou pour le travail que les races auxquelles on voudrait la substituer. C'est ce qu'a compris un propriétaire de la Normandie, M. Dutrône. Il cherche à créer par croisement une race qui réunisse aux qualités, à la couleur de la race normande, l'absence de cornes. Nous avons eu à l'école d'Alfort, il y a déjà une dixaine d'années, des vaches sans cornes de M. Dutrône; elles donnaient une grande quantité de bon lait. Des métisses sans cornes, que nous avons vues chez M. Didieux, dans la Haute-Marne, provenant d'une race sans cornes et de la race comtoise, étaient aussi bonnes laitières et très-bien conformées.

La race sans cornes d'Ecosse conviendrait très-bien par ses belles formes, son corps trapu pour produire une race de travail et de boucherie dans les provinces où l'on ne tient pas au lait et dans celles où le bétail n'est pas attelé au joug.

Origine. On croit la race écossaise originaire de l'Asie. Notre érudit confrère, M. Prangé, décrit de la manière suivante le procédé à l'aide duquel on s'oppose au développement des cornes :

« Dans l'Inde il existe, dit-il, une race de bœufs sans cornes assez répandue. La partie la plus élevée du front, l'endroit ou poussent ordinairement les cornes, est saillante, arrondie et très-dure. On dit que quelques Indiens, trouvant plus commode pour l'usage auquel ils emploient ces animaux qu'ils soient sans cornes, ont trouvé moyen d'en empêcher la croissance. Pour y arriver, ils font, dans un temps convenable, une petite incision à l'endroit de la tête où elles doivent paraître et y appliquent le feu.

« De cette manière, ils s'opposent à l'évolution des supports des cornes et des cornes elles-mêmes, en détruisant les parties sous-dermiques et le derme, destinés à leur production. »

M. Numan, directeur de l'école royale vétérinaire d'Utrecht, s'oppose à la pousse des cornes en enlevant à l'aide du trépan la partie de l'os frontal qui sert de base aux cornes. Il arrive au même résultat en détruisant le périoste qui recouvre cette partie.

VI. — *Race d'Ayr.*

C'est au sud-ouest de l'Ecosse, le long du bras de mer qui sépare cette province de l'Irlande et dans le comté dont elle porte le nom, que cette race s'est formée.

Quoique nouvelle, elle a une origine inconnue. On sait seulement qu'elle diffère de l'ancienne race propre au comté d'Ayr et, d'après la tradition, on suppose qu'elle est issue de la race de Jersey, de Guernesey. Par ses caractères, elle ressemble en effet à cette dernière qui descend elle-même de notre race bretonne.

Du comté d'Ayr, elle s'est étendue dans une grande partie de l'Écosse. Elle est importée aussi en Angleterre, mais plutôt comme objet de luxe que pour son utilité. Dans les environs de Londres elle perd ses qualités laitières et devient graisseuse ; d'ailleurs les nourrisseurs des villes la trouvent trop petite et lui préfèrent la belle race d'York, ou celle de la Hollande.

La race d'Ayr fournit le lait qui sert à fabriquer le fromage de *Dunlop*, le seul fromage écossais qui ait de la réputation, dit M. de Lavergne. Elle contribue en outre à alimenter la ville de Glasgow en lait et en beurre. Sous l'influence de ces débouchés, des bruyères ont été transformées en pâturages, et à la place d'un bétail qui mourait de faim en hiver et pouvait à peine se lever sans aide quand le printemps arrivait, on trouve aujourd'hui « la jolie race laitière d'Ayr qui n'est probablement que notre race bretonne perfectionnée. » (Léonce de Lavergne, Économie rurale de l'Angleterre......)

Caractères. De taille moyenne, plutôt petite que grande, la race d'Ayr est très-bien proportionnée ; elle a le corps un peu long, les lombes assez larges et la ligne dorsale bien soutenue. Les membres sont grêles, les cuisses minces ; l'encolure est fine, et la tête légère porte de petites cornes se relevant en se contournant graduellement en avant et un peu en dedans. Généralement pie, jaune et blanche, ou rouge et blanche, elle a souvent le mufle rose ou brunâtre.

Qualités, défauts. Cette race est très-bonne laitière ; elle est recherchée par les particuliers qui attachent de l'importance à ses formes gracieuses et à son joli pelage. Les vaches qui ne sont plus à lait prennent rapidement la graisse, comme toutes les vaches bonnes laitières, ajoute David Low, ce qui nous prouve que le célèbre professeur d'Edimbourg pense comme nous que l'aptitude à donner du lait n'exclut pas l'aptitude à prendre la graisse.

Utilité. D'un entretien facile en raison de sa petite taille, la race d'Ayr prospère bien dans les nombreuses exploitations dans lesquelles elle a été introduite ; toutefois, pour lui conserver l'état d'embonpoint qui se remarque sur les individus importés, il faudrait la soigner mieux que ne sont soignées en général nos petites races, de sorte que nous croyons qu'il faut lui préférer la race bretonne où la bressane quand on ne peut pas bien nourrir, et la flamande ou la normande, dans les pays fertiles et les établissements où l'on distribue une abondante nourriture.

En l'important on a eu aussi pour but de l'employer au croisement des races françaises de la Bretagne, de la Franche-Comté, de la Bresse. Elle donne des produits bien conformés quand ils ont été convenablement soignés dans la jeunesse et bons pour le lait. Nous ne pensons pas cependant que nous ayons intérêt à la préférer à nos races indigènes aussi bonnes laitières et d'un plus facile entretien.

VII. — *Race de Jersey, de Guernesey et d'Alderney.*

De couleur très-variée, pies, rouges ou brunes, tantôt de très-petite taille, tantôt de taille moyenne, les vaches qui se trouvent dans les îles de la Manche sont sobres et très-bonnes laitières. Par leurs qualités et leurs défauts comme par leurs caractères elles ressemblent, quoique en général plus fortes de taille, à nos bretonnes et peuvent convenir dans les mêmes circonstances soit pour être élevées à l'état de pureté, soit pour croiser nos autres races.

VIII. — *Race de Kerry.*

Entretenue dans une partie de l'Irlande et originaire des côtes les plus occidentales de cette île, cette race est de petite taille, mais à corps bien fait, à bassin ample, à dos horizontal, avec une encolure un peu forte portant aisément une tête assez volumineuse qui donne aux animaux un air de distinction. La peau est épaisse et forme un large fanon. Le poil est pie, rouge et blanc ou noir et blanc, et quelquefois noir.

Très-bonne laitière, cette race est rustique et sobre. Ces qualités la rendent précieuse pour les cultivateurs pauvres de l'Irlande. On l'a conseillée pour croiser nos petites races. Mais il n'y a aucun motif sérieux de la préférer aux races françaises meilleures laitières, d'un plus facile entretien et pouvant mieux résister à notre climat, beaucoup plus chaud et plus sec que celui des côtes occidentales de l'Irlande.

CHAPITRE IV.

De l'entretien des bêtes bovines.

SECTION PREMIÈRE.

BOUVERIES.

On appelle *bouverie* l'habitation du bœuf et *vacherie* celle de la vache. Ces étables doivent être placées, relativement à la fosse au fumier, aux magasins à fourrages et à l'habitation du fermier, de manière à faciliter les travaux et la surveillance. Il est important surtout qu'elles soient dans un lieu sain, bien orientées, afin d'éviter les vents nuisibles, et, selon les pays, l'humidité, les fortes chaleurs ou les grands froids.

DIMENSIONS. — Tous les animaux ont besoin d'une quantité d'air relative au poids et à la nature des aliments qu'ils consomment. Ceux qui mangent des fourrages secs, riches en carbone, en hydrogène, usent de plus fortes quantités d'oxygène que ceux qui mangent des substances aqueuses, des racines et de l'herbe. Les carnivores, qui vivent de corps gras, absorbent plus d'oxygène et usent plus d'air que les herbivores. Réciproquement, plus les animaux inspirent d'oxygène, plus ils mangent et plus ils recherchent les substances fortement alibiles : les reptiles, dont la respiration est si lente, se passent de manger pendant des saisons ; tandis qu'un oiseau meurt le troisième jour par le manque de nourriture. (Liébig.)

Ainsi, si la nourriture consommée influe sur la quantité d'air usé par la respiration, il se produit une action inverse : les animaux placés dans un air pur et froid consomment plus d'aliments que ceux qui sont placés dans un milieu chaud, humide, à air dilaté. Dans le premier cas, une plus grande partie de la nourriture qu'ils consomment est brûlée pour reproduire la chaleur qu'ils perdent, de sorte que s'ils ne sont pas mieux nourris, ils donnent moins de lait, prennent moins rapidement la graisse ou maigrissent même.

Il résulte de là que les bêtes de rente, celles que l'on engraisse ou que l'on entretient pour le lait, doivent être tenues dans des étables un peu chaudes, propres, mais médiocrement aérées : moins riche en oxygène, l'air brûle dans le poumon une quantité moindre de carbone et d'hydrogène, et ces éléments se fixent dans le corps sous forme de graisse ou contribuent à produire le lait.

Ces faits, que l'expérience met en évidence, sont conformes à l'observation des nourrisseurs et des engraisseurs. C'est en vain que les hommes de science leur recommandent d'aérer les étables pour éviter les maladies, ils persistent à loger leurs animaux dans des espaces étroits et peu aérés.

Mais s'il est avantageux que, pour les animaux de rente, l'air contienne plus d'humidité que l'air libre, et peut-être un peu moins d'oxygène, il ne doit jamais renfermer des corps fétides, putrides, ni un excès trop considérable d'azote, ou d'acide carbonique. Sous l'influence d'une atmosphère impure, la vitalité des animaux est moins grande, leur constitution s'altère, et ils sont impressionnables aux causes de maladies. Une affection qui serait sans gravité sur un individu bien tenu, revêt promptement les caractères typhoïdes sur celui qui respire un mauvais air. La mort instantanée peut même être la suite du séjour dans un air infect. Les effets d'un aérage insuffisant sont plus nuisibles aux animaux fortement nourris qu'à ceux qui sont dans la pénurie.

L'habileté du nourrisseur consiste à combiner l'aérage avec la nourriture qu'il donne à ses animaux, de manière à retirer de son établissement le plus grand produit possible; à ménager l'élévation de la température pour rendre la production du lait et celle de la graisse actives, tout en conservant les animaux dans l'état de santé le plus favorable au but qu'il se propose.

Mais autant une atmosphère chaude et humide peut être favorable aux bêtes de rente, autant elle est nuisible aux animaux de travail et aux élèves. Rien n'occasionne plus de maladies sur les attelages dans nos campagnes, que l'habitude de faire passer subitement les animaux d'un air impur et chaud à un froid de 10 à 12 degrés au-dessous de 0, en les conduisant à l'abreuvoir ou au travail.

Un bon air est nécessaire pour donner aux élèves une bonne constitution, pour favoriser le développement régulier de tous les tissus, condition sans laquelle les animaux ne peuvent jamais ni se bien nourrir, ni bien travailler, ni acquérir les muscles volumineux qui distinguent les bonnes bêtes de boucherie.

Il n'est pas possible de déterminer exactement quelle doit être l'activité de l'aérage dans les bouveries; au lieu d'être uniforme comme pour le cheval, elle doit varier selon la destination des ruminants. Toutefois il ne faut pas oublier que le travail n'est jamais la destination exclusive de ces animaux, qu'ils ne font dans aucun cas des travaux qui exigent autant de force que le service des postes et des messageries; qu'ils n'ont par conséquent jamais besoin de ces étables vastes, aérées, sèches, qui, en rendant fermes les tissus du cheval, lui donnent tant de force et d'énergie.

Il faut donc moins d'espace pour un bœuf que pour un cheval en raison de la destination différente de ces deux animaux. Il en faut aussi moins au premier en raison de ses habitudes paisibles, de ses mouvements lents, de sa moindre pétulance. Il en faut moins enfin pour la commodité des services, pour le pansage et la facilité de mettre les harnais.

Dans les étables, on compte, par bœufs, de 1 mètre à 1^m30 de largeur selon la taille des animaux; pour les vaches, un espace de 90 cent. à 1 mètre est suffisant. Dans le Bazadais la place de chaque bœuf n'a en général qu'un mètre. Dans les montagnes on donne moins d'espace encore et pour prévenir les accidents qui peuvent résulter des coups de cornes, on attache la bête la plus forte, celle qui fait fuir toutes les autres, à une extrémité, ensuite, celle qui vient après pour la force, et ainsi de suite, de sorte que la plus faible se trouve à l'extrémité opposée. De cette manière les animaux se portent tous, autant que la longueur de la longe le permet, du côté de l'animal le plus faible qui peut s'écarter pour éviter son voisin.

La *longueur* de chaque place doit être de 2^m20 à 2^m60 pour l'espace réservé pour les animaux, de 50 à 80 centimètres pour la crèche et de 1 mètre à 1^m50 pour le passage qui doit rester libre. Il faut à une étable simple une largeur d'environ 4^m50.

Pour une étable double, il faut ajouter aux dimensions que nous venons de donner, 2^m40 pour le second rang d'animaux, 80 centimètres pour la crèche, et 50 ou 60 cent. en plus pour le trottoir; en tout environ 8 mètres.

A la Grande-Chartreuse, les vaches couchent sur des madriers inclinés en lit de camp; l'étable a en largeur 3^m25, sans compter le couloir: 1 mètre pour la crèche et le râtelier, 2^m25, longueur de la place occupée par l'animal. Une étable double sur la montagne, appartenant aussi aux Chartreux, n'a que 2 mètres de largeur pour chaque lit de camp et 1 mètre au milieu pour la rigole et le couloir.

On construit aujourd'hui des étables doubles auxquelles on donne plus de largeur; on place les deux râteliers au milieu, et on les sépare l'un de l'autre par un corridor C (*fig.* 24) de deux mètres de largeur ; cet espace sert de décharge, on y entrepose les fourrages pour leur faire subir les préparations nécessaires. C'est aussi de là qu'on les dépose dans les mangeoires sans approcher les animaux. Avec cette disposition, les étables doivent avoir 3 mètres pour le couloir ou les mangeoires, près de 6 mètres pour les animaux et un mètre entre chaque rang de bétail et le mur.

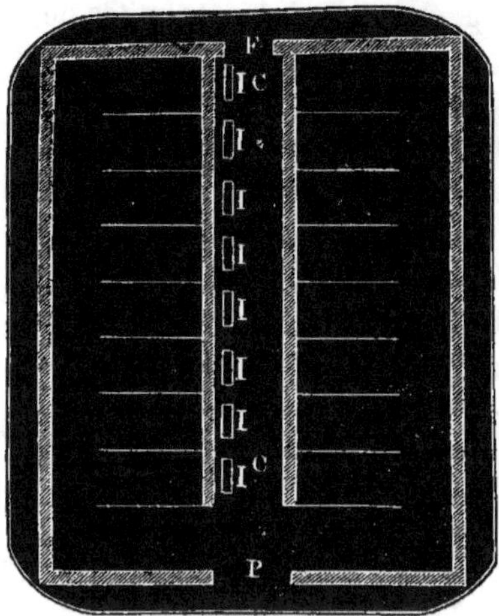

Fig. 24. — ÉTABLE DOUBLE.

Presque toutes les étables de nos pays sont trop *basses*. Dans quelques provinces on aime que les bœufs touchent presque au plancher. Les cultivateurs se persuadent que les animaux paraissent alors plus grands et peuvent être vendus plus cher aux gens qui viennent les acheter. Il est peu probable que des acquéreurs expérimentés se laissent prendre à un piége bien connu de tout le monde ; d'ailleurs ce qu'on pourrait retirer de plus des animaux en supposant un acheteur novice, ne compenserait pas les inconvénients qui peuvent résulter d'un plancher trop peu élevé.

La *hauteur* des étables sera de 2ᵐ50 à 3 mètres au moins ; si elles sont grandes, il faut de 3ᵐ50 à 4 mètres pour que l'aérage s'effectue assez activement.

Cette élévation est nécessaire d'ailleurs pour qu'on puisse placer convenablement les râteliers, les crèches et les fenêtres.

OUVERTURES. — La porte aura assez de largeur, 1ᵐ40 à 1ᵐ50 à peu près, pour que la paire de bœufs, réunie par le joug, puisse y passer. Elle sera fermée par deux ventaux, partagés chacun en deux parties. En été, on ne ferme que la partie inférieure des battants, et la porte sert de fenêtre.

Dans les étables simples, pour sept, huit bœufs, la porte correspond au couloir qui est derrière les animaux. Il suffit ensuite qu'il y ait une fenêtre à chacune des extrémités de l'étable.

Dans une étable double (*fig.* 24), il faudrait, indépendamment de la porte qui fait face au couloir P, une seconde porte F, pour faire arriver les fourrages, et des fenêtres sur chacun des murs correspondant à la croupe des animaux. Les fenêtres de 0^m 70 à 0^m 80 carrés sont les plus avantageuses, sauf à en faire un plus grand nombre si l'étable est grande.

En été, elles seront toutes garnies de paillassons ou de châssis portant des canevas pour arrêter les insectes et pour produire une demi-obscurité, tout en laissant renouveler l'air. Ces précautions entraînent peu de frais. Il est important aussi qu'il y ait, dans une étable, au moins quelques ouvertures garnies de vitres, celles qui sont le moins exposées aux accidents, afin que la bouverie ne soit pas dans une complète obscurité quand on ne croit pas devoir donner de l'air. La fermeture des fenêtres doit autant que possible être disposée, comme nous l'avons dit en parlant des écuries I, p. 392.

Indépendamment des fenêtres, si la bouverie est grande, il y sera pratiqué des ouvertures, *barbacanes*, près du sol, et une cheminée d'appel. Ces ouvertures doivent être pourvues de fermetures à coulisse que l'on ouvre quand on veut activer la ventilation.

L'essentiel, dans la construction des étables, c'est que les ouvertures soient de différents côtés, afin qu'on puisse ouvrir ou les unes, ou les autres, selon la direction du vent et la température extérieure. Des ouvertures opposées les unes aux autres, que l'on laisse tout ouvertes quand le bétail est dehors, facilitent beaucoup le renouvellement de l'air et l'assainissement des étables.

En disposant les ouvertures, comme nous venons de l'indiquer, il sera facile d'aérer convenablement sans que les animaux soient exposés à des vents nuisibles; toutefois, on aura soin d'éloigner de celles qui donnent entrée à l'air, les animaux qui craignent plus particulièment le froid, comme les vaches à l'époque du part; tandis qu'on approchera de l'endroit le plus aéré les animaux forts, robustes, qui, se nourrissant bien, sont les plus exposés aux maladies par excès de sang.

L'impression de l'air ou chaud, ou humide, ou fétide, ou ammoniacal, fait connaître dans quel cas il faut aérer et quelle activité il faut donner au renouvellement de l'air : si ce fluide peut être chaud sans nuire au bétail, il ne doit jamais avoir une odeur piquante, ni désagréable.

SOL. — Le sol des bouveries doit être non glissant, imperméable et uni, ou disposé pour recevoir des couches assez fortes de litière, mais très-légèrement en pente, car une inclinaison un peu forte incommode les vaches pleines et celles qui ont l'abdomen volumineux; elle peut même produire des renversements de la matrice, des chutes du rectum.

Les meilleurs agronomes ont remarqué depuis longtemps que la paille consommée par le bétail fournit un fumier aussi fertilisant, sinon aussi volumineux, que celui qu'elle donne quand on l'emploie pour faire de la litière. Il y a d'ailleurs de l'avantage à faire passer la paille par les organes digestifs; les principes nutritifs qu'elle fournit, transformés en lait, en viande, ont plus de valeur que les engrais qu'ils produiraient.

C'est afin de pouvoir employer les tiges desséchées des céréales à la nourriture du bétail que les agriculteurs de la Franche-Comté, des Alpes, de la Hollande, de la Suisse, font planchéier leurs bouveries. Ils emploient à cet effet des planches, *madriers,* disposées de manière que la fiente et les urines tombent ou coulent dans une rigole placée en arrière du plancher. Une très-légère inclinaison des planches suffit pour l'écoulement de l'urine. La rigole R (*fig.* 25) peut avoir 0^m 08 de profondeur sur 0^m 20 de largeur.

Cette pratique, qu'on a voulu donner, il y a quelques années, comme une invention récente de quelques agronomes anglais, est usitée depuis un temps immémorial sur toutes nos montagnes de l'Est, où l'on pratique en grand le système pastoral, où le fumier a peu de valeur, et où l'on néglige de ramasser les végétaux qui pourraient servir à faire des litières.

Pour nettoyer la rigole placée en arrière des animaux, on a un racloir qui la remplit exactement, on le passe d'un bout à l'autre, et l'on pousse ainsi toutes les matières dans la fosse qui doit les recevoir. Il faut laver de temps en temps le plancher et tous les jours la rigole. La grande quantité d'eau qu'on emploie pour les lavages délaie le fumier et forme un produit nommé purin, dont on connaît les excellents effets sur la végétation.

La *fosse à purin* est quelquefois ouverte et placée au dehors de l'étable ; d'autres fois elle est couverte en voûte et même exactement fermée avec une pierre qu'on enlève à volonté ; dans ce cas, elle peut être placée au-dessous de l'étable : on en retire l'engrais avec une pompe.

S'il n'y a pas avantage à faire du purin, on peut employer les urines seules et tasser les excréments solides pour les laisser durcir et les disséminer ensuite.

Dans quelques parties du Brabant, on ménage derrière les animaux un enfoncement de 4 à 5 décimètres E (*fig.* 25), dans lequel on amoncèle le fumier. Avec cette disposition le nettoiement est facile, et le fumier, à l'abri du soleil, de la pluie, et placé dans un lieu chaud, fermente rapidement. Mais cette méthode, selon Pabst, entraîne beaucoup d'inconvénients, et elle n'est usitée que dans le « district de Contich et dans quelques endroits de la Campine, où l'on n'a guère que du fumier de bruyères, pour lequel ce procédé est bon. »

Il faut donner aux bouveries qui présentent cette disposition des dimensions plus considérables qu'à celles dont on doit retirer souvent le fumier.

Dans quelques contrées, les bouveries sont disposées de manière qu'on peut y laisser s'accumuler quelques mètres de fumier. Il faut alors que les râteliers soient mobiles, afin qu'on puisse les élever à volonté. Avec ces bouveries, « le fumier, dit M. Villeroy, gagne en qualité, surtout si l'on emploie de la bruyère, des genêts, des menues branches de sapin et autres substances qui se décomposent difficilement. » Mais cette disposition peut avoir des inconvénients, à moins que les bouveries ne soient vastes et bien aérées.

LITIÈRES. — Comme pour les autres animaux, il faut autant que possible faire les litières des grands ruminants avec des matières absorbantes et qui puissent, en se décomposant, agir elles-mêmes comme engrais. Les feuilles, les bruyères, les gazons, permettent dans beaucoup de pays d'accroître presque indéfiniment les quantités de fumier; mais on peut employer, en outre, mieux que pour les chevaux et les moutons, les matières minérales sèches, la terre, le sable, qui fournissent quand elles sont imprégnées d'excréments, un engrais propre, dans certaines terres, à agir comme amendement.

Les RATELIERS des bouveries doivent avoir les barreaux écartés de 10 à 11 centimètres et plutôt verticaux qu'inclinés. On peut, surtout pour les animaux qu'on veut engraisser, remplacer les râteliers par des crèches; Morel-Vindé veut qu'on évite absolument de mettre les vaches au râtelier, l'avortement pouvant être produit par la position qu'elles sont obligées d'avoir pour prendre leur nourriture; mais ces accidents n'ont lieu que lorsque le râtelier est trop élevé.

Pour la même raison les CRÈCHES doivent être basses et peu profondes; 40 à 45 centimètres du bord supérieur au sol est une élévation convenable; elles auront le fond assez bien joint pour qu'elles soient imperméables même aux liquides, et assez rétréci, assez étroit, pour que les animaux y ramassent facilement les aliments mous, fluides, qu'on leur donne. Avec ces conditions, la crèche peut avantageusement remplacer les auges pour la distribution des soupes, des bouillies, des boissons.

La crèche est fixée aux murs de la bouverie par ses deux extrémités seulement, ou supportée par de la maçonnerie. Dans le premier cas, il reste au-dessous un espace vide, et les animaux, en se relevant, peuvent se prendre la tête sous la crèche. Pour prévenir cet accident, qui peut être la cause d'avortements chez les vaches, les cultivateurs de la Normandie établissent des étables sans crèches. Si on ne peut pas faire

supporter la crèche par une maçonnerie, il suffit de la placer
assez bas, comme nous venons de le dire, pour éviter tout
accident.

Pour mettre les animaux en rapport avec une crèche trop
haute, on met quelquefois une marche M (*fig.* 26) de 15 à 18 cent.
de hauteur sur 20 ou 25 de largeur; on facilite ainsi la pré-
hension des fourrages dans la crèche. Nous avons trouvé cette
méthode en usage dans le Bazadais et au sommet des Alpes.
Elle nous a paru vicieuse. Ayant les pieds antérieurs très-
élevés, les animaux ont le corps brisé en arrière du garrot,
ils se déforment; en outre, l'inclinaison du corps en arrière,
quand l'abdomen est distendu, peut prédisposer à la chute
de la matrice, du rectum, et nuire, même aux bœufs.

La division des crèches et des râteliers, en autant de parties qu'il y a d'animaux, au moyen de planches ou de pièces
de bois dressées verticalement sur le bord antérieur de la
crèche, est très-avantageuse. Les séparations s'étendent
même quelquefois de manière à diviser l'étable en stalles im-
complètes. Lorsque chaque bête prend sa ration sans être
tourmentée par ses voisines, elle mange à son aise, sans précipitation; la digestion se fait bien, la nourriture produit de
très-bons effets, et les indigestions sont rares.

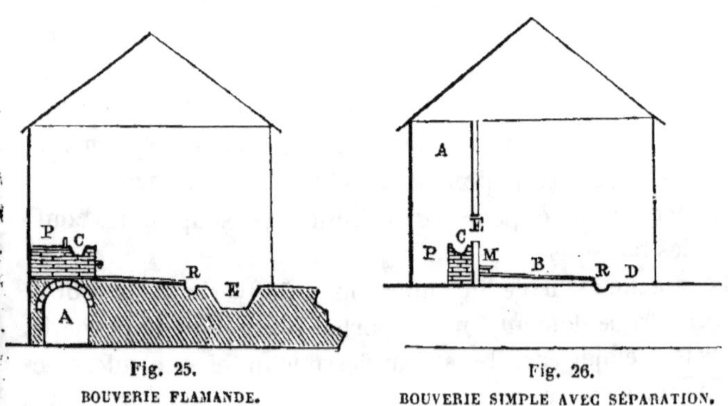

Fig. 25.

BOUVERIE FLAMANDE.

Fig. 26.

BOUVERIE SIMPLE AVEC SÉPARATION.

Dans la Belgique, l'on construit pour crèches des plates-
formes ayant un mètre et plus de largeur, sur lesquelles
on dépose les fourrages. Elles servent aussi de passage; le

13.

devant des plates-formes est garni d'une planche légèrement inclinée, qui porte les anneaux pour attacher les animaux, et qui empêche les fourrages de tomber. Ces mangeoires ne peuvent servir que pour les aliments solides. Pour la distribution des soupes, des mélanges, il faut mettre sur la plate-forme des auges mobiles ou creuser une crèche dans le mur C (*fig.* 25). La voûte A sert de silos pour les racines.

Dans les Vosges, il n'y a quelquefois pour crèche qu'une simple planche de 20 à 25 centimètres de largeur, placée de champ sur le sol devant les animaux à 35 ou 40 centimètres du mur; on dépose les fourrages derrière cette planche. Avec ce système, la propreté est très-difficile à obtenir et la nourriture se mêle toujours plus ou moins avec la litière et même avec le fumier.

Il est même généralement avantageux de séparer les mangeoires des bouveries (*fig.* 26). On fait la séparation au moyen d'une cloison A. Chaque animal a en face de lui une ouverture E par laquelle il passe la tête. La crèche, C, est dans un passage P réservé contre le mur. La mangeoire peut être remplacée par des auges placées, une devant chaque animal, dans un passage communiquant plus ou moins directement avec le magasin à fourrages. Des registres ou planches fixées avec des charnières sont disposés pour fermer à volonté les ouvertures qui font communiquer les crèches avec les bouveries.

Dans les bouveries doubles, les deux mangeoires peuvent être placées au milieu, de manière que chaque rang d'animaux ait la croupe tournée vers le mur correspondant. On ménage alors, entre les deux mangeoires, un espace de 1ᵐ50 ou 2 mètres qui sert de corridor, d'entrepôt pour les fourrages (*fig.* 24). Ce couloir communique avec les râteliers par des ouvertures qui servent à la distribution de la nourriture. On peut également y placer les crèches ou des auges I comme nous venons de le dire.

La cloison A s'étend quelquefois jusqu'au plancher et forme un corridor (*fig.* 26); d'autres fois elle ne s'élève qu'à la hauteur d'appui, 1ᵐ10 ou 1ᵐ40.

Quand les bouveries sont doubles, et les râteliers au milieu, les animaux, ayant la croupe tournée vers les fenêtres, sont plus rarement incommodés par la lumière, par les courants d'air.

Les dispositions que nous venons d'indiquer sont très-commodes; elles facilitent la distribution des fourrages; on peut la faire plus régulière sans être incommodé par les animaux, sans laisser tomber sur eux des brins de paille et des graines de foin. On n'a pas besoin, pour donner les rations, d'ouvrir les portes, de déranger les bêtes à l'engrais.

Les passages des étables doubles sont le plus souvent à côté des fenils avec lesquels ils communiquent au moyen d'une porte F. Ils servent de *décharge*. Même quand ils sont fermés, les émanations du fumier, de la peau s'y répandent toujours. Les propriétaires doivent recommander aux bouviers de ne pas y mettre de grandes quantités de fourrage à la fois; les végétaux secs absorbent les vapeurs animales et ils s'y altèrent en peu de temps.

LOGES, SÉPARATIONS. — Dans une ferme où l'on a beaucoup de bétail, il est bon d'avoir des locaux particuliers pour diviser les animaux selon les sexes et les âges. En Angleterre, on place les bêtes à l'engrais dans de petits compartiments, des loges, entourés de crèches, et dans lesquels on met seulement une ou quelquefois deux ou trois bêtes. Avec cette méthode, les bouveries occupent beaucoup de place, et les animaux, s'ils ne sont pas complétement seuls dans leur loge, sont moins tranquilles que s'ils étaient attachés (*voyez* ENGRAISSEMENT).

ASSAINISSEMENT. — Nous venons de démontrer les règles à suivre pour l'établissement et la tenue des bouveries; en France, ces parties des bâtiments ruraux sont souvent petites, basses, enterrées en partie, et d'autant plus malsaines qu'on y laisse séjourner le fumier afin de tenir les animaux plus chaudement.

Nous n'engagerons pas cependant les agriculteurs à faire reconstruire toutes les étables qui laissent à désirer sous le rapport de la salubrité, ce serait en vain, et la reconstruction

ne serait peut-être pas même toujours dans l'intérêt des propriétaires; mais nous conseillerons à ceux qui ne sont pas
à même de faire des bouveries nouvelles, d'assainir celles
qui existent. Nous ne pouvons pas indiquer ici tout ce qui
peut être fait pour parvenir à ce but : les réparations doivent
varier selon les ressources du fermier, l'étendue du local et
la position des autres parties des bâtiments ruraux. Ainsi, les
planchers sont presque toujours trop bas, on doit chercher
à pallier cet inconvénient en faisant des ouvertures, des ventouses, en rendant le sol imperméable, uni et convenablement nivelé, en y logeant un petit nombre de bêtes relativement à la capacité du bâtiment.

Les murs sont souvent crevassés, les graines de foin se ramassent dans les fissures, les rats s'y logent et répandent des
odeurs mauvaises, il suffit de signaler ces causes d'insalubrité, le moyen de les faire cesser est facile.

Le défaut d'ouvertures dans la plupart des étables de nos
campagnes est une des principales causes de l'insalubrité de
ces bâtiments; si l'on ne peut pas faire des constructions
neuves, on devra élargir les ouvertures, les multiplier même,
établir des ventouses. Des cheminées d'appel sont utiles dans
toutes les étables et l'on doit en établir lorsque c'est possible; mais elles sont indispensables dans les étables petites,
mal orientées, manquant de fenêtres. Pour les construire on
fait des conduits en planches qui, du plafond de l'étable, se
rendent au-dessus de la toiture, en traversant les étages supérieurs. Ces réparations, sans entraîner des frais bien considérables, offriraient de grands avantages.

Si le fenil, la grange, sont au-dessus de l'étable, on fera un
double plancher ou bien l'on placera sur le premier plancher
une couche de terre et un carrelage ou toute autre couche
imperméable aux gaz et à la buée.

Il est ordinairement si facile de rendre les bouveries salu-
bres qu'il serait inutile d'insister davantage sur les moyens
d'obtenir ce résultat. L'objet principal, c'est d'attirer sur ce
sujet l'attention des cultivateurs, de leur faire comprendre
les graves inconvénients de la malpropreté.

SECTION II.

NOURRITURE.

On nourrit les bêtes à cornes à l'étable ou au pâturage, ou bien on les soumet à un régime mixte.

§ 1. — Nourriture des bêtes à cornes au pâturage.

La pratique de faire pâturer les animaux est la manière la plus simple de les nourrir, mais elle nécessite une trop grande surface de terrain pour nourrir un certain nombre de bêtes, et occasionne une perte considérable de fumier. Elle est de plus en plus remplacée par le régime de la stabulation permanente ou temporaire.

Aujourd'hui, elle est reléguée dans les localités où la culture du sol, en raison de l'insuffisance des débouchés, ne donne pas de profit; dans les terres vagues, incultes, de l'Afrique, de l'Asie et de l'Europe orientale; sur les Alpes, les Pyrénées et sur quelques montagnes élevées de l'Auvergne où la longueur des hivers rend la culture difficile; enfin dans quelques vallées exposées aux inondations et dans quelques parages maritimes où une humidité continuelle entretient, durant toute l'année, les pâturages en bon rapport et s'oppose à la réussite de la plupart des plantes économiques et des plantes alimentaires pour l'homme. Telles sont quelques parties de la Normandie, de l'Angleterre, de la Hollande, du Holstein, du Mecklembourg.

Sauf de très-rares exceptions, le régime exclusif du pâturage n'est usité en France que pendant l'été. Les animaux se nourrissent les uns sur les montagnes, les autres dans des friches et dans des prairies.

Sur nos montagnes les bêtes bovines pâturent souvent seules; cependant elles fréquentent quelquefois les mêmes herbages que les moutons et les chevaux. Dans les plaines de la Normandie, quand on réunit des chevaux et des bêtes à cornes sur les mêmes prés, on met devant les yeux des animaux qui tracassent les autres une planchette ou un tablier, afin qu'ils ne voient pas en avant.

Dans quelques parties du Jura, de l'Auvergne et des Pyrénées, les troupeaux appartiennent aux propriétaires des herbages. Plus souvent ils viennent de la plaine et après avoir été estivés sur le Jura, le Cantal ou les Pyrénées, ils retournent chez les cultivateurs qui les ont envoyés.

Quelques herbagers des montagnes d'Auvergne prennent à louage, pour la belle saison, des vaches appartenant à des cultivateurs du Rouergue; ils les nourrissent, profitent de leur lait et payent une somme de ... au propriétaire. Sur les montagnes d'Aubrac, où les vaches restent du 25 mai au 13 octobre, le propriétaire de l'herbage paye au propriétaire des vaches 30 francs par tête ou 60 livres de fromage et 7 livres de beurre. C'est le prix moyen pour les vaches qui donnent, le 25 juin, dix écuellées de lait, le 15 août, huit, et le 8 septembre, six. On paye plus pour celles qui dépassent cette moyenne et moins pour celles qui ne l'atteignent pas. Les veaux, il en est élevé deux pour trois vaches, appartiennent au propriétaire des vaches. On compte que le petit-lait, employé pour engraisser des porcs, paye le vacher, et que le fromage reste pour payer le loyer de la vache et de l'herbage.

Dans les Pyrénées-Orientales, l'Ariége, les troupeaux sont composés de 1,000 à 1,500 bêtes de tout âge et de tout sexe. Ils appartiennent à trois, quatre communes qui les envoient sur des montagnes louées ou sur des montagnes communales. Chaque troupeau est confié à la garde de deux ou de trois vachers qui gagnent de 120 à 130 francs pour la saison. Les propriétaires des animaux ont en outre à payer une petite redevance par tête de bétail pour le sel et pour payer le pacage si la montagne est louée.

En France le pâturage des montagnes dure de la fin d'avril, du courant de mai ou du commencement de juin jusqu'à la fin de septembre ou au commencement de novembre selon que le pâturage est plus ou moins abrité et le pays plus ou moins précoce.

Dans les montagnes de la Suisse, les vaches quittent les

bouveries du milieu à la fin de mai, selon que les Alpes sont printannières ou tardives. Les basses montagnes sont les plus précoces. On y conduit les troupeaux au commencement de la saison, et on les fait monter à mesure que l'herbe pousse dans les lieux plus élevés. Ils y passent tout l'été, et on les fait descendre dans les pâturages bas à l'approche du mauvais temps. On appelle pâturages de neige des lieux abrités où la neige reste peu de temps, et où l'on conduit les troupeaux quand les lieux élevés sont encore couverts de glace.

En parlant des races nous avons dit que le pâturage à la montagne n'est pas favorable à l'amélioration de l'espèce. Il ne permet ni de soigner le régime des élèves ni de régler les appareillements; mais il facilite l'utilisation des montagnes et des plaines par le déplacement des animaux selon les saisons. Il est favorable aussi à l'exploitation du lait. C'est à une association organisée d'abord en vue de faire garder économiquement leur bétail, que les Suisses et les Francs-Comtois doivent l'idée si avantageuse de leurs fromageries de société.

Dans nos plaines et dans nos vallées on nourrit le bétail, d'abord dans des pâturages précoces, ici dans les marais, là dans les friches, jusqu'après le fauchage et la moisson. Pendant l'été et l'automne on leur livre, selon les pays, les prairies naturelles ou les prairies artificielles en prenant, dans ce dernier cas, les précautions convenables pour que ce pâturage n'occasionne pas d'accidents; le pâturage dure au printemps et en automne de huit heures du matin jusqu'au soir; et en été de cinq à six heures le matin, et de trois à quatre heures le soir.

Nos cultivateurs comptent trop, généralement, sur les ressources naturelles du pays pour nourrir le bétail; il en résulte qu'ils l'alimentent très-inégalement et qu'ils retirent peu de profit du cheptel. C'est à l'aide des fourrages ensemencés pris sur place ou consommés au râtelier qu'ils devraient chercher à estiver leurs bestiaux d'une manière uniforme.

Dans la distribution des pâturages, on livre les plus fertiles successivement aux bœufs à l'engrais, à ceux qui travaillent, et aux vaches à lait. Les plus mauvais sont réservés pour les élèves. Sur nos montagnes on distingue des pâturages à engrais, des pâturages à vaches, des pâturages à taureaux et à génisses et des pâturages à brebis selon que ces herbages conviennent aux uns ou aux autres de ces animaux. Vers la fin de la saison on met, comme dans la plaine, les vaches dans les herbages que viennent de quitter les bœufs à l'engrais, les élèves dans ceux des vaches, et les moutons dans ceux des taureaux. On doit toujours réserver aux animaux jeunes et légers les sommets escarpés où les glissades sont à craindre.

Les bêtes à cornes, comme tous les animaux libres, se rassemblent, pendant le mauvais temps, derrière les haies au pied des collines, il est indispensable de leur fournir des abris dans les contrées exposées aux brusques changements de temps ; il n'est pas d'orage, de grêle tombant sur des vaches qui ne leur fasse perdre le lait pour deux ou trois jours, disent les vachers expérimentés de l'Auvergne; pour les préserver, on doit les conduire dans les vacheries, sous des hangars, dans des parcs abrités ; à l'approche d'un orage, le vacher doit faire avancer le troupeau vers la vacherie, surtout l'éloigner des lieux fortement escarpés car les animaux effrayés par les éclairs, par le tonnerre, excités par l'état électrique de l'air, courent avec précipitation et peuvent tomber dans des précipices.

Quand il y a dans les herbages des arbres à fruits, on doit mettre aux vaches une martingale. Ce harnais se compose d'une sangle quelquefois retenue en arrière par une fessière. De cette sangle part une courroie qui passe entre les jambes de devant et va se fixer au licou ou aux cornes. Cet appareil a pour but d'empêcher les vaches de lever la tête pour manger les fruits et de prévenir ainsi les avortements.

§ 2. — Nourriture des bêtes à cornes à la bouverie.

C'est pour le bœuf qu'on cultive la plus grande partie des récoltes fourragères ; aucune nourriture ne lui est particulièrement appropriée, il se trouve également bien des plantes les plus différentes.

La pratique de nourrir les bestiaux à l'étable durant toute l'année se propage à mesure que les pâturages diminuent et que l'on cultive et récolte plus de plantes fourragères. Aujourd'hui la stabulation permanente est en usage chez beaucoup de cultivateurs en Prusse, dans la Flandre, en Angleterre, dans le Palatinat et même en France. Ce régime n'est suivi que dans les pays où l'agriculture est avancée et les fourrages abondants : les animaux qui y sont soumis sont généralement bien nourris. Nous étudierons le régime d'été et ensuite celui d'hiver.

PRINCIPES GÉNÉRAUX DE L'ENTRETIEN A L'ÉTABLE. — On doit d'abord prendre les soins convenables pour récolter et conserver les fourrages ; il faut ensuite leur faire subir des préparations propres à les rendre plus recherchés des animaux, plus faciles à digérer, et plus nutritifs. Le simple mélange des aliments est une opération très-facile et qui peut avoir les plus grands résultats, surtout pour les animaux constamment nourris au râtelier. Ce que nous avons dit à ce sujet dans l'*Hygiène générale* s'applique à tous les animaux. Il en est de même de la nécessité de faire consommer d'abord les plus mauvais fourrages et de préférence pendant les temps froids, quand les animaux travaillent peu, d'alterner les substances aqueuses et celles qui sont sèches, d'administrer ces dernières avant les boissons, et de donner toujours une nourriture variée.

Les bêtes bovines de rente doivent être abondamment rationnées ; il n'y a pas à craindre comme pour les chevaux qu'elles deviennent trop grasses ; si on leur donne une quantité convenable de nourriture, elles la payent toujours en fumier, en lait, en chair, en graisse ; tandis que les aliments qu'elles consomment sont perdus si elles n'en prennent pas au delà de leur ration d'entretien. Pour les bêtes de travail, il faut régler la nourriture sur la fatigue qu'elles éprouvent de manière à les tenir constamment dans le même état ; le passage de la maigreur à l'embonpoint est nuisible à la santé ;

d'ailleurs la nourriture qui sert à les engraisser est perdue, car dans la saison du travail elles perdent la graisse produite.

Lorsque les bœufs ne travaillent pas, ce qui en France arrive souvent pendant l'hiver, il faut leur administrer les mauvais fourrages, les pailles, les foins plats : une nourriture trop succulente, donnée en quantité suffisante, les engraisserait, les rendrait mous, et, donnée en petite quantité, ne les soutiendrait pas convenablement, ne les préserverait pas de la faim ; des aliments médiocres sont alors préférables, si on les administre avec les précautions nécessaires pour entretenir les forces des animaux.

Nourriture d'été. — Les fourrages verts sont plus nutritifs et plus salutaires que le foin et la paille. Les principes végétaux qui n'ont pas été desséchés sont plus solubles, d'une digestion plus facile, que ceux qui ont perdu l'eau qui les tenait en dissolution. Les fluides renfermés dans l'herbe remplacent ceux qui se perdent par les sécrétions, et les animaux prennent moins de boisson à la fois. En faisant usage des fourrages verts, on économise les frais de fanage et de conservation des foins ; l'on prévient la perte énorme qui a lieu en feuilles, en graines pendant la dessiccation, et l'on obtient un fumier plus abondant et meilleur, ayant, dit-on, un tiers de plus de valeur que celui fourni par les foins et les pailles. L'herbe qui n'a pas été desséchée a, sur le foin, l'avantage de faciliter la sécrétion du lait.

C'est en automne qu'il faut penser à la nourriture qui devra être donnée au printemps. Les vesces, le colza, le seigle, l'orge, le farouch, sont les plantes les plus précoces. A compter de la fin du mois d'août, on doit commencer à semer ces plantes, en ayant soin d'espacer l'ensemencement, afin d'avoir des fourrages verts durant tout le printemps.

Après l'hiver, on donnera l'herbe plus ou moins à bonne heure, selon les provisions que l'on a de foin et de racines ; il faut commencer l'usage des fourrages verts aussitôt qu'ils peuvent être fauchés ; quoique les plantes soient jeunes, aqueuses et peu nutritives, on ne doit pas hésiter à en faire usage le plus tôt possible. La première fois, on administrera

l'herbe verte, surtout si elle est très-tendre, mêlée au foin ou
à la paille ; quelquefois il est avantageux de soumettre le mélange pour le rendre plus intime à l'action du hache-paille.
On ménage ainsi le changement de régime, on prévient des
maladies et on conserve la force des animaux. On cesse complétement l'usage du sec à mesure que l'herbe devient ferme,
nutritive, et que les animaux s'y habituent.

Le plus souvent, on commence l'usage du vert par les vesces,
le farouch, seuls ou mêlés à une céréale, au seigle ; après le
farouch, on donne la luzerne, et enfin le trèfle. Il faut régler
la coupe des prairies vivaces de manière que la partie qu'on
a fauchée la première puisse l'être une seconde fois quand la
prairie entière a été fauchée ; pour en retarder une partie,
quelques agriculteurs la font pâturer par les moutons quand
elle commence à pousser.

Le trèfle et la luzerne sont des fourrages extrêmement précieux qui, coupés à temps, peuvent entretenir les bêtes de
travail ; aussitôt après l'hiver, on sèmera les plantes qui, durant l'été, devront alterner avec ces deux précieuses légumineuses ; on les sèmera comme celles d'automne, de manière
qu'elles durent toute la belle saison. Avec de telles précautions, on ne craindra pas le manque de nourriture.

On sèmera de préférence les gesses, les pois d'été, les
vesces surtout, seules ou avec l'avoine, les panics ou millets,
le maïs. Ce dernier doit tenir une grande place dans la nourriture d'été ; si on sait le semer à temps, il peut former la
base de l'entretien du bétail jusqu'au mois d'octobre.

Dans quelques localités, on donne, en été, au râtelier, les
secondes coupes des prés ; mais cette pratique ne peut convenir que là où se trouvent beaucoup de prés naturels, car on
doit toujours, dans les contrées où l'on a peu de fourrages
d'hiver, faire sécher le produit de ces prés beaucoup plus
facile à transformer en foin que le trèfle et la luzerne.

« On peut également, dit le baron Crud (1), nourrir les
bêtes pendant une partie de l'été avec des feuilles d'arbres.

____

(1) *Économie théorique et pratique de l'agriculture*, p. 278.

Les habitants du Bolonais et de la Romagne ne manquent pas d'effeuiller, pour cet usage, non-seulement les frênes, les peupliers et les chênes, mais encore la totalité des ormeaux qui soutiennent leurs vignes ; et leur bétail de trait trouve, dans cette espèce de fourrage, une fort bonne nourriture. Ils font succéder, à la feuille d'ormeau, celle des vignes, puis le marc du raisin ; ils se servent aussi de celui-ci pour commencer l'engraissement des bêtes qu'ils destinent à la boucherie. »

Dans les montagnes du Tyrol, on donne la jeune ramée de pins finement coupée et saupoudrée de sel ; comme dans nos montagnes de la Loire, on plante des frênes dans le but d'en faire manger les feuilles si appétées du bétail ; on forme ainsi ce qu'on appelle des prairies aériennes, moins exposées à la sécheresse que les gazons.

Enfin, si l'on a d'assez grandes quantités de racines fourragères, on peut en donner aussitôt qu'elles sont formées ; mais il est le plus souvent à propos de les garder pour l'hiver ; de même qu'il ne faut compter sur les feuilles fournies par ces racines que pour l'arrière-saison.

L'*administration* des fourrages verts exige des précautions ; on sèmera près de la ferme ceux qu'on veut faire consommer avant leur dessiccation, pour avoir la facilité d'en couper peu à la fois et de revenir très-souvent au pré. Dans les exploitations un peu considérables, un valet doit être spécialement chargé d'aller au vert. Les fourrages seront, au moment même où on les porte, placés dans les râteliers ou en couches minces dans une décharge, pour prévenir leur fermentation ; l'herbe qui est fanée est salubre, mais celle qui est échauffée est très-nuisible.

La crainte de donner des indigestions à leur bétail empêche beaucoup de cultivateurs de le nourrir avec des fourrages verts, et l'on croit généralement que les plantes sont surtout dangereuses quand elles sont mouillées. En parlant de la nourriture du mouton, nous dirons que c'est le contraire qui a lieu. Les animaux mangent avec moins d'avidité de l'herbe couverte de pluie ou de rosée que de l'herbe égouttée, et quelques agriculteurs mouillent, avant de les distribuer, les plantes qui leur paraissent susceptibles d'occasionner des indigestions. Du reste, ces accidents sont beaucoup plus fréquents dans le Midi, où les plantes sont plus rarement mouillées que dans le Nord.

Mais les plantes fanées, plus nutritives, sont plus favorables au développement des animaux, et quand l'herbe est très-vigoureuse, il est toujours bon de la couper et de la laisser rendre une partie de son eau de végétation avant de l'administrer. En la distribuant régulièrement et peu à la fois, on n'a pas à craindre les indigestions, quel que soit son état.

L'herbe verte, fauchée au moment favorable, quand les plantes sont en fleurs, et donnée en quantité convenable, entretient tous les animaux qui ne travaillent pas et les vaches à lait; elle suffit aussi au bétail qui ne fait qu'un léger travail. D'après le baron Crud, le foin, même avec un peu de grains, ne vaut pas l'herbe verte.

La valeur nutritive des plantes vertes varie selon la nature du terrain où elles ont poussé et l'humidité du temps. Nous avons rationné deux bœufs avec 45 kilogrammes de regain de luzerne, tandis que, d'autres fois, nous donnions 80 et jusqu'à 90 kilogrammes du même fourrage. Ce dernier avait poussé dans une meilleure terre et sous l'influence de pluies fréquentes : le premier avait souffert de la sécheresse, mais il était encore vert cependant. Il est rare que la différence soit aussi grande.

On doit distribuer le vert à discrétion aux animaux : leur appétit est le seul guide qu'il faille suivre pour les rationner. Il y a des bœufs qui en consomment, en vingt-quatre heures, de 60 à 65 kilogrammes; en général, on doit leur en donner une quantité moindre, par exemple, de 30 à 40 kilogrammes, auxquels on ajoutera de 4 à 8 kilogrammes de foin, et, si les animaux font des travaux pénibles, quelques litres de grains ou de graines.

Les résidus des féculeries, ceux des sucreries, des distilleries d'eau-de-vie, donnent un très-bon moyen de nourrir économiquement le bétail. Ces substances reviennent ordinairement à très-bas prix; données avec le foin, la paille,

elles ont, comme les **racines**, l'avantage de rafraîchir l'économie animale, de relâcher les intestins, et de maintenir les
animaux en bon état de santé, en prévenant l'échauffement
qu'occasionnent les fourrages secs. Les tourteaux, résidus
des huileries, servent d'ordinaire à l'engraissement.

Une petite quantité de ces aliments, mêlée aux fourrages
ordinaires, produit de très-bons effets. Il suffit d'administrer
des fourrages secs, hachés, avec des résidus mous ou délayés
dans l'eau, pour changer en peu de temps l'état des animaux,
pour rendre le poil luisant et la peau moite, pour leur donner
enfin toutes les apparences d'une belle santé.

Les grains, les graines, les farines doivent être réservés
pour les bêtes qu'on engraisse, pour les vaches à lait, pour
les jeunes élèves et pour tous les animaux soumis à des travaux pénibles. Ces aliments, rarement donnés sans avoir été
écrasés ou ramollis, étant faciles à prendre, contenant, sous
un petit volume, beaucoup de principes nutritifs, abrégent la
durée des repas, soutiennent bien les animaux et permettent
de les faire travailler longtemps sans leur donner à manger.

Nourriture d'hiver. — Il faut, en automne, cesser l'usage
des plantes vertes le plus tard possible, et quand on commencera l'administration des fourrages secs, on n'oubliera pas
que les aliments aqueux sont indispensables au bon entretien des animaux; ils varient la nourriture, tiennent le
ventre libre, rafraîchissent, corrigent les mauvais effets du
foin et de la paille et augmentent beaucoup la valeur du fumier. C'est dans les cultures sarclées, dans les fourrages racines, qu'il faut chercher des ressources pour l'hiver. La betterave, le turneps, le rutabaga, les choux, doivent être les
principales ressources des fermiers. On donne ces fourrages
frais par petites rations et on alterne leur administration avec
celle de la nourriture sèche; souvent il est même préférable
de mêler les racines cuites et délayées avec les foins et les
pailles hachés.

Le regain, surtout celui des légumineuses, le millet, la
bonne paille de lentilles, celle d'avoine, forment une excellente nourriture pour les ruminants. Le trèfle, la luzerne, le

sainfoin, fanés, bien récoltés, nourrissent sans grains les bêtes de travail et peuvent même commencer l'engraissement.

Le foin des prairies permanentes, plus cher que les fourrages dont nous venons de parler, convient généralement moins pour les bœufs, surtout celui des prés gras, que pour les chevaux. Le regain, le foin court, fin, des prés de montagne est plus recherché par les ruminants. Le premier donne plus de lait aux femelles, et le second peut être donné aux bêtes à l'engrais.

Rations des bêtes à cornes. Nous rappellerons que la quantité de nourriture qui est nécessaire pour entretenir un animal n'est jamais constante. On suppose qu'elle est, en bon foin de prairie naturelle, égale au cinquante-cinquième du poids de l'animal s'il reste en repos; au cinquantième s'il travaille, et au trente-cinquième pour les bonnes vaches à lait. De sorte qu'il faut 10 kilogrammes de bon foin de prairie naturelle, ou l'équivalent d'autres fourrages, pour l'entretien d'un bœuf de 600 kilogrammes en repos; 12 kilogrammes pour le même animal qui travaille; 17 kilogrammes 140 grammes pour la vache qui donne du lait; mais on sait que plusieurs circonstances, la taille, l'âge, l'état des animaux et leurs besoins, les rendent plus ou moins exigeants.

Il est très-important, dans l'entretien des grands ruminants, de ne régler les rations que d'après l'observation. Les aliments qui forment la base de ces rations, le foin, l'herbe, les racines, varient tellement d'une année à l'autre, et même d'une saison à la saison suivante, que les résultats obtenus une fois ne peuvent pas toujours servir de guide pour une autre. Parce que 10 kilogrammes de foin et 10 kilogrammes de betteraves nourrissent bien un bœuf une année, il n'est pas certain que cette quantité formerait la ration la plus convenable l'année suivante.

En suivant les principes que nous avons donnés (*Hygiène générale*) sur la valeur des divers fourrages, on peut facilement constituer la ration qui, approximativement, convient pour entretenir les animaux. Il faut d'abord former, d'après ces principes, la ration que l'on croit la plus convenable, et bien observer les effets qu'elle produit.

Est-elle prise avec avidité, les animaux regardent-ils encore de côté quand ils l'ont mangée; tardent-ils un certain temps à se coucher après leur repas terminé, elle est insuffisante, quel qu'en soit le poids. Si des animaux qui travaillent sont faibles, maigrissent, si en rentrant à l'étable ils cherchent dans la crèche avec avidité, c'est encore une preuve qu'ils ne sont pas suffisamment nourris. Si, au contraire, ils ne vident pas complétement la crèche et le râtelier, s'ils ont l'air de regarder les aliments avec dégoût, il faut diminuer la ration.

C'est encore par l'observation qu'on doit arriver à connaître la quantité de chaque fourrage à donner aux animaux : les excréments sont-ils mous, le flanc devient-il creux, on donne trop de racines ou trop d'herbe. Si, au contraire, les excréments sont noirs, fermes, qu'ils conservent la forme du rectum; si le poil devient sec, un peu terne, il faut augmenter la quantité des aliments aqueux.

Sans mesures ni balances, mais en observant les animaux, le nourrisseur attentif connaît ce qui convient à son bétail, et peut ainsi le nourrir de la manière la plus profitable. Mais il doit renouveler, de temps en temps, ses observations, notamment quand il change de fourrage, quand il entreprend ou qu'il cesse certains travaux, quand les vaches commencent à donner du lait et quand elles tarissent. En règle générale, il y a plus de perte à nourrir maigrement qu'à forcer en nourriture. Il est presque toujours avantageux d'augmenter la ration jusqu'à ce que les animaux commencent à laisser du fourrage au râtelier.

Distribution des rations. Nous rappellerons que les bêtes à cornes prennent leur repas en peu de temps, mais qu'après avoir ingéré leur nourriture elles ont besoin de ruminer.

En parlant de l'engraissement et des vaches à lait, nous indiquerons la manière particulière dont il faut les nourrir. Quant aux bœufs de travail, on doit choisir pour les faire manger les heures les moins favorables aux travaux. Le nombre des repas qu'il faut donner à un bœuf est variable selon les commodités que l'on a de le faire manger. En général, les repas rapprochés et plus petits sont favorables, ils n'occasionnent pas d'indigestions, la nourriture est mieux élaborée, et les animaux se reposent, prennent haleine pendant qu'ils mangent. En été, les attelages travaillent le soir et le matin, mangent au milieu du jour, et avant comme après le travail. En hiver, on ne les fait manger le plus souvent que deux fois ; mais on a remarqué que les animaux se trouvent bien d'un troisième repas, d'un réveillon, qu'on donne le soir pour couper les longues nuits.

AVANTAGES ET INCONVÉNIENTS DE LA STABULATION PERMANENTE. — Il est bien reconnu que l'entretien du bétail à l'étable nécessite moins de terrain que le régime pastoral ; il suppose qu'on a remplacé les jachères, les friches, par des récoltes de plantes qui, en raison de l'époque de leur végétation, de la longueur de leurs racines, et de leurs propriétés hygiéniques, conviennent le mieux pour utiliser les terres et pour nourrir les bestiaux.

En second lieu les engrais qui s'échappent du corps animal sont en partie perdus dans les prés ; les excréments solides que les animaux déposent par tas brûlent l'herbe et sont en partie détruits par les insectes, ou entraînés par le vent et la pluie.

Dans les étables, les excrétions liquides comme les excrétions solides peuvent être ramassées ou absorbées par les litières et produisent des quantités beaucoup plus considérables de matières fertilisantes.

Le régime de la stabulation, sinon permanente, du moins longtemps continuée, est indispensable pour établir une agriculture active : c'est seulement en le pratiquant que l'on peut produire de grandes quantités de fumier, récolter beaucoup de fourrage, accroître le cheptel, le nourrir copieusement et fournir en définitive à la terre l'engrais nécessaire pour imprimer à la production des récoltes la grande activité sans laquelle il n'est pas possible de retirer de forts bénéfices d'une exploitation rurale.

14.

Le régime de la stabulation est-il favorable aux animaux ?
Il est certain que si nous entretenions le bétail dans le but
de l'avoir vigoureux, bien portant et rustique, le système qui
se rapprocherait le plus de ce qui a lieu dans l'état de nature
serait le meilleur. Mais ce n'est pas là le but vers lequel nous
tendons, et les animaux que nous élevons à l'étable, moins
agiles et moins rustiques, n'en ont que plus de valeur. A cet
égard l'expérience est faite pour toutes nos espèces domestiques. Si dans quelques cas les animaux, constamment tenus
à l'étable, contractent des maladies, c'est la conséquence
d'une stabulation vicieuse, d'un aérage insuffisant, non en
rapport avec la nourriture. Dans tous les cas, les inconvénients de ce régime peuvent être généralement évités en
employant le bétail pour aller chercher le fourrage vert, pour
enlever le fumier et, au besoin, en le faisant parquer pendant quelque temps, tous les jours, dans une cour ou dans
un verger. Ces travaux, ou plutôt ces promenades, le fatiguent peu et ne diminuent pas sensiblement le produit en lait
des vaches qui y sont habituées.

L'entretien à l'étable prévient même beaucoup de maladies.
Avec les ressources qu'offrent les diverses cultures on peut
nourrir les animaux plus uniformément et avec plus d'abou-
dance qu'avec le système pastoral ; on a moins à craindre les
indigestions avec ou sans météorisme ; les animaux sont
moins exposés aux coups de sang, au gros foie, que si, ayant
été mal nourris en hiver, ils trouvent au printemps une abondante nourriture dehors ; ensuite la facilité de mêler l'herbe
avec des fourrages secs au râtelier prévient beaucoup d'accidents. Dehors le bétail souffre de la chaleur, du froid, de la
pluie, des insectes et de l'humidité, qui peuvent produire
les plus graves maladies : on a vu de tout temps, dans les années très-pluvieuses, les animaux nourris à l'étable préservés
de la pourriture, quand cette maladie régnait sur tout le bétail allant au pâturage.

Mais l'entretien à la bouverie est dispendieux, car les soins
de propreté sont plus nécessaires aux animaux qui séjournent dans les étables et qui se couchent sur le fumier, qu'à

ceux qui vivent dans les pâturages, qui peuvent à volonté se frotter contre des corps durs et qui respirent un air pur. Aussi le régime de la stabulation emploie-t-il plus de main-d'œuvre que le système pastoral. A cet égard il est plus profitable à la petite culture qui emploie une personne pour garder deux ou trois vaches, qu'à la grande qui nourrit de nombreux troupeaux. Il est à désirer qu'il s'étende dans les pays où les propriétés sont très-divisées, et où les enfants employés à garder le bétail, ne font que s'accoutumer à marauder et à faire les paresseux. Le pâturage est pour beaucoup de nos campagnes une pratique ruineuse pour ceux qui en profitent et démoralisante pour la jeunesse.

Il résulte de l'examen qui précède que la stabulation n'offre aucun inconvénient grave qui doive y faire renoncer dans tous les cas, mais aussi qu'elle n'offre aucun avantage qui doive la faire pratiquer partout et toujours. Elle n'est praticable que dans les pays où l'agriculture est assez avancée et les terres assez fertiles, pour fournir abondamment la nourriture que nécessite le séjour continuel des animaux à l'étable ; elle cesse d'être avantageuse si l'on a de grands pâturages communaux ou de grandes surfaces de terrain qui doivent être laissées en gazon. La grande valeur qu'acquièrent, dans quelques pays, certains sols quand on les met en pâturage, malgré les dépenses de clôture, de hangars, de pâtres, prouve que dans ces pays le régime pastoral est préférable à la stabulation.

§ 3. — Régime mixte.

Le régime mixte est celui où les animaux reçoivent une partie de leur nourriture quotidienne au râtelier et une autre partie au pâturage. Ce mode de nourrir est usité transitoirement pour passer du régime vert au régime sec et *vice versâ*. Il devrait l'être aussi en été et il l'est au moins quelquefois, lorsque les herbages ne fournissent pas une nourriture suffisante aux animaux.

Aussitôt que l'herbe commence à pousser, les cultivateurs, si nombreux encore, qui font des récoltes de fourrages insuffisantes, conduisent leurs vaches et leurs élèves sur les friches et les chaumes de l'année précédente, ou sur des étangs comme dans la Dombes, ou sur les bords des chemins. On donne ou on ne donne pas, selon les ressources de la ferme, un léger supplément de nourriture, toujours en mauvais fourrage. Le plus souvent les animaux n'ont que le pâturage, et ils ont tant souffert pendant la mauvaise saison, que cette nourriture suffit pour les refaire rapidement.

En été, aussitôt après la fauchaison, on livre au bétail quelques prés, généralement les plus mauvais, et on le fait revenir, de temps en temps, dans les friches appelées *devèzes* qui avaient formé le principal pâturage du printemps.

C'est en alternant ainsi les diverses pâtures qu'on passe l'été. Si cette saison est trop sèche, on met les bois à profit.

Dans la Lorraine, la Bourgogne, la Champagne, la Franche-Comté, où la vaine pâture est pratiquée, le bétail est très-inégalement nourri. Vers la fin du mois d'août et vers le mois de septembre, les vaches vivent très-maigrement en troupeaux sur les prés, les chaumes et quelques gazons communaux. Le soir, chaque propriétaire, quand la saison est fort sèche, donne au râtelier un petit supplément consistant le plus souvent en herbes ramassées dans la journée.

Les bœufs de travail sont conduits d'abord dans de bonnes friches, et dans les prés après le fauchage. La nécessité de les faire travailler oblige à leur donner un supplément de nourriture à la bouverie. Une brassée de maïs, plante qui prospère si bien en été, est peut-être la distribution la plus convenable dans cette circonstance. On les conduit dans les pâturages le matin et quelquefois le soir après l'attelée. Cette pratique entraîne de nombreux accidents ; pour les diminuer, il faut que les bœufs n'aillent brouter l'herbe couverte de la rosée de la nuit, qu'après avoir pris une ration de nourriture sèche ; et le soir, après le travail, on ne doit les conduire au pré que lorsqu'ils sont refroidis. C'est surtout en automne, lorsque les marais sont à sec, les jours encore très-chauds, et les nuits longues et déjà froides, que le pâturage du soir et celui du matin sont dangereux ; les bœufs contractent la péripneumonie gangréneuse, le charbon, en allant pâturer sur les bords des marais après avoir travaillé pendant le jour.

En hiver on soumet encore le bétail à un régime mixte. Dans beaucoup de départements du Midi, là où l'on récolte peu de fourrages artificiels, on fait sortir les vaches et les élèves pendant les beaux jours ; on les conduit dans les bruyères, les genestières exposées au Midi. Ces animaux brouttent quelques plantes à moitié sèches et quelques brins d'herbe. Avec le peu de mélée (mélange de foin et de paille) qu'ils reçoivent au râtelier, ils passent l'hiver.

Dans les Pyrénées, on conduit les animaux qui ont estivé sur la montagne dans les pâturages des vallées, souvent auprès des maisons. On donne au râtelier un peu de foin ou de la paille de millet, ou un peu de mélée.

L'entretien des animaux à l'étable, appelé *hivernage*, ne dure donc que pendant le mauvais temps.

Le régime mixte, tel qu'on le pratique dans les contrées où l'on suit la culture triennale, où l'on ne récolte que du foin et de la paille, pour nourrir les bêtes à cornes à la bouverie, est très-parcimonieux. Les bestiaux sont généralement très-mal nourris pendant l'hiver ; ils ne reçoivent que de la paille de seigle, d'avoine et un peu de foin mêlé sans précaution ; aussi donnent-ils peu de produits, sont-ils faibles, mous ; et les vaches ne fournissent-elles par jour que de 3 à 4 litres de lait, dont le beurre est de mauvaise qualité. On n'obtient pas même de bons engrais, car le fumier est maigre, sec. Avec ce régime, il y a perte du peu de nourriture que l'on donne, perte du temps, perte de l'intérêt de la valeur représentée par les animaux et grande chance de perte par les maladies.

Il serait facile aux cultivateurs, là même où l'agriculture est le moins avancée, dans la Bretagne, la Lozère et l'Aveyron, de mieux nourrir leur cheptel ; tous pourraient, lors de la récolte, stratifier les foins, les pailles, et les hacher convenablement avant de les administrer ; ils pourraient même les faire infuser dans l'eau, les arroser d'eau salée, ou les mêler à un peu de farineux ou de tourteaux, ou à des racines cuites, les donner ainsi sous forme de soupes, de mélanges aqueux et de provendes économiques. Les fermiers qui donneraient à leurs vaches les soins qu'elles réclament trouveraient, à la fin de l'année, que le temps employé aux travaux les plus pénibles de la campagne, est loin d'être aussi productif que les moments passés à préparer la nourriture de leur cheptel.

Du reste, dans les environs des villes, dans le département de Seine-et-Oise, dans le département du Nord et dans les environs de Lyon, sur le Mont-d'Or et dans le Dauphiné, on voit les moyens que nous recommandons pratiqués avec beaucoup d'intelligence. C'est en les employant qu'on parvient à entretenir très-bien avec des produits presque sans valeur, des vaches et des chèvres qui donnent un très-bon revenu.

Le régime mixte est conseillé et pratiqué par quelques agronomes comme la meilleure méthode d'entretenir les animaux. On conçoit, d'après ce que nous avons dit de la stabulation permanente, qu'il peut en effet y avoir avantage à faire pâturer le gros bétail, si le système pastoral est combiné avec le régime de la stabulation, de manière à éviter les inconvénients des deux systèmes.

SECTION III.

PANSAGE.

On trouve aujourd'hui chez les bons cultivateurs, pour l'usage des bêtes à cornes, les instruments qui servent à effectuer le pansage du cheval. Cependant quelques-uns emploient encore en guise d'étrille une carde en partie usée, qui n'est plus propre à carder la laine. Cet instrument nettoie les parties planes où la peau est unie, mais il est trop large pour les régions qui présentent des inégalités. On se sert aussi, pour exécuter le pansage, d'une branche de houx dont les piquants, quoique enlevant peu de matières à la peau, excitent cette membrane et tiennent le poil lisse.

MANIÈRE D'EFFECTUER LE PANSAGE. — Les ruminants devront être pansés tous les jours. Le bouvier enlèvera chaque matin avec un couteau de chaleur, qui peut être en bois, les excréments qui adhèrent à la peau des animaux ; il passera ensuite une éponge mouillée pour rendre la peau propre, et enfin le bouchon pour la sécher. Lorsque la peau est sèche, le bouvier étrille ou brosse les différentes parties du corps. Ces opérations doivent être faites dans la matinée et vers la fin du repas. Le pansage détache les pailles, les graines de foin et la poussière tombées sur la peau pendant la distribution des fourrages.

Effets du pansage. — Le pansage produit sur les ruminants, comme sur les autres animaux, des effets locaux et des effets généraux. Les premiers sont mécaniques et physiologiques.

En détachant le fumier mou qui adhère au poil, et par les frictions exercées sur le pis des vaches laitières, le pansage produit des effets mécaniques qu'on n'observe pas au même degré sur l'espèce chevaline. Le nettoiement des mamelles doit être fait avec précaution, et, si on'les lave, on doit avoir soin d'essuyer la peau immédiatement après les lavages.

On dit que le fumier déposé sur le corps empêche les animaux de se lécher et prévient la formation des égagropiles : c'est une erreur ; les animaux qui ont le tic de se lécher et de lécher leurs camarades trouvent toujours des parties du corps où ils peuvent passer la langue. D'ailleurs, l'habitude de se lécher, résultant souvent du besoin qu'ont les animaux de prendre du sel, est rare sur les bêtes bien soignées et n'occasionne presque jamais d'accidents ; on ne doit pas, dans le but d'empêcher ce tic, laisser subsister une cause presque certaine de maladies.

Les effets physiologiques du pansage sont primitifs ou secondaires. Les premiers ne se font, le plus souvent, sentir que sur la peau et consistent en une excitation en général peu remarquée.

Les effets secondaires méritent plus d'attention. Ils consistent en une excitation générale, d'où résulte une déperdition plus grande des produits fournis par le sang aux organes sécréteurs, un appétit plus considérable et une digestion plus active.

Ces effets sont utiles ou nuisibles selon la destination des animaux et la manière dont on les nourrit.

Dans les bêtes de travail, dont toutes les fonctions doivent avoir une grande activité, le pansage est favorable. Les bœufs, régulièrement frictionnés, transpirent mieux, ont les articulations plus souples et travaillent davantage, s'ils sont convenablement nourris.

Le pansage, en favorisant l'exhalation cutanée, diminue la sécrétion du lait des vaches médiocrement nourries. Mais si les bêtes font peu d'exercice, si les mamelles sont excitées par les mains de la trayeuse, qu'on administre une nourriture convenable, l'excitation produite par les frictions rend le lait de bonne qualité sans en diminuer la quantité. Dans la Prusse rhénane, on a, dit M. Moll, l'excellente habitude d'étriller, chaque jour, les vaches nourries à l'étable; et si l'on considère ce soin comme superflu pour celles- qui pâturent, on a la précaution de les bouchonner fortement toutes les fois qu'elles ont été mouillées. Les personnes qui ont le palais délicat reconnaissent au lait si les vaches ou les ânesses qui fournissent ce liquide ont été bien pansées; car le lait des vaches qui couchent continuellement sur le fumier, est plus ou moins désagréable au palais. Vanhelmont voulait qu'on pansât assidûment les ânesses dont le lait était pris comme remède.

« Si dans beaucoup de cas on néglige pour l'entretien des vaches le pansement de la main, qui cependant leur est toujours utile, on ne doit jamais s'en dispenser pour les bêtes à l'engrais : elles doivent être étrillées et bouchonnées avec autant de soin que les chevaux. » (De Dombasle.)

Il est bien reconnu qu'en activant la digestion, le pansage est favorable à la production de la viande. Il a, en outre, l'avantage de nettoyer la peau et de prévenir les démangeaisons nuisibles à tous les animaux. (Voyez Engraissement, où nous parlons aussi de l'avantage de tondre les grands ruminants.)

SECTION IV.

HARNAIS.

Les harnais servent, les uns à faire travailler les animaux, les autres à les conduire ou à les fixer à la crèche.

§ 1. — Harnais qui servent pour le travail.

I. — *Du joug*.

Presque toujours très-simples, les jougs présentent un grand nombre de formes ; nous n'en distinguerons cependant que trois sortes : le joug double du front, le joug simple, et le joug multiple. Nous décrirons d'abord le premier, le plus répandu et le plus connu.

Le JOUG DOUBLE qui nous paraît le plus avantageux est celui qu'on emploie dans plusieurs départements du Midi et en particulier dans l'*Aveyron* ; il présente (*fig.* 27) sur sa face inférieure deux enfoncements A A destinés à s'adapter sur la tête des bœufs ; sur les parties latérales de chacun de ces enfoncements est faite une rainure B B B B destinée à recevoir la corne correspondante.

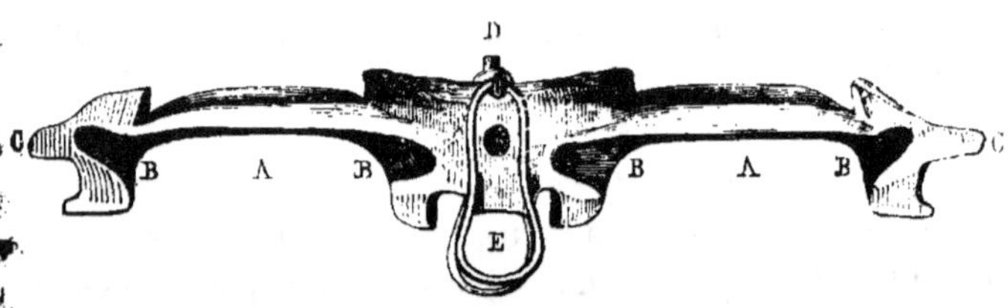

Fig. 27. — JOUG DE L'AVEYRON.

Ce joug embrasse exactement le sommet de la tête en s'appuyant seulement contre les cornes par les rainures. On peut le fixer invariablement à la tête des animaux au moyen d'une large courroie qui par une de ses extrémités tient à un clou, et qui, après avoir entouré la tête et les cornes, est arrêtée à la pointe C.

Si le harnais est bien fait la courroie ne touche les animaux que sur la base des cornes et sur le front où la peau dure, fixe, et toujours tendue, est peu sensible. Pour prévenir les pressions douloureuses et les plaies, on peut cependant garnir la région frontale d'une tresse de paille, d'un coussin ou d'un morceau de peau de mouton. Cette précaution est inutile si la courroie est assez large, de 40 à 45 millimètres, et si les ajustures qu'elle porte ne correspondent pas au front. Ce lien est retenu sur le bois par les cornes et par les épaulements que présente le joug.

Cette courroie a environ trois mètres de longueur pour chaque bœuf. Elle passe trois fois sur le front et deux fois autour de chaque corne; elle fixe ainsi les animaux d'une manière invariable. Dans quelques pays on la remplace par deux courroies fixées une de chaque côté de l'enfoncement A. Une de ces courroies porte à son extrémité libre une boucle dans laquelle vient se fixer l'autre. Cette boucle, correspondant plus ou moins au milieu du front, nécessite l'emploi d'un coussin pour préserver la tête de la pression. Quand il est bien assujetti, ce joug ne gêne pas les animaux et il est favorablement disposé pour l'emploi de leur force. Mais à cause même de sa perfection il a un inconvénient : il ne peut bien s'adapter qu'aux bœufs pour lesquels il a été confectionné et presque toujours le cultivateur qui renouvelle son attelage doit changer de joug.

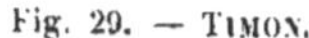

Fig. 29. — TIMON.

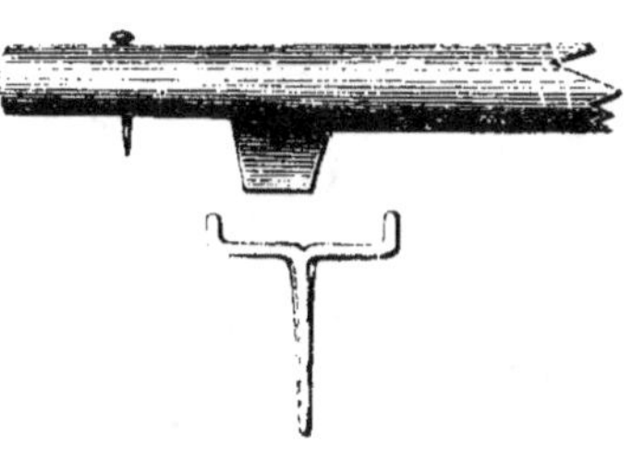

Fig. 28.

Pour fixer la voiture au joug on fait un trou au milieu de la face supérieure du harnais en B. Une pièce en fer (*fig. 28*) est placée dans ce trou. Les branches supérieures de cette tige dirigées l'une en avant, l'autre en arrière, portent chacune un anneau assez grand pour dépasser le joug inférieurement. C'est dans ces anneaux E (*fig.* 27) qu'entre le timon. Celui-ci (*fig.* 29) est retenu par un talon qui l'empêche d'avancer et par un cheville, *attelonière*, implantée dans un trou en avant des anneaux. Au moyen du talon et de la cheville le timon est fixé au joug : il s'appuie par la cheville contre l'anneau antérieur quand les animaux avancent et tirent la voiture et contre le talon quand ils la font reculer ou qu'ils la retiennent dans les descentes. Il est toujours fixé au joug d'une manière un peu lâche afin qu'il n'imprime pas à la tête des animaux de trop fortes commotions quand la voiture parcourt des routes rocailleuses ou à surface inégale.

Nous avons dit que le joug double présente une infinité de variétés. Le moins compliqué est celui qu'on emploie dans la *Franche-Comté* (*fig.* 30). C'est tout simplement un morceau de bois ayant deux larges échancrures pour s'adapter à la tête des animaux derrière les cornes ; les ouvertures placées de chaque côté des échancrures servent à recevoir les courroies pour assujettir le harnais. Le trou du milieu reçoit le timon qui y est fixé au moyen d'une cheville.

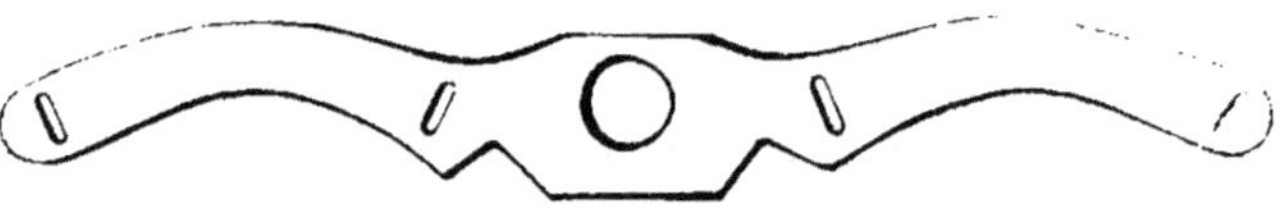

Fig. 30. — JOUG COMTOIS.

Tous les bœufs peuvent indistinctement être attelés à un joug ainsi confectionné, mais ils y sont mal assujettis : ceux-ci portent le nez au vent, ceux-là s'encapuchonnent, et les uns comme les autres, sont gênés, se fatiguent et cependant produisent peu d'effet. Une partie de la force qu'ils déploient est perdue.

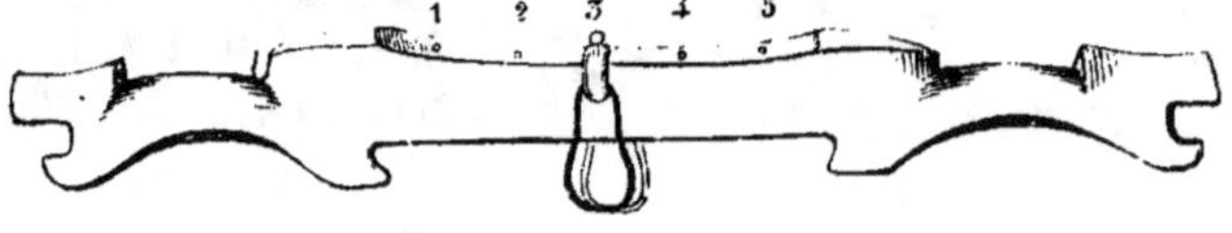

Fig. 31. — JOUATTE.

JOUATTE. — On appelle jouatte, dans le Midi, un joug (*fig.* 31) de 2 mètres de longueur environ dans lequel les enfoncements sont plus espacés que dans le joug ordinaire. Au lieu d'un trou 3 placé au milieu, ce joug porte quatre ou cinq trous 1, 2, 3, 4, 5, qui permettent de rapprocher l'attelage de la charrue ou d'un côté ou de l'autre. On se sert de la jouatte pour labourer les vignes et les récoltes plantées en lignes ; avec ce joug, lorsque la pièce de fer (*fig.* 28) est au trou 1, les deux bœufs sont très-inégalement éloignés du timon et l'un agit par un bras de levier cinq fois aussi grand que celui de l'autre ; il en résulte qu'il se fatigue beaucoup moins. Si les deux animaux sont de force inégale, cette disposition peut être avantageuse ; dans le cas contraire, il faut les changer de place de temps en temps, ou changer de temps en temps la disposition de l'attelage, après avoir laissé le timon au trou 1 pour une attelée, le mettre au trou 5 pour la suivante.

Inconvénients du joug. Le *joug double* est surtout défavorable lorsque les animaux qu'il réunit n'ont pas la même force et la même vivacité, qu'ils n'agissent pas avec la même vigueur et au même instant ; ils font peu de travail et il y en a cependant un qui s'épuise beaucoup.

Le seul avantage qu'il présente sous le rapport de l'emploi de la force, c'est le moyen qu'il donne de favoriser l'animal le plus faible. Pour obtenir ce résultat, on rapproche le timon du bœuf le plus fort, en rapprochant de ce dernier le trou D (*fig.* 27) qui reçoit la tige (*fig.* 28). On peut également favoriser l'un des bœufs en rendant moins profondes les rainures qui doivent en recevoir les cornes ; à cet effet, on place dans ces rainures des morceaux de drap, de feutre ou de cuir, qui les comblent en partie.

Pour justifier l'usage du joug double, on dit que ce harnais représente un levier qui favorise la force déployée par les animaux. On peut en effet trouver, dans l'attelage au joug, un levier du deuxième genre de chaque côté. La puissance est sur la tête du bœuf qui pousse, le point d'appui est sur la tête de l'autre bœuf, et la résistance au milieu. Si chaque bœuf agissait séparément, il serait donc favorisé ; mais lorsque deux animaux tirent à la fois, comme ils sont tous les deux dans les mêmes conditions, qu'ils se servent d'appui

réciproquement, ils ont ainsi les mêmes désavantages et l'a-
vantage définitif est nul. Ils ont à employer, au moyen du joug,
la force qui serait nécessaire s'ils tiraient directement la voiture.

Si les deux bœufs ne marchent pas bien de front, le tirage
peut être inégal, l'animal le plus avancé est favorisé; malheureusement ce dernier, dans les circonstances ordinaires,
est le plus fort, et il écrase son compagnon. Si l'on veut que
celui-ci soit favorisé, il faut l'avancer au moyen de corps placés dans les rainures qui en reçoivent les cornes, ou, comme
nous l'avons dit, éloigner de lui le timon.

Dans ce cas, on met en évidence le levier du deuxième
genre en constituant un levier de cette sorte à bras inégaux,
à l'avantage de l'un des bœufs.

Dans le tirage au joug double, les deux cornes ne produisent pas, pour un effort donné, le même effet. La corne, qui
est du côté de la pointe C (*fig.* 27), étant plus éloignée du
timon que la corne placée du côté E, agit par un bras de levier quatre ou cinq fois aussi long que celui de l'autre.

C'est avec la corne qui est en dehors que les animaux s'habituent à pousser. Aussi si l'on met à droite un bœuf habitué
à tirer à gauche, continuant à se servir de la corne droite, il se
fatigue en peu de temps; on le croit maladroit, il est fatigué
parce qu'il a fait en partie le travail de son compagnon. Nous
verrons qu'il est bon d'habituer les animaux, en les domptant,
à travailler à droite et à gauche.

JOUG SIMPLE. — Il
est composé d'une
seule courbure A,
et ne peut s'appli-
quer qu'à un animal
(*fig.* 32). Les rainu-
res BB reçoivent les
cornes. Il sert pour

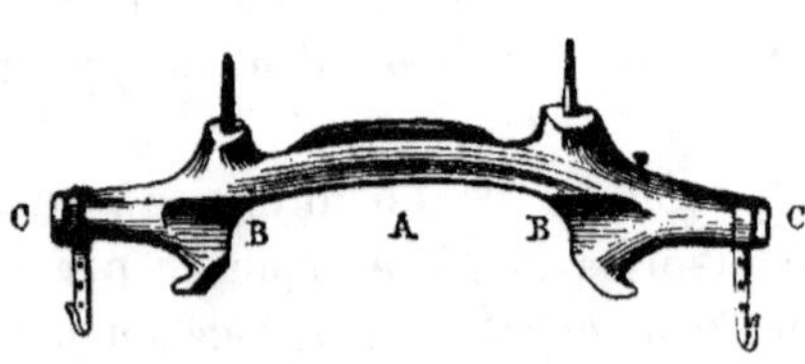

Fig. 32. — JOUG SIMPLE.

faire tirer les animaux en cheville au moyen de traits ou
entre des brancards qui se fixent, à des trous, ou à des crochets CC placés un de chaque côté du joug.

Avec le joug simple, les animaux sont libres, leur marche

est rapide, ils déploient beaucoup de force et se fatiguent moins qu'avec le double. Il permet d'atteler les animaux isolément et de substituer les ruminants aux solipèdes dans les binages des récoltes en ligne, dans les labours des terres fortes, pour mouvoir la machine à battre, etc. En mettant les animaux à la file, on n'emploie que ceux qui sont rigoureusement nécessaires, 1, 3, 5, au lieu de 2, 4, 6 qu'il en faudrait en les faisant travailler par paires. Le joug à un bœuf, dit M. des Colombiers, ne présente que des avantages; il a seulement l'inconvénient de ne pouvoir pas être employé pour les voitures à limon, ce qui limitera toujours son emploi dans les contrées où les travaux se font ordinairement avec des animaux attelés par paires.

Joug multiple. — En Italie, en Savoie, dans le Dauphiné, on emploie deux jougs : on en fixe un sur la tête, c'est le joug double ordinaire, et l'autre sur l'encolure en avant du garrot. Ce dernier est formé d'une pièce de bois légèrement aplatie dans les endroits qui doivent s'appuyer sur les animaux, et pourvue à son milieu d'une chaîne qui va s'attacher au timon. Les bœufs attelés avec le joug multiple tirent à la fois par la tête et par le garrot; mais une grande partie de la force qui agit sur le garrot est perdue, à cause de l'ouverture de l'angle formé par la chaîne et le timon : l'effort tend plutôt à soulever la voiture qu'à la tirer en avant; ces harnais ne réunissent pas les avantages du collier à ceux du joug, comme le croyait Olivier de Serres.

Joug normand. — Nous rapportons au joug du garrot le joug très-imparfait usité dans la Normandie (*fig.* 33). C'est une pièce de bois qui s'applique en avant du garrot où elle est très-imparfaitement fixée par un arc en bois disposé en forme de collier, et qui embrasse l'encolure; le trou carré du milieu sert à l'attelage.

Ce harnais très-simple fait tirer par l'encolure, par le garrot, mais il gêne les animaux, quoiqu'il les blesse rarement. Il a en outre l'inconvénient d'être fixé trop haut, et de placer la résistance loin de la ligne de tirage. A la vérité, les animaux ont la tête libre, mais cet avantage est loin de compenser les

inconvénients que nous venons de signaler. On emploie souvent en Normandie un joug simple, il est composé de la moitié de celui que nous représentons.

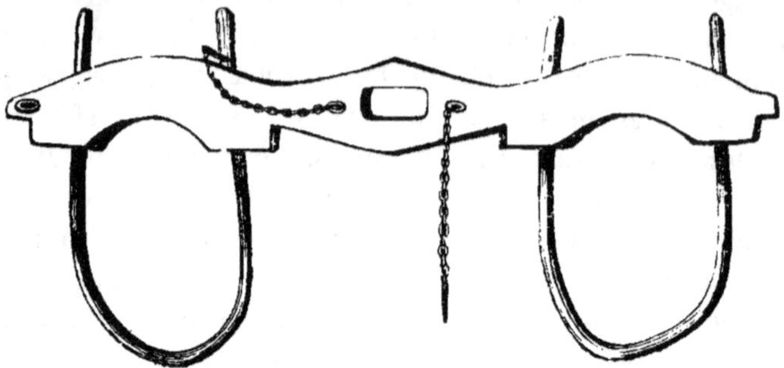

Fig. 33. — JOUG NORMAND.

CONDITIONS D'UN BON JOUG. — Quelle que soit la forme d'un
joug, il doit, tout en embrassant la tête, ne toucher ni la nuque ni les oreilles, ne s'appuyer que sur les cornes, et être
assez épais de D à E (*fig.* 27), pour que la ligne de tirage se
trouve à peu près vis-à-vis les orbites. Le timon est alors plus
bas que la ligne des vertèbres. Si la ligne qui représente la direction de la résistance, trait ou timon, est plus haute que le
point de la tête qui correspond à l'axe des vertèbres cervicales
par lesquelles se transmet la force des membres et du rachis,
le sommet de la tête est tiré en arrière, et les animaux utilisent
moins bien leur force. Nous avons remarqué qu'une vache
fait tourner avec plus d'aisance un manége quand les traits
aboutissent vers le milieu des crochets C, C (*fig.* 32) que lorsqu'ils sont retenus près du joug ou fixés à l'extrémité inférieure des crochets. D'après cette observation, conforme, du
reste, à ce que nous avons toujours remarqué, le timon doit
être plus bas que l'insertion des vertèbres cervicales à la
tête, probablement pour faire équilibre à l'action des muscles
extenseurs de l'encolure, très-puissants dans le bœuf.

II. — *Du collier.*

Le collier des grands ruminants est très-long et il représente un ovale renversé, la partie la plus ronde correspon-

dant au bord supérieur de l'encolure, plus arrondi, moins tranchant que le bord inférieur.

En raison de sa grandeur, il est exposé à jouer, à se déplacer; c'est pourquoi il doit avoir exactement les dimensions nécessaires : trop large, il embrasse les épaules et gêne les mouvements; trop étroit, il comprime les vaisseaux sanguins et la trachée-artère. Assez souvent les bourreliers font des colliers de bœufs avec des attelles de collier de cheval, et ils se bornent à en faire de trois ou quatre grandeurs, et d'avance. Le plus petit modèle, chez un bourrelier de Saint-Laurent-de-Mure, dans le Dauphiné, avait une ouverture longue de 50 centimètres en avant et de 45 en arrière; elle était large au milieu de 15 centimètres. Il ne faut accepter un collier que lorsqu'il embrasse exactement l'encolure de la bête qui doit le porter.

Appliqués à peu près vers le milieu du collier, les traits le tiennent fixe. S'ils étaient placés trop haut, ils le feraient culbuter, le tireraient contre la trachée-artère et les gros vaisseaux sanguins; trop bas, ils occasionnent des blessures sur la pointe de l'épaule. Pour un collier destiné à une bête de taille ordinaire, les mancillons doivent être à 8 pouces à partir du haut, au lieu d'être à 6 à partir du bas.

Pour s'appliquer exactement sur toute la longueur de l'épaule, les coussins doivent être droits, et bien rembourrés afin de ne pas blesser les animaux et de presser les faces latérales de l'encolure. Cette condition est nécessaire pour que l'appui se fasse bien contre le bord antérieur de l'épaule et que cette région ne pénètre pas dans le collier. Il faut, pour les bêtes bovines, à cause de la grosseur de la tête, surtout si elles ont des cornes, un collier brisé; mais les attelles doivent être très-solidement fixées l'une à l'autre. C'est encore plus nécessaire que dans le collier du cheval, à cause de la longueur de ce harnais dans le bœuf.

Collier a joug. — On peut mettre au bœuf, comme au cheval, un collier destiné à l'appui du joug. C'est un collier ordinaire, mais fort mince. Il présente sur la face antérieure une surface assez unie pour recevoir le joug.

Joug a collier. — Celui-ci est composé comme celui que nous avons représenté en traitant de l'Hygiène du cheval, page 469.

III. — *Comparaison du tirage au joug et du tirage au collier.*

Le collier est beaucoup plus favorable au développement et à l'emploi de la force des animaux que le joug. Un animal qui s'appuie sur un collier bien rembourré pousse beaucoup plus que celui qui pousse avec le front, et la résistance étant directement opposée à la puissance, est plus facilement vaincue.

Les animaux fixés au joug ont les mouvements très-gênés ; ils ne peuvent pas déplacer la tête à volonté et s'en servir pour se tenir en équilibre ; ils marchent avec précaution, vont moins vite, se fatiguent promptement, et ne tirent pas comme lorsqu'ils ont la tête libre.

Ils sont non-seulement mal disposés pour déployer leurs forces, mais encore la force employée produit peu d'effet. Les organes locomoteurs agissent comme lorsque les animaux sont attelés par l'épaule ; mais la résistance n'étant pas appliquée directement au garrot, à l'extrémité de l'arc formé par le rachis, ne reçoit l'action de la force que par l'intermédiaire des vertèbres du cou. La compression qui s'exerce sur ces os, les angles qu'ils forment, les glissements qu'ils éprouvent les uns sur les autres, l'élasticité des ligaments intervertébraux, absorbent, neutralisent, une partie de la puissance.

Au joug, les animaux sont moins libres qu'attelés par l'épaule ; ils ne peuvent pas s'appuyer aussi bien sur les pieds postérieurs et faire servir le poids du corps à vaincre la résistance à laquelle ils sont attelés.

M. des Colombiers, qui a recueilli des observations précieuses sur la question qui nous occupe, a trouvé les colliers très-favorables à l'emploi de la force des animaux. Un taureau de race charollaise, âgé de trois ans et demi, travaillait paisiblement avec les chevaux, soit en avant à la charrette, soit de front au labourage. Attelé à une forte herse, exigeant ordinairement quatre bœufs du prix de 6 à 700 francs la paire, il l'a tirée seul une journée entière, poussant deux bœufs attelés au joug qui le précédaient pour l'aider, mais qui ne lui étaient d'aucune utilité. La démarche du taureau était libre, fière, et le pas aussi accéléré que celui des chevaux.

Nous avons vu dans les rues de Nantua un fort beau taureau harnaché comme un limonier, attelé seul à une charrette, faire le service très-pénible d'un meunier; plus fort qu'un très-fort cheval, il était docile, obéissant, suivant tous les contours des rues tortueuses sans être dérangé par ce qui se passait autour de lui. M. Langue, agriculteur du département du Doubs, a observé, nous a-t-il dit, que trois bœufs attelés au collier sont plus forts que quatre au joug.

De Dombasle avait renoncé, après des épreuves, à l'usage du joug. Il suffit d'une semaine, disait le directeur de Roville, pour accoutumer les animaux au collier, et les avantages de ce mode d'attelage compensent et bien au delà l'excédant de dépenses qu'il entraîne.

Du reste, l'expérience de tous les temps prouve la supériorité de ce harnais. Columelle avait déjà observé que les bœufs sont plus forts avec les épaules qu'avec la tête; A. Young dit qu'ils vont aussi vite et sont aussi forts attelés au collier que les chevaux.

En second lieu, les labours faits avec le collier sont plus unis qu'avec le joug. Le tirage par les épaules est uniforme, sans secousses, forme un sillon plus profond, plus correct, que celui qui se fait quand les animaux tirent par la tête; car tous les mouvements que le bœuf attelé au joug fait pour chasser les mouches et pour se débarrasser de la poussière, font varier l'entrure de la charrue. Les labours des terres en pente, des sols rocailleux, de ceux qui présentent des racines, peuvent être au moins aussi bien faits avec des animaux attelés au collier qu'avec ceux qui tirent par le joug. Si l'on attelait les ruminants au collier, le timon de la charrue destinée aux chevaux servirait pour les bœufs.

Ainsi, au joug les animaux déploient peu de force, et cette force produit peu d'effet, en tirant comme en reculant. Ils font de moins bons labours, et ayant la tête fixe, courbée vers la terre, ils sont plus exposés à recevoir des coups de soleil et ils sont plus incommodés par la poussière qu'ils soulèvent en marchant; ne pouvant se servir de la tête pour se tenir en équilibre, ils ont la marche moins assurée, plus lente, font moins de travail et sont plus tôt fatigués.

On croit qu'il est plus facile de dompter les animaux avec le joug qu'avec le collier, mais cette considération est de peu d'importance; les taureaux les plus fougueux sont facilement domptés si on les traite avec douceur, si on les attelle au collier avec des bœufs forts et dociles.

On dit aussi que le joug est bientôt appliqué, tandis que les colliers sont difficiles à ajuster; ils basculent, blessent les bœufs, produisent des callosités, des tumeurs, qui retardent l'engraissement et nuisent à la vente des animaux gras. Malgré les avantages qu'il avait reconnus au collier, M. des Colombiers a abandonné ce harnais, principalement parce qu'il était l'objet de l'animadversion des bouviers et du conducteur des travaux.

C'est avec plus de raison que l'on considère le joug comme avantageux dans les pays de montagnes Les animaux dans les descentes relèvent la tête, rejettent le centre de gravité de la charge en arrière, ne sont pas affaissés par le poids du timon; et, en montant, ils tiennent la tête basse pour ne pas être soulevés par le poids qu'ils tirent.

On croit même généralement que l'attelage au joug favorise le travail des animaux qui retiennent aux descentes, mais il n'en est pas ainsi; la voiture peut être plus solidement fixée au joug qu'au collier, mais l'attelage ne peut l'empêcher d'avancer qu'en employant une très-grande force.

Toujours est-il que dans les environs de Lyon, par exemple, les cultivateurs des montagnes, du côté de Vaugneray, de Larbresles, de Mornant, continuent à s'en servir; tandis que le collier est presque généralement adopté dans les plaines du Dauphiné, à La Verpillière, à Saint-Laurent. Ce harnais offre en effet une supériorité incontestable dans les pays plans et pour faire les charrois sur de belles routes.

Le seul avantage général que l'on puisse reconnaître

au joug c'est qu'il est d'un prix beaucoup moins élevé et d'un plus facile entretien. M. des Colombiers a comparé le prix des divers attelages des bœufs ; il a trouvé que le collier et ses accessoires coûtent 108 fr. 80 c., tandis que le joug, les liens, la cheville en fer, ne reviennent qu'à 12 fr. 20 c. L'économie est l'argument le plus décisif. Avec le joug on n'a besoin ni de sellette ni de croupière ; une pièce de bois que le fermier fabrique et deux courroies composent tout le harnachement pour de longues années, car il n'y a pas de frais d'entretien ; si une voiture se trouve dans un mauvais pas, il suffit d'une corde pour mettre un renfort lorsque les bœufs tirent au joug ; tandis qu'il faut des traits, des palonniers pour utiliser, dans cette circonstance, des bêtes attelées au collier.

Les bénéfices sont si limités en agriculture, dans les pays surtout où l'on utilise le bœuf à la culture, que les cultivateurs craignent toujours que les avances faites pour leurs exploitations soient perdues ; l'idée que ce qu'on épargne forme le premier gagné et souvent le seul profit, s'opposera longtemps à l'introduction du collier dans toutes nos fermes.

§ 2. — Harnais qui servent à conduire et à attacher les animaux.

Guides. — Généralement on conduit les grands ruminants sans guides. En engageant l'animal qui est à droite à accélérer le pas, ou par la parole, ou en le chatouillant légèrement avec le pique-bœuf ou le fouet, on fait tourner l'attelage à gauche et *vice versâ*.

Cependant dans quelques pays le bouvier a des guides en cordes qu'on adapte de différentes manières. Dans la Gascogne, on fixe la guide au joug ou au timon, et on lui fait embrasser par un nœud coulant les oreilles, ou seulement l'oreille qui est en dehors. Ce moyen est très-doux.

Dans la Cerdagne on a aussi une guide pour chaque bœuf. Cette guide part du timon ou du joug ; elle porte dans la partie qui correspond au front, qu'elle embrasse au-dessous des courroies du joug, une planchette sur laquelle sont implantées des pointes en fer ; quand le bouvier tire la guide, ces pointes piquent les animaux et les font tourner du côté où la guide est tirée. Avec ce harnais, on dirige très-bien les bœufs sans qu'il soit nécessaire de les piquer assez fortement pour les blesser. Enfin dans quelques pays on place aux animaux un anneau nasal qui embrasse le mufle ; les guides sont fixées à cet anneau et se dirigent en arrière, une de chaque côté : ce moyen est employé dans les Indes, au Bengale.

Pour conduire les animaux attelés au collier, qui ont la tête libre, on se sert avec plus d'avantage d'un licol ordinaire. A Bresles, dans le département de l'Oise, M. Hette fait adapter au licol pour conduire les taureaux une muserolle en fer qui porte deux branches, une de chaque côté, semblables aux branches d'un mors de bride. Les guides partent de ces branches. On peut pratiquer, sur la face de la muserolle qui appuie sur le chanfrein, des dents, des inégalités, qui rendent l'impression plus douloureuse quand on tire sur les guides.

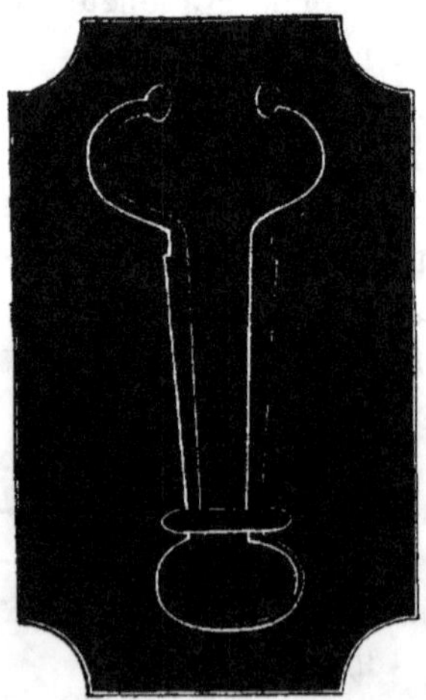

Fig. 34. — PINCE MOUCHETTE.

MOUCHETTES. — Pour conduire les animaux à une foire ou simplement pour les déplacer, on se sert de pinces appelées *mouchettes,* avec lesquelles on embrasse le mufle de l'animal. Elles sont diversement construites.

La figure 34 représente des pinces mouchettes très-simples. C'est un ressort qu'un coulant sert à faire fermer. Le ressort doit être faible et le coulant assez gros pour qu'on puisse facilement le pousser. Cette mouchette est très-commode, mais la partie comprise entre les pinces et le ressort doit avoir de 10 à 12 cent. de longueur afin qu'on puisse la presser aisément quand l'instrument est en place. Il est même avantageux que l'épaulement qui tient le coulant, au lieu d'être près de la pince, comme dans la figure, en soit éloigné de trois centimètres. On a plus de facilité pour enlever l'instrument quand il est sur le taureau.

ANNEAU NASAL. — C'est un anneau en fer d'un diamètre, un peu plus grand que la largeur du mufle. Cet anneau est tantôt en cercle, tantôt plus ou moins carré (*fig.* 37). Avec cette dernière forme, l'anneau paraît devoir s'adapter plus exactement, mais il arrive que s'il se déplace il embrasse le mufle par un de ses angles, de sorte que celui qui est rond, plus facile à faire, est plus commode.

Ces anneaux sont formés de deux pièces fixées d'un côté par une charnière et disposées pour s'adapter exactement l'une à l'autre du côté opposé au moyen d'un trou qu'elles portent et d'un rivet.

La forme de ces anneaux varie beaucoup : les plus simples sont les meilleurs. Ils peuvent n'être formés que d'un gros fil de fer pointu à une extrémité et fixé en cercle une fois en place au moyen d'une clavette ; ou bien le fil de fer porte à une de ses extrémités un anneau dans lequel on fait passer l'autre extrémité qu'on recourbe ensuite.

On place l'anneau nasal dans la partie inférieure de la cloison du nez, dans une partie formée par le repli de la peau. L'opération est très-facile et sans danger pour les animaux. Quand l'anneau a une extrémité pointue, on l'implante directement ; dans le cas contraire, on le place au moyen d'un trois quarts.

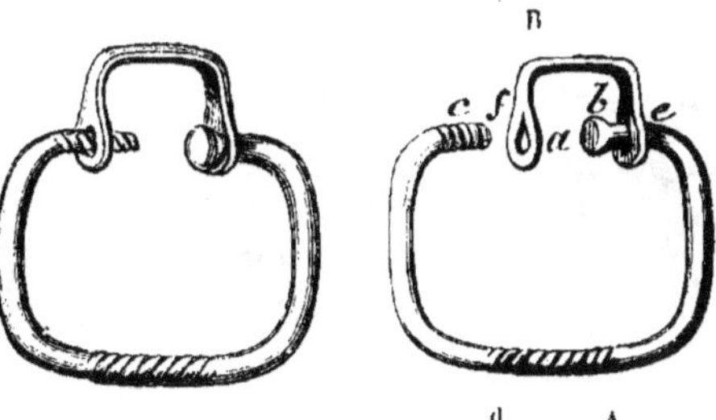

Fig. 36.   Fig. 35. — ANNEAU A VIS.

Pour n'avoir pas à river, pour éviter toute douleur aux animaux, M. le professeur Roland emploie l'anneau (*fig.* 35). Cet anneau sans charnière se compose de deux pièces : l'anneau A et l'anse B. « La pièce A, dit M. Rolland, présente une ouverture *a* nécessaire pour passer l'anneau à travers la cloison du nez ; une extrémité *b* munie d'une tête plate, une extrémité *c* qui porte des pas de vis. En *d*, il est chagriné par des rainures circulaires, afin de produire une forte douleur dans le cas où le taureau serait indocile. La pièce B, en fer à cheval, offre deux ouvertures : l'une en *e* dans laquelle coule aisément l'anneau A ; l'autre en *f* taraudée.

« Pour placer l'anneau à vis, on le dispose comme on le voit dans la figure 35. Après avoir fixé le taureau à un travail ou à un arbre, avec un bistouri ou un couteau, ou mieux avec un petit trocart, on perce la cloison nasale et on passe l'anneau. On le ferme sans faire éprouver la moindre douleur à l'animal, en faisant glisser l'anse B de manière que l'extrémité *e* vienne en *b*, que l'ouverture *f* embrasse l'extrémité *c*, et en vissant alors la pièce B sur la pièce A (*fig.* 36). On place la courroie comme pour les autres anneaux, et l'opération est terminée.

« Si on veut l'enlever, c'est très-facile. Sans fixer le taureau, on met une goutte d'huile sur l'extrémité taraudée ; après avoir débouclé le frontal, on dévisse l'anse B, on retire l'anneau sans que l'animal éprouve la plus petite secousse.

« En résumé, solidité, simplicité, prix peu élevé, facilité pour le mettre, pour l'ôter sans faire souffrir le taureau, tels sont, je crois, les avantages de l'anneau nasal à vis. »

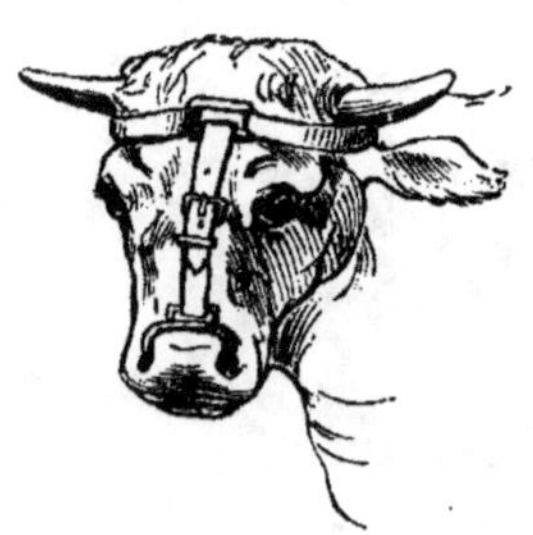

Quelquefois l'anneau nasal est pendant ; d'autres fois il est supporté par une courroie qui embrasse les cornes (*fig.* 37). Dans les deux cas, il porte une longe. Dans l'état ordinaire, ce harnais ne produit pas d'impression douloureuse, mais si l'on tiraille, si l'on secoue un peu fortement la longe,

Fig. 37. — ANNEAU NASAL.

on occasionne des douleurs plus ou moins vives. Ce moyen

suffit presque toujours pour conduire les taureaux. Cependant quand ils sont très-difficiles, on fixe sur la courroie qui est au milieu du chanfrein une tige de fer qui fait saillie en avant. Il suffit de les saisir par cette pointe pour les maîtriser. Nous avons vu cet anneau dans le département de l'Eure, à Notre-Dame-de-L'Ile.

On ne se sert de l'anneau nasal que pour les taureaux difficiles à conduire. Cependant comme tous les taureaux deviennent plus ou moins rétifs en vieillissant, surtout s'ils sortent rarement, s'ils sont bien nourris et ne travaillent pas, il faut le mettre à tous ceux que l'on veut conserver longtemps.

Aiguillon, pique-boeuf. — On emploie, pour conduire les bœufs, une longue baguette en bois, terminée par une pointe en fer, courte, grêle et très-aiguë.

Le bouvier ne doit employer cette pointe qu'avec précaution, quand les animaux ont à faire un effort brusque pour franchir un grand obstacle. L'aiguillon peut faire couler le sang, lacérer la peau, produire des plaies qui attirent les mouches, et sont quelquefois longues à guérir. Quelques bouviers fixent une monture de fouet à l'extrémité de la baguette : c'est une bonne pratique.

Le fouet est plus convenable que le pique-bœuf; par son bruit il avertit les animaux, agit sur tous à la fois et ne rompt pas l'harmonie de l'attelage; du reste, placé à l'extrémité d'un manche long et flexible, il est moins dangereux que celui qu'on emploie pour les chevaux.

En Suisse, comme en France, quelques bouviers chantent ou sifflent des airs, et ils activent la marche des animaux en accélérant leurs chants.

Chaîne, corde. — Pour attacher les grands ruminants, on emploie une chaîne dont une extrémité est fixée à la crèche, et dont l'autre extrémité présente deux branches destinées à embrasser le cou. La corde qui remplit les fonctions de licol peut être, ou double à une extrémité, ou simple. Si elle est double, elle embrasse l'encolure en forme de collier; si elle est simple, on la fixe aux cornes ou à un collier en bois qui embrasse l'encolure. Le collier convient mieux pour les ruminants que pour les solipèdes; ceux-là sont moins pétulants et les cornes permettent de laisser lâche l'anse qui embrasse le cou, sans que la tête puisse y passer. Les bœufs attachés avec un collier sont même plus libres, quoique le lien soit court, que ceux qui sont fixés par les cornes.

SECTION V.

FERRURE ; AMPUTATION DES CORNES ET DES ONGLONS.

FERRURE. — Pour ferrer les ruminants, on place sur la face inférieure du pied une plaque de fer ayant la figure de la face de l'onglon sur laquelle elle doit être appliquée. Le plus souvent on ne ferre que l'onglon externe de chaque pied et quelquefois des pieds antérieurs seulement. Les animaux s'appuyent presque exclusivement sur l'onglon ferré, et, s'ils ne font pas un travail très-pénible, dans un chemin rocailleux, cette ferrure est suffisante.

Le fer des bœufs est pourvu antérieurement d'un onglet qui se replie sur l'onglon et d'un pinçon placé au milieu du bord interne. L'onglet et le pinçon concourent puissamment à rendre la ferrure solide; mais, si le fer se détache en partie, le bœuf peut se blesser en marchant sur le pinçon. Nous avons vu à la suite d'une plaie produite par cette cause survenir des excroissances longues à guérir.

Quand on a été obligé de ferrer les deux doigts d'un pied, on a voulu employer un fer ayant la figure de la face inférieure du pied, et se fixant aux deux onglons; mais ce procédé est peu commode : les doigts étant assujettis l'un à l'autre, sont immobiles, la marche est moins assurée et les glissades sont plus fréquentes.

La ferrure est indispensable pour les bœufs et les vaches qui travaillent dans des chemins pierreux, au moins pour les onglons externes des pieds antérieurs. Quand ils ne sont pas ferrés, les onglons s'usent, la corne devient très-mince sur la face inférieure du pied; elle est tendre, flexible; le pied devient douloureux, et les animaux ne peuvent plus travailler.

M. de Dombasle approuve la ferrure des ruminants. « Mes bœufs, dit-il (1), sont toujours ferrés des quatre pieds, et j'ai fait établir chez moi un travail pour cet usage. Avant que j'eusse pris ce parti, il y en avait constamment un ou deux boiteux à l'écurie et souvent pour huit ou quinze jours. La ferrure est absolument indispensable pour les bœufs dont on veut tirer un service constant. Lorsqu'on néglige ce moyen, je conçois, continue M. de Dombasle, que le service de ces animaux puisse réellement coûter plns cher que celui des chevaux; car alors on peut calculer, en terme moyen, qu'on perd au moins le cinquième du travail de chaque bête. » Il faut la nourrir quand elle est à la bouverie, sans compter que des accidents graves peuvent être la suite de la marche nu-pieds.

Nous ajouterons que la ferrure ordinaire du bœuf est moins dispendieuse que celle du cheval et n'a pas, sur la nutrition du pied, les mêmes inconvénients; le fer étant plus facile à ajuster, peut être appliqué à froid; les deux onglons restant libres se meuvent séparément, s'écartent et se rapprochent selon que l'animal soulève ou appuie le membre. On ne remarque pas, dans les animaux à onglons, ces talons bas, ces quartiers resserrés, ces pieds encastelés, si fréquents dans les solipèdes.

AMPUTATION DES CORNES. — Les cornes frontales sont inutiles sur les animaux qui ne travaillent pas et sur ceux que l'on attèle au collier, et elles sont toujours dangereuses à cause des accidents qu'elles peuvent occasionner. Dans les bœufs qui travaillent au joug, si elles sont dirigées en bas ou de côté, elles peuvent s'opposer à ce que l'on attèle convenablement les animaux. Il faut donc, dans ce cas, les amputer.

On pratique l'opération avec une scie; elle est sans danger. Si on coupe les cornes trop près de la tête, il peut survenir une hémorrhagie, mais elle est légère et s'arrête spontanément ou par la seule application d'un corps froid, d'un cataplasme de terre glaise sur la plaie, etc. ; au besoin, on passerait sur la plaie un fer chauffé à la température rouge.

(1) *Annales de Roville*, t. 1, p. 166.

L'opération est quelquefois nécessitée par des maladies, des abcès ou par des fractures. On la pratique, en général, comme lorsqu'elle a pour but de remédier à une mauvaise direction de la corne.

Pour ne pas avoir à amputer les cornes après leur développement, on a cherché à en changer la direction quand elle est mauvaise dans les jeunes animaux. A cet effet, on les ramollit au moyen d'un corps chaud, en les plongeant, par exemple, dans un pain, au moment où on le retire du four, et on les met ensuite dans un moule en bois ou en fer : après leur refroidissement, elles conservent la direction qui leur a été imprimée.

D'autres fois on détourne les cornes au moyen d'un appareil, d'une pièce de bois pourvue de courroies et disposée en forme de joug.

Un animal bien corné se vend mieux que celui dont les cornes sont mal dirigées ; mais la différence est rarement bien grande, aussi n'est-ce qu'exceptionnellement qu'on pratique les opérations que nous venons d'indiquer.

Dans quelques pays on arrache les cornes au moyen de tenailles lorsqu'elles commencent à pousser ; celles qui repoussent ensuite, quoique assez fortes pour permettre d'atteler les animaux, restent toujours plus petites, et sont moins gênantes. Si on ampute, avec le cornillon qui pousse, la peau qui l'entoure et le produit, l'accroissement de l'organe est arrêté, et l'on a des animaux sans cornes.

AMPUTATION DES ONGLONS. — Les onglons dans les vaches et les taureaux qui séjournent longtemps dans les étables, acquièrent souvent une longueur excessive. Cette anomalie, a moins d'inconvénients que dans les solipèdes ; cependant la pointe des onglons gêne les bêtes dans leur marche ; on doit les raccourcir de temps en temps avec le boutoir, avec un rogne-pied ou simplement avec des tenailles ou des pinces.

SECTION VI.

HYGIÈNE PARTICULIÈRE DES BÈTES QUI TRAVAILLENT.

Dans les fermes où l'on emploie les bêtes à cornes à la culture, on doit en avoir que l'on fait travailler accidentellement, lorsqu'il y a quelques travaux pressants à faire, et d'autres pour les occupations de tous les jours. Les premières sont des vaches qui donnent du lait, ou des bœufs que l'on destine à la boucherie, mais qu'on n'a pas encore soumis à un engraissement régulier. On les utilise comme bêtes de rechange, comme bêtes supplémentaires, pour remplacer celles qui sont fatiguées ou malades, et on les emploie seulement à faire de petites journées, des travaux peu pénibles. Avec ces conditions, elles souffrent peu de l'exercice, et cependant elles rendent de grands services en permettant de ne tenir que les animaux de travail que l'on peut occuper toute l'année; de plus elles payent leur entretien en lait ou en graisse lorsqu'elles ne travaillent pas. Il n'y a ainsi jamais une ration de perdue dans les fermes.

On destine exclusivement au travail des bœufs et des vaches, néanmoins rarement de ces dernières, si ce n'est chez quelques petits cultivateurs qui ne peuvent pas entretenir des bœufs. Les vaches sont vives, ont la marche rapide mais elles sont moins fortes que les bœufs; on ne doit pas en exiger des travaux aussi pénibles, elles payent moins bien les harnais et le temps de l'homme employé à les conduire.

Dans la Mayenne, selon M. E. Jamet, les petits cultivateurs ne font plus travailler les vaches. Ils s'associent pour labourer avec des chevaux et leur cheptel a doublé. Cette pratique permet de réunir les avantages de la petite propriété à ceux de la grande.

Choix. — La nécessité de bien appareiller les bêtes de travail est encore plus grande pour des bœufs qui doivent être attachés sous le même joug que pour des chevaux attelés au même timon. Si l'un est plus faible que l'autre il sera devancé et écrasé par son compagnon ; s'il est plus ardent, il s'épuisera pendant que la force de l'autre restera sans emploi. A la vérité, le joug double permet de proportionner la résistance à la force des animaux (page 222) ; mais il faut pour cela apporter à l'attelage des précautions que négligent trop souvent les valets de ferme.

Dans la plupart de nos races dont la multiplication se fait sans soins et qui cependant conservent une grande aptitude au travail, on remarque que la poitrine est profonde, le poitrail pourvu d'un long fanon, la côte plate, le garrot élevé, mais mince, que les épaules sont longues et peu charnues, les genoux rapprochés et les membres gros. Des animaux ainsi conformés peuvent rendre de bons services et convenir à celui qui veut les conserver longtemps, mais ils seront médiocres pour la boucherie, et, dans tous les cas, il ne faudrait pas considérer comme des motifs d'exclusion, une poitrine épaisse, vaste, un poitrail saillant, un garrot épais, ni même des épaules droites.

Nous avons déjà vu (p. 13) que ces caractères ne sauraient nuire au bœuf de travail. Parmi les faits que nous pourrions citer à l'appui de ce que nous avons dit, nous choisissons le suivant à cause du nom de l'éleveur distingué chez lequel nous l'avons observé. En visitant le 20 septembre 1847 la ferme-école si bien dirigée par M. Chrétien, près de Laval, nous remarquâmes parmi les bêtes de travail, des bœufs nantais à côte plate, à garrot bien sorti mais mince. Nous nous occupions alors de l'étude du garrot que les hippiatres ont toujours recommandé de choisir élevé et tranchant. Nous demandâmes l'opinion de M. Chrétien sur le mérite de ses différents animaux. Il nous répondit que ceux qui avaient la côte plate travaillaient moins bien et étaient d'un plus difficile entretien que ceux à poitrine vaste et à garrot épais.

On considérera comme parfait pour le travail le bœuf qui, aux conditions fondamentales que nous avons données comme disposant les animaux à tous les services, réunit des membres, surtout des jarrets et des avant-bras larges, s'il a été élevé sans soins minutieux et que sous l'influence des intempéries auxquelles il a été exposé, il soit devenu sobre, robuste et rustique.

La vivacité, l'énergie, qui distinguent le tempérament sanguin, sont nécessaires aux bêtes de travail. Cet état existe quand l'animal a les tissus fermes, les muscles prononcés et l'œil vif, mais doux.

Nourriture. — Les bestiaux nés dans les mauvais pays, ceux qui ont commencé à travailler jeunes et ont été médiocrement nourris, sont beaucoup plus faciles à entretenir que ceux qui ont été élevés dans l'abondance.

Nous avons peu de chose à ajouter à ce que nous avons dit de la nourriture des bêtes à cornes; nous rappellerons cependant que l'herbe, si elle est bonne, parvenue à un degré de végétation assez avancé, peut suffire pour les bœufs de labour comme pour les bêtes qui voyagent. Les légumineuses desséchées et le foin des prés de montagne, entretiennent aussi très-bien les ruminants de travail si les fatigues ne sont pas excessives. La paille, le foin long des prés humides, rendent les animaux mous, faibles, les font maigrir; on ne les fera consommer que pendant l'hiver, alors que les animaux travaillent peu, ou bien on ajoutera à ces fourrages une petite ration de graines, de grains entiers, ou mieux concassés ou ramollis par l'eau. La farine s'administre après avoir été délayée dans l'eau et peut remplacer les grains.

La distribution de la nourriture doit toujours être réglée de manière que les animaux aient le temps de se reposer et de ruminer. Il faut donc, autant que possible, donner aux bêtes qui travaillent des aliments faciles à prendre, et si le travail doit être pénible, on ne les y conduira que lorsque la rumination sera commencée. Les boissons, ni même les aliments solides, ne doivent pas être donnés de suite après les très-grandes fatigues.

Conduite, soins. — Soit qu'on emploie les bœufs de travail aux travaux agricoles ou aux charrois, on doit les occuper toute l'année : en hiver, quand les labours ne sont pas possibles, on leur fait faire des charrois, transporter le fumier aux champs, aller chercher de la chaux, porter de la pierre pour faire des murailles, etc.

La lenteur des travaux est un point très-important auquel la plupart des cultivateurs ne portent pas assez d'attention, dit le baron Crud. « J'ai vu six bœufs du plus grand volume attelés à une charrue pour donner un labour très-ordinaire à un terrain qu'on jachèrait pour une récolte de froment; ces bœufs labouraient environ 20 ares par jour, pas plus; on donna deux labours et un demi-labour pour les semailles. » L'auteur calcule que les frais de cette culture revenaient à 294 fr. 93 c. pour un hectare : « Dans le moment, continue-t-il, et sur un terrain fort semblable, je vis quatre bœufs d'une taille moyenne exécuter un travail tout aussi bon sur 50 ares en un jour. » Les frais de culture ne revenaient, dans ce cas, qu'à 50 fr. 24 c. l'hectare, en comptant même la journée des bœufs au même prix, et cependant les petits devaient consommer beaucoup moins; « cette dernière méthode présentait donc une épargne de 244 fr. 69 c., plus de cinq sixièmes. Le public s'étonnera, continue l'auteur, de ce que le cultivateur qui faisait exécuter le premier de ces travaux, n'a trouvé que la ruine dans la culture de ses terres; il en accusera encore *l'agriculture*, tandis qu'il ne devrait l'imputer qu'à cette légèreté de caractère qui fait agir sans réflexion.

« Dans tous les lieux où la terre est légère et n'a que peu de consistance, et surtout si le labour ne doit pas excéder 16 à 17 centimètres en profondeur, deux bêtes suffisent pour mettre la charrue en mouvement et un homme pour la conduire; un tel attelage laboure fort bien de 30 à 50 ares en un jour (1). »

Si les ruminants sont bien nourris, ils peuvent sans inconvénient travailler de sept à dix heures par jour et même plus selon leur force et la vitesse de leur marche. En hiver, lorsque les jours sont courts, ils feront leur tâche en une seule attelée, qui durera toute la journée, sauf une heure ou une

____

(1) *Économie théorique et pratique de l'agriculture*, t. I, p. 51.

heure et demie de repos qu'on laissera prendre au milieu du jour. En été, ils feront une attelée le soir et une autre le matin. Si les animaux sont vifs, font beaucoup de travail et se fatiguent rapidement, ils feront des attelées plus courtes.

La chaleur du milieu du jour doit être évitée avec soin; la poussière, les insectes, la transpiration excessive, la rareté de l'air, le malaise produit par la chaleur, épuisent l'économie, altèrent les humeurs et déterminent des maladies, ou y prédisposent les animaux. On a attribué les fièvres charbonneuses qu'on observe en été dans la partie calcaire du département de l'Aveyron, à l'habitude qu'on a, dans cette contrée, de ne faire faire aux bœufs qu'une très-longue attelée par jour. C'est une cause déterminante qui agit lorsque les animaux sont prédisposés par l'influence de l'air, de la nourriture, des boissons.

On prendra la précaution de dételer toujours les ruminants aux mêmes heures. Ils travaillent avec peine quand l'heure du repas et du repos est arrivée, et ils se fatiguent alors promptement.

Généralement on néglige les bœufs de travail; il faudrait, le soir, lorsqu'ils sont fatigués, leur frictionner les articulations, leur nettoyer la peau, et au besoin la sécher. On doit surtout les mettre sur une bonne litière, car ils ne peuvent pas rester debout comme les solipèdes.

S'ils ont fait de très-fortes journées, s'ils ont marché sur des routes dures, échauffées par le soleil, et si, ayant les pieds douloureux, ils paraissent être menacés de la fourbure, on enveloppera les onglons de linges mouillés avec de l'eau vinaigrée. Ce moyen facile, peu dispendieux, peut rendre les animaux en état de reprendre leur marche le lendemain.

Les bœufs qui ont fortement travaillé, comme les vaches qu'on a fait voyager, réclament d'abord le repos; mais s'ils sont échauffés, si le pouls est fort, les yeux brillants, la conjonctive rouge, soit par l'effet des fatigues, des chaleurs et de la poussière, soit par l'effet de la nourriture, on les mettra à un régime doux, surtout si l'on craint la péripneumonie : on leur donnera de la farine délayée dans de l'eau tiède, des racines cuites et de l'herbe; une saignée peut même alors être utile si les animaux ont été fortement nourris, mais on la fera légère sur les vaches pleines, et après un jour ou deux, on donnera une bonne nourriture pour réparer les pertes occasionnées par les fatigues.

SECTION VII.

HYGIÈNE PARTICULIÈRE DES VACHES LAITIÈRES.

I. — *Choix.*

La sécrétion des mamelles est une fonction spéciale, indépendante de la volonté, et qui est complétement subordonnée au tempérament, à l'aptitude des vaches. Les soins les mieux entendus n'ont, sur l'activité de cette fonction, qu'une influence très-secondaire. Il en résulte la nécessité, bien reconnue du reste, de choisir avec soin les bêtes que l'on veut entretenir pour la production du lait.

Nous divisons les signes qui font reconnaître les qualités laitières en signes généraux et en signe locaux. (*Voyez* notre opuscule *Choix des vaches laitières.*)

SIGNES GÉNÉRAUX. — De tous les signes généraux, les meilleurs sont fournis par la *physionomie*. Une bonne vache, tout en ayant les caractères généraux de sa race, est celle qui s'écarte le plus de la conformation, de l'aspect du taureau; elle a le regard doux, s'avance vers vous pour vous flairer quand vous l'approchez, se laisse manier, et recherche même les caresses.

Conformation. Une vache bonne laitière doit avoir la conformation que nous avons donnée comme signe de toutes les aptitudes; mais on s'attachera moins cependant à ces caractères dans les vaches que l'on achète exclusivement pour donner du lait que dans les reproducteurs.

En général, les meilleures laitières sont osseuses, cornues : épuisées par la lactation, elles ont les os saillants, paraissent étroites, quoiqu'elles soient aussi bien conformées que les autres animaux de leur race.

16.

On donnera la préférence, quand on choisira dans un troupeau dont toutes les bêtes sont également nourries, et toutes dans les mêmes conditions de gestation ou d'allaitement, aux plus vilaines, aux plus décharnées ; c'est une preuve qu'elles sont épuisées par une lactation abondante. Surtout on refusera celles qui sont grasses, potelées : les mamelles ne les épuisent pas, et la nourriture se transforme en graisse.

Un jeune confrère, excellent observateur et déjà savant agronome, soutenait, quand la mort l'a prématurément enlevé à la science, que le sang n'a pas besoin d'être aussi parfaitement élaboré pour alimenter la sécrétion des mamelles que pour être assimilé et pour faire de la graisse ; que l'étroitesse de la poitrine est favorable à la production du lait et constitue un des signes essentiels des bonnes laitières.

Nous avons démontré dans le *Recueil de médecine vétérinaire*, année 1853, page 188, que les considérations physiologiques sur lesquelles l'opinion de Lemaire est basée sont loin d'être concluantes. Mais on peut invoquer aussi pour la soutenir l'influence heureuse des bouveries peu aérées : on sait que les vaches y donnent plus de lait que si elles sont plongées dans un air libre. Puisque, dit-on, les circonstances qui diminuent la respiration, qui ralentissent la déperdition du carbone et de l'hydrogène par les voies respiratoires, augmentent la sécrétion du lait, prenons des vaches à poitrine resserrée afin qu'elles aient une respiration peu étendue.

Si l'influence d'une vacherie non aérée était de même nature que celle d'une poitrine étroite, elle devrait varier selon les vaches ; elle devrait être plus marquée sur les vaches à poitrine ample que sur celles à poitrine étroite ; celles-ci, ayant la respiration naturellement peu étendue, devraient avoir moins besoin qu'elle fût diminuée et donner relativement aux autres plus de lait à l'air libre. Et cependant l'observation démontre qu'une étable chaude et humide est aussi favorable à la sécrétion du lait et à la production de la graisse dans les unes que dans les autres.

En supposant que, sous l'influence des vapeurs chaudes,

il y ait ralentissement des phénomènes respiratoires, il ne
faudrait pas confondre cette diminution avec celle qui serait
la conséquence de l'étroitesse de la poitrine. La première,
qui n'agit qu'en diminuant la déperdition de calorique, si
elle n'est pas trop forte, ralentit artificiellement la vie, procure du bien-être et, loin d'épuiser l'économie animale, la
laisse riche en principes nutritifs ; tandis que la seconde laisse
les animaux exposés aux causes de refroidissement et détermine l'épuisement de l'économie animale en la laissant
manquer de principes réparateurs. Chacun comprend la
différence qui résulte de ces deux états.

La respiration n'a pas pour but de faire perdre directement
le produit de la digestion, de faire ce que ferait une diminution de nourriture, elle entretient la vie, produit le calorique
nécessaire à la fluidité des humeurs et reproduit par conséquent celui qui se perd, tout en préparant le sang, en le rendant apte à nourrir, à faire le lait, la graisse, les muscles ;
par conséquent, plus la digestion et la respiration sont actives,
plus il reste de principe nutritif disponible quand la vie est
entretenue et que le calorique nécessaire à la santé est dégagé.

Enfin, est-il vrai que les vaches à côtes plates, à poitrine
petite, resserrée, sanglée derrière les épaules, sont les meilleures laitières ?

Dans les vaches qui ont donné pendant longtemps beaucoup de lait, la poitrine paraît en effet très-étroite, tandis
que l'abdomen est très-développé ; mais cette conformation
est la conséquence d'un mauvais élevage, de la nourriture
volumineuse que les vaches ont consommée pour donner
beaucoup de lait, et de la minceur des muscles, de l'épuisement occasionné par la lactation ; de sorte qu'au lieu d'être la
cause de l'abondance du lait, l'étroitesse de la poitrine n'en
est, dans cette circonstance, que l'effet.

Et même l'étroitesse de la poitrine est plus apparente que
réelle ou plutôt n'est que relative à la grosseur du ventre. Il
suffit d'examiner la plupart des bonnes laitières, de comparer
la profondeur de leur poitrine à la profondeur du ventre, des
lombes au grasset, pour se convaincre que le resserrement

du thorax n'est que relatif. On peut le reconnaître aussi en tenant compte de la largeur du poitrail, relativement au volume de la tête, de l'encolure et des cuisses.

En faisant cette comparaison sur des portraits de vaches données comme types de très-bonnes laitières, nous avons toujours vu qu'une ligne qui s'étendrait du grasset aux lombes serait plus courte que celle qui irait du sternum au garrot; que la conformation extraordinaire de ces vaches, dont la poitrine paraît si exiguë, ne provient que du développement extrême du pis et du ventre; que la poitrine est, relativement au bassin, à l'encolure, aussi spacieuse que dans beaucoup d'individus bien faits des races les plus renommées par leur belle conformation.

Une ample poitrine est donc avantageuse dans les vaches à lait comme dans tous les autres animaux. Un de nos plus zélés agronomes, M. le docteur Bardonnet des Martels, a fait des expériences qui le démontrent, du reste, d'une manière directe. Nous avons extrait de son ouvrage (1) les chiffres qui nous ont permis de faire le tableau de la page suivante.

Résumant ses intéressantes expériences, M. Bardonnet des Martels ajoute : « Les vaches dont la capacité de la poitrine est la plus petite, relativement au poids vif, sont celles qui ont donné le moins de lait, et celles dont la capacité absolue de la poitrine est grande, excepté toutefois la vache Devon, qui n'est pas laitière, ont donné un rendement plus considérable et à plus bas prix; d'où l'on doit conclure que si l'étroitesse de la poitrine que l'on remarque sur certaines vaches n'est pas toujours un empêchement à ce qu'une abondante sécrétion de lait s'établisse, elle n'est pas non plus indispensable à l'exercice de cette fonction. »

En effet, sauf deux exceptions, on voit que la quantité de lait diminue comme la capacité de la poitrine considérée relativement à la taille des vaches. La quantité plus grande de produit donnée par la bretonne des Landes et la quantité moindre donnée par la devonne s'expliquent par les qualités

(1) *Traité des maniements,* page 170.

RACES.	CAPACITÉ DE LA POITRINE.			PRODUCTION EN LAIT.			CONSOMMATION VALEUR EN FOIN.		
	Absolue.	Par 100 kil. de poids vif.	Par mètre de taille.	Durée de la lactation.	Produit de la lactation.	Produit moyen d'un jour pendant une période de 180 j. durant la plus grande force du lait.	Moyenne par jour.	Ration d'un jour pendant la période de 180 jours.	Par litre de lait durant cette période.
Durham	282 d.m. 788	52 d.m. 368	206 d.m. 414	460 j.	3,990 lit.	12 lit. 470	10 kil. 880	13 kil. »	1 kil. 042
Métisse Durham.	193 369	41 142	148 745	300	2,000	8 »	11 340	11 320	1 565
Vendéenne dite Parthenaise. .	195 072	34 710	147 780	383	3,984	13 417	14 143	14 »	1 005
Devonne.	168 150	35 086	133 729	284	1,340	5 555	10 260	9 001	1 635
Métisse Durham.	160 745	47 831	124 629	381	2,785	7 938	10 821	10 360	1 305
Bretonne de Léon	132 665	38 012	121 711	373	2,642	7 855	8 465	8 480	1 079
— de Saint-Malo	110 214	38 807	102 050	385	1,526	5 055	10 153	10 300	2 035
— du Morbiban.	98 470	42 081	98 470	270	1,422	5 »	8 290	10 370	2 055
— dite des Landes. . . .	113 049	38 318	97 448	316	2,017	7 911	8 643	8 753	1 164
— du Morbiban.	90 236	37 598	87 607	257	1,100	4 944	8 299	8 607	1 740

laitières très-développées dans la race de la première, et très-peu dans celle de la seconde. Et, d'ailleurs, ceux qui savent de quelle manière s'exécutent les fonctions vitales n'espèreront pas trouver des règles sans exception dans la question qui nous occupe.

Nous verrons que dans les brebis aussi, une grande capacité de la poitrine est favorable à la sécrétion du lait, et nous rappellerons, en terminant, que le croisement avec le taureau durham, qui élargit cette cavité dans les races du Maine, de la Vendée, du Charolais, augmente les qualités laitières de ces races.

Age. Il y a presque toujours avantage, pour les nourrisseurs, surtout pour ceux des villes qui ne font pas porter, à acheter, pour le lait, des vaches de 7, 8, 9 ans. Elles coûtent moins cher, donnent autant de lait que les jeunes vaches de 4 à 5 ans, et, quand la lactation diminue, on les livre grasses à la boucherie. On n'est pas obligé ainsi de les nourrir deux ou trois mois sans en retirer de produit, comme cela arrive quand on fait porter pour renouveler le lait. En outre, on trouve rarement des vaches de 5 ou 6 ans très-bonnes sur les marchés, parce que les éleveurs ne vendent après le troisième vêlage que les plus mauvaises; ils gardent pour eux les meilleures jusqu'au moment où ils les réforment; mais les vaches réformées dans les fermes peuvent très-bien faire encore une campagne chez les nourrisseurs.

Signes locaux. — Ces signes sont fournis par l'organe mammaire, par les veines qui lui sont propres et par la peau et le poil qui le recouvrent.

Au nombre de quatre, les *mamelles* forment le pis. Celui-ci, tantôt long et pendant, tantôt plus large et s'avançant vers le nombril, doit être volumineux et peu charnu. Il offre ce caractère quand il est recouvert par une peau ample, fortement plissée; quand il diminue beaucoup, qu'il est mou et flasque après la traite. On peut présumer que le pis prendra un grand développement quand la jeune vache a le bassin ample, les hanches écartées; quand les masses graisseuses de la région sous-pubienne sont bien développées.

Dans les très-bonnes vaches il y a quatre trayons longs, gros et souples. Les deux antérieurs sont plus grands. On doit considérer comme un bon signe la présence de deux ou de trois trayons rudimentaires bien développés.

Trois ordres de veines servent à faire connaître les qualités laitières : celles du ventre, *veines lactées,* qui se dirigent de l'angle antérieur externe du pis vers la poitrine : elles seront anguleuses, grosses et variqueuses. On appelle improprement *portes de lait* les trous par où elles pénètrent dans le corps ; c'est le passage du sang, qui a traversé les mamelles et qui retourne au cœur après avoir été privé des principes susceptibles de fournir le lait. Ces ouvertures sont larges quand les veines sont grosses et les mamelles actives.

Quoique moins souvent étudiées, les veines du pis fournissent aussi un bon signe. Quand elles sont volumineuses et fortement flexueuses, il est certain que le lait est abondant. Sur le milieu du *périnée*, on remarque aussi, mais seulement dans les meilleures vaches, des veines grosses variqueuses, dirigées de haut en bas. Quand elles ne sont pas apparentes, quoique étant grosses, on peut les rendre visibles en pressant fortement la base du périnée pour arrêter le cours du sang : en exerçant plusieurs pressions successives sur les veines, on imprime au sang un mouvement de fluctuation qui les fait distinguer des replis de la peau avec lesquels on avait pu les confondre.

De tous les signes propres à faire connaître les bonnes laitières, ceux fournis par les veines sont les plus certains, mais malheureusement ils ne sont pas apparents dans les génisses et ne peuvent servir à choisir les élèves. Cependant, comme la grosseur des veines n'est qu'une conséquence du grand développement des artères, on peut croire qu'elles seront volumineuses quand le pis et le tissu graisseux qui l'environne sont bien développés dans les génisses.

Dans toutes les femelles, le poil forme, vers le périnée, en arrière du pis, un *épi, écusson,* c'est-à-dire qu'il se dirige sur une surface plus ou moins grande de bas en haut. Très-généralement, la quantité de lait que donnent les vaches, et le temps pendant lequel elles en donnent, sont relatifs à l'étendue de l'écusson.

F. Guenon, qui a fait connaître ce signe, et a rendu ainsi un grand service à l'agriculture, en a beaucoup exagéré la valeur en voulant s'en servir pour fonder une classification des vaches laitières. Une distinction des écussons, d'après la figure, est, comme nous l'avons démontré dans notre *choix des vaches laitières*, complétement arbitraire, et une division des vaches, fondée sur la forme de l'écusson, complique, sans aucune utilité, un sujet qui, par lui-même, est très-simple : la quantité de lait est, en général, proportionnelle à l'étendue de l'écusson, voilà tout ce qu'il est possible d'affirmer; et tout ce que l'on peut espérer, c'est de distinguer les mauvaises vaches des bonnes, et peut-être, de classer les vaches laitières en très-bonnes, en bonnes, en médiocres et en mauvaises. Les très-bonnes sont celles qui ont l'écusson très-ample (*fig.* 38), la constitution délicate et le caractère féminin; les mauvaises se distinguent par un écusson étroit formé de poil hérissé, et par les formes masculines qui distinguent les races bovines des montagnes (*fig.* 39).

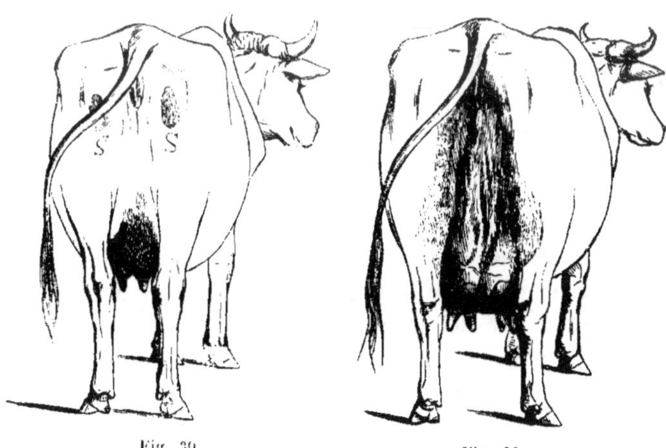

Fig. 39.   Fig. 38.

Ces rapports, entre l'écusson et les qualités laitières, varient cependant, comme on doit le présumer, selon les va-

ches, la manière dont elles sont nourries et selon leur âge.
L'écusson donne des indications moins positives que les
veines ; mais il a l'avantage de pouvoir être constaté dans les
mâles et les jeunes femelles.

Outre l'écusson dont nous venons de parler, on remarque
quelquefois, près de la vulve, derrière les ischions, un ou
deux épis SS (*fig.* 39). Ces épis, que nous appelons supérieurs,
ont été donnés comme indiquant que le lait se perd peu de
temps après une nouvelle fécondation. Ils sont très-communs
sur les vaches du Limousin, de La Marche, d'Aubrac, souvent mauvaises laitières et qui conservent leur lait peu de
temps. En général, les signes qui annoncent une grande
quantité de lait, indiquent aussi que la lactation sera de
longue durée.

C'est à un grand volume des artères que nous devons attribuer l'activité des mamelles. Ces glandes sont grandes et
fournissent beaucoup de lait quand le sang leur arrive en
abondance, et n'est-ce pas à l'artère qui, dans ce cas, se pro-
longe en arrière du pis, qu'il faut attribuer la direction as-
cendante du poil qui forme l'écusson ? C'est ainsi que nous
nous expliquons pourquoi un vaste écusson est le signe
d'une lactation très-abondante.

Ce sont les signes locaux qui ont incontestablement le plus
de valeur, surtout celui fourni par les veines ; car il y a plus
de vaches à conformation *laitière*, donnant peu de lait quand
elles n'ont qu'un écusson rudimentaire et des veines peu développées, que de vaches à formes grossières qui en donnent
peu quand l'écusson est vaste et les veines apparentes, grosses et nombreuses.

CHOIX QUANT AUX QUALITÉS DU LAIT. — Elles tiennent à la
constitution des vaches, puisque plusieurs vaches qui pâturent dans le même herbage ne donnent pas toutes du lait de
même qualité ; mais elles tiennent aussi à la nourriture. En
général, les aliments qui activent la sécrétion des mamelles
rendent le lait aqueux, et presque toutes les vaches qui
donnent du lait en très-grande quantité, le donnent moins
épais.

Quant à des signes particuliers qui feraient reconnaître les qualités du lait, nous ne croyons pas qu'il en existe. Guenon a dit que ce liquide est épais, riche en crème, quand la poussière, qui se détache du périnée et du bout de la queue, est jaunâtre et onctueuse au toucher.

Les nourrisseurs des villes, et en général les laitiers, recherchent les vaches qui donnent de fortes quantités de lait, tandis que les cultivateurs qui produisent du beurre préfèrent celles qui ont ce liquide gras, en donneraient-elles moins.

II. — *Vacheries.*

L'air sec, vif, pur, favorise l'évaporation par les bronches, par la peau et, en enlevant au sang plus de principes que celui qui est chaud et humide, il diminue la sécrétion des mamelles. L'expérience prouve que le lait est plus abondant quand les vaches sont dans une étable chaude et humide, que lorsqu'elles habitent un local sec où l'air se renouvelle rapidement. L'exemple de celles qui vivent dans les pâturages ne forme pas une exception; si elles ont en général plus de lait que celles qu'on tient dans les bouveries, c'est qu'elles prennent une nourriture plus appropriée, plus aqueuse et plus variée : le produit de la sécrétion des mamelles est abondant dans un air impur, mais il est de moins bonne qualité.

Les vaches laitières doivent être logées dans des habitations plutôt chaudes que fraîches, légèrement humides et peu aérées, mais tenues avec la plus grande propreté. C'est seulement avec ces conditions que le lait est abondant et de bonne qualité. Le lait des vaches qui couchent sur le fumier contracte une saveur désagréable qu'on peut reconnaître même dans le beurre et dans le fromage et qu'on doit prévenir par un aérage convenable et par de bonnes litières.

La malpropreté des vacheries a d'autres conséquences. Chabert et Huzard, qui recommandaient de tenir les vaches dans des lieux bien aérés, attribuent les accidents de tous genres auxquels ces bêtes sont si sujettes, au préjugé si général, que le froid leur est nuisible ; elles peuvent, disent-ils, sans qu'il en résulte aucun inconvénient, rester sans abri même dans les saisons les plus rigoureuses. Mais ces vétérinaires reconnaissent que l'observation journalière démontre aux propriétaires que la sécrétion du lait est plus abondante dans les vaches qui ne sont pas exposées à l'air froid.

Après avoir blâmé l'habitude de refuser l'air aux vaches, Parmentier ajoute : « Le préjugé calcule toujours mal : il est vrai qu'une vache dans une étable chaude a plus de lait que si elle était exposée au froid ; mais, pour un peu de lait de plus faut-il risquer de perdre la bête qui meurt étouffée très-fréquemment ? »

La question est donc de savoir s'il y a plus d'avantages à avoir des vaches productives mais peu robustes, que des vaches fortes, vivant longtemps, mais donnant moins de produits.

III. — *Nourriture.*

De tous les agents hygiéniques, c'est la nourriture qui influe le plus sur la production du lait.

INFLUENCE DE LA NATURE DES ALIMENTS. — Les aliments secs, les foins, les pailles, sont toujours défavorables aux vaches à lait. Ils les nourrissent mal, les constipent et rendent leur poil sec. La sécrétion des mamelles est diminuée par ces aliments et le lait, quoique épais, n'est pas de première qualité ; le beurre qu'il fournit est blanc, peu agréable et se sépare difficilement.

Pour qu'elle produise tous ses effets, la nourriture des vaches doit être variée ; quelles que soient les plantes qu'on leur distribue ces femelles donnent peu de lait et ce liquide est mauvais si elles mangent longtemps du même aliment : après un certain temps, elles s'en dégoûtent, mangent peu, et la sécrétion des mamelles diminue ; ces glandes donnent un mauvais produit, soit parce que la santé des vaches se dérange, soit parce que le sang n'a plus, en proportions convenables, les principes nécessaires à la production du bon lait. Les meilleurs fourrages ne font pas exception et pro-

duisent de mauvais effets si on les donne pendant longtemps. On cite les vesces, si précieuses quand on les administre à propos, comme produisant à la longue le dégoût
chez les vaches et donnant au beurre une saveur huileuse
désagréable.

Les vaches nourries à la bouverie donnent un lait généralement moins bon que celles qui vont dans les pâturages,
à cause de la malpropreté des étables, à cause de la nourriture qu'elles y reçoivent ; mais si on les tient proprement et
qu'on varie leur nourriture on en obtient de très-bon lait.

Il est même possible de nourrir des vaches laitières à l'étable avec des fourrages tellement variés, qu'il en résulte, pour
leurs produits, des effets semblables à ceux du pâturage dans
les prairies naturelles. J'ai fait donner cinq repas par jour,
tous en fourrages verts, mais qui alternativement se compo-
saient l'un de *luzerne*, les autres de *vesce* ou *dragée*, *sainfoin*, *trèfle*, *gazon* d'agrément ou *herbes de bois*. Ce mode
d'alimentation a toujours parfaitement réussi (1).

On pourrait rarement agir de cette manière ; mais l'on doit
chercher à composer des rations qui, sans relâcher trop
fortement l'économie animale, contiennent assez de matières
aqueuses pour fournir à la sécrétion des mamelles. Si les
plantes vertes, qu'il est si avantageux de faire consommer en
été, remplissent souvent cette condition, il n'en est pas de
même de la nourriture que l'on peut faire consommer en
hiver. C'est ordinairement en donnant simultanément et des
substances aqueuses, et des fourrages secs, en quantité plus
ou moins grande selon leur nature et selon le besoin des animaux, qu'on nourrit les vaches laitières de la manière la plus
avantageuse.

En prenant cette précaution on observe que si la nourriture est bonne, elle n'exerce pas, quelle que soit la nature
des substances qui la composent, une grande influence sur
la quantité et la composition du lait. D'après des expériences
de MM. Boussingault et Lebel, des rations composées de na-

<hr>

(1) *Journal d'agriculture pratique*, septembre 1841.

vets et de paille, ou de betteraves et de paille, ou de pommes de terre crues et de paille, ou de tourteaux et de paille, ou de topinambours produisent toutes les mêmes résultats.

Les substances qui augmentent la sécrétion du lait le rendent plus fluide et moins butyreux. Celui des vaches nourries avec des fourrages aqueux est moins riche en beurre et en fromage. La différence, d'après M. Crud, ne va pas cependant à un dixième. « Lorsque mes bêtes à lait, dit-il, sont nourries au foin, 10 kilogr. 4 de lait donnent ordinairement 1 kilogr. tant beurre que fromage frais pesés au troisième jour de leur préparation ; et lorsque ces bêtes sont nourries complétement au vert, il ne faut que 11 kilogr. de lait pour procurer la même quantité de beurre et de fromage. » D'après d'autres auteurs, 12 kilogr. de lait donnent en été 500 grammes de bon beurre, tandis que pendant l'hiver, il suffit souvent de 8 kilogr. de lait pour en obtenir la même quantité.

NOURRITURE D'ÉTÉ. — C'est surtout pour les vaches à lait qu'il faut, après la mauvaise saison, commencer de bonne heure l'usage du vert. L'herbe verte leur est relativement plus favorable qu'aux autres animaux ; 32 ou 33 kilogrammes de trèfle vert, qui fourniraient à peine par la dessiccation 7 à 8 kilogrammes de foin, donnent autant de lait que 10 ou 12 kilogrammes de foin.

Pendant l'été, on doit avoir pour les vaches des *vesces* mélangés à du *seigle* ou à l'*avoine*, de la *luzerne*, du *sainfoin*, du *trèfle*, du *millet,* du *maïs.* Mais, outre ces plantes généralement cultivées, le fermier doit faire près de la vacherie des plantations de consoude à feuilles rudes, de patience des jardins, de berce franc-ursine et de choux, dont les racines profondes craignent peu la sécheresse, et dont les feuilles larges, aqueuses, produisent beaucoup de lait; des orties, les *sarclures* des jardins et des vignes dont on a le soin d'enlever les herbes vénéneuses, peuvent aussi être utiles, car elles donnent souvent beaucoup de fourrage, et, bien administrées, elles forment une assez bonne nourriture.

NOURRITURE D'HIVER. — Les *regains* et la *paille d'avoine* sont surtout réservés pour les vaches. Les *menues pailles*, les *cosses des légumineuses*, les *siliques de colza*, ramollies par l'eau ou mêlées à des pulpes, peuvent être fort utiles. Il ne faut employer les pailles, les foins longs, qu'après les avoir hachés et fait macérer.

Les *soupes* fournissent un bon moyen d'utiliser les eaux de la vaisselle. Ces *eaux grasses*, et plus ou moins salées, sont très-favorables à la production du lait, et les vaches s'habituent facilement à en prendre.

Parmi les racines, celles de la *betterave*, qui cependant engraissent plus qu'elles ne produisent de lait, sont celles que l'on donne le plus souvent. On les administrera avec précaution. Elles prédisposent à la péripneumonie, l'occasionnent même.

Les *pommes de terre* crues produisent plus de lait que cuites, mais l'on ne peut pas les donner en aussi fortes proportions. Les premières augmentent la sécrétion du lait de 19 p. 100 et les autres de 18 seulement; mais les unes diminuent de 17 p. 100 la substance butyreuse du lait, et les autres de 12 (Favre).

Les *topinambours*, les *panais*, les *choux*, les *courges*, peuvent convenir aussi pour être donnés aux vaches laitières; les carottes sont ordinairement réservées pour les chevaux. Elles colorent le beurre.

Les racines *crucifères* sont bonnes, surtout cuites, si elles n'entrent pas pour une trop forte proportion dans les rations; car elles communiquent au lait, au beurre des femelles qui en prennent pendant longtemps en grande quantité, l'odeur et la saveur des plantes crucifères. D'après M. Vallot, en ajoutant au lait, quand on le met dans les terrines, un huitième d'eau bouillante, on lui enlève le goût du chou.

Les résidus divers sont aussi fort utiles; d'abord ceux de la laiterie, le *petit-lait*, le *lait de beurre*, peuvent être donnés aux vaches laitières dont ils augmentent le produit.

Le *son de bière* active beaucoup la production du lait, mais il le rend très-aqueux. Les *résidus des sucreries*, des distilleries jouissent à peu près des mêmes propriétés. Les *tourteaux d'huile* favorisent la sécrétion des mamelles. Les cultivateurs du Nord et même les nourrisseurs de **Paris** donnent celui de colza qui produit un beurre de bonne qualité. Celui de lin n'a pas le même avantage.

Pendant l'hiver, on préviendra les inconvénients des fourrages secs par un bon emploi des substances aqueuses et des farines, que l'on commencera à administrer dès l'automne; car les fourrages aqueux doivent toujours former la base de la nourriture des vaches laitières. On fera hacher et ramollir, avant de les administrer, les foins, les pailles, en les arrosant avec des bouillons de raves, de betteraves; en les mêlant avec des racines cuites et écrasées, avec des résidus et des tourteaux délayés.

CONDIMENTS. — Les *plantes aromatiques*, mêlées aux fourrages en petites proportions, donnent au laitage une odeur et une saveur agréables; les *labiées*, les *ombellifères* et les *composées aromatiques* : le *thym*, la *sauge*, le *cumin des prés*, le *persil*, le *céleri*, le *fenouil*, l'*achillée*, les *baies de genièvre* (toniques et excitantes) jouissent de la propriété de parfumer le lait. On doit mettre des graines de persil, d'achillée et de chicorée dans les prairies artificielles; quelques agriculteurs ajoutent à la nourriture des vaches laitières pendant l'hiver des plantes aromatiques réduites en poudre. On a parlé de conserver le céleri dans des tonneaux avec un peu de sel pour le donner ensuite aux bêtes à lait durant la mauvaise saison. Mais de tous les condiments, le sel marin est le plus intéressant; il agit en excitant l'appétit, en rendant les fourrages sapides quand il y a été mêlé, et en activant les forces digestives.

BOISSONS. — On ne doit pas se contenter de faire boire les vaches laitières deux ou trois fois par jour; il faut leur tenir des boissons à discrétion, surtout à celles qui sont nourries au sec. On les engagera à boire en leur donnant des boissons contenant de la farine, du sel. Une vache qui donne par jour quinze, vingt litres de lait, doit nécessairement prendre assez de liquides pour réparer celui que les mamelles séparent du sang; si elles n'ont pas d'eau à discrétion, on leur en donnera au moins deux fois à chaque repas.

PLANTES QUI ACTIVENT LA SÉCRÉTION DU LAIT. — Certaines

plantes sont considérées comme jouissant de la propriété d'activer la sécrétion des mamelles et de faire produire un lait de bonne qualité. On recommande, comme donnant un lait butyreux, la *spergule* qui produit un beurre si estimé; le *trèfle rampant*, la *moutarde blanche* dite plante au beurre, le *blé de vache des champs*, la *bistorte*, l'*asperule odorante*, le *sainfoin de montagne*, jouissent de la même réputation. On cite encore la *chicorée*, le *pissenlit*, les *hippocrépis*, le *lotier corniculé*, les *gesses*, et autres légumineuses, comme favorables à la sécrétion du lait.

SUBSTANCES QUI DIMINUENT LA SÉCRÉTION DU LAIT. — Tous les corps irritants, les plantes âcres qui attirent le sang sur le tube intestinal, et celles qui déterminent la purgation, diminuent la sécrétion des mamelles : les *euphorbes*, les *renoncules*, l'*aconit*, le *colchique*, la *staphisaigre*, l'*ellébore*, etc., possèdent cette propriété. Les principes de ces plantes et, selon le docteur Tarjani, ceux des *ombellifères narcotiques*, passent même dans le lait sans être altérés, et donnent à ce liquide des propriétés malfaisantes pour l'homme et pour les veaux. Nous avons remarqué que la *morelle noire*, mêlée à la luzerne, diminue la quantité de lait sans rendre la vache malade.

Les *champignons vénéneux*, la *carie* et la *rouille*, les fourrages altérés, seraient-ils composés de bonnes plantes, diminuent la sécrétion des mamelles et produisent de mauvais lait : on cite des exemples de grandes diminutions produites dans ce liquide par l'usage de blés grêlés.

RATIONS. — Une vache, qui donne beaucoup de lait, consomme plus qu'un animal de travail et qu'un bœuf à l'engrais; elle consomme au moins l'équivalent de 3,000 grammes de bon foin pour chaque 100 kilogrammes de son poids vivant; de sorte qu'une vache de 500 kilogrammes mangera 15 kilogrammes de foin ou l'équivalent en autre nourriture. Les nourrisseurs de Paris portent même la ration à 20 kilogrammes : un bon nourrisseur augmente la ration jusqu'à ce que les vaches refusent la nourriture ; elles mangent à discrétion.

Dans le fourrage consommé, l'équivalent de 1,650 à 1,700 grammes de foin pour 100 kilogrammes de poids est employé à entretenir les vaches. Il n'y a que le surplus qui donne du produit. Si la ration est portée à 3,400 grammes par 100 kilogrammes de poids vivant, la moitié donne un produit utile. Avec cette condition, une vache produit, par kilogramme de foin en sus de la ration d'entretien, 1 kilogramme de lait, ou 28 grammes de veau si elle est pleine, ou 100 grammes de viande nette si elle est à l'engrais (Riedesel).

M. Perrault de Jotemps fait donner à ses vaches à peu près la même ration que M. Crud, 12^k 5, ou mieux, 14 kilogrammes par bête pesant 400 kilogrammes. C'est à raison de 3^k 12 de foin pour 100 kilogrammes de poids vivant. Il a remarqué qu'il n'y avait aucun avantage à donner un supplément en foin, mais qu'on pouvait avoir intérêt à le donner en tourteau de colza.

En Normandie, on estime que les vaches prennent l'équivalent de 5 à 6 kilogrammes de foin pour 100 kilogr. de leur poids en vie. Avec cette ration, elles peuvent donner de 18 à 20 litres de lait par jour; mais nous ferons remarquer que l'herbe dont elles se nourrissent permet de donner une ration utile, plus forte que celle qu'on composerait avec du foin seulement.

On a souvent intérêt à accroître la nourriture pour augmenter le rendement. Aussi, dans la banlieue de Paris et dans cette ville, les vaches reçoivent-elles de très-fortes rations :

	Valeur en foin.
Regain	4,500 grammes.
Paille d'avoine, 10 kilogrammes.	3,000
Recoupette, de 4 à 5 kil.	5,000
Betterave, de 10 à 15 kil.	5,000
Drèche, de 5 à 8 lit.	2,500
Tourteaux, de 1 à 1,5 kil..	2,000
Remoulage fin, 2 lit.	2,000
Total.	24,000 grammes.

17.

En admettant que ces vaches pèsent 500 kilogrammes, elles reçoivent environ 5,000 grammes de foin pour 100 kilogrammes de poids vivant.

Toutefois, il n'y a pas toujours un égal avantage à beaucoup nourrir. Il faut avoir égard à l'aptitude des vaches, ou à s'engraisser, ou à produire du lait. Celles qui ont les mamelles actives donnent seules un rendement en rapport avec leur ration. Le lait est un produit spécial, qui n'est pas toujours, comme le travail et la graisse, en proportion de la nourriture consommée. Si on nourrit trop fortement une vache mauvaise laitière, elle prend la graisse, et le lait, au lieu d'augmenter, diminue.

En outre, pour que de fortes rations produisent beaucoup de lait, il faut donner de bons aliments. Si la nourriture abondante est composée de fourrages de médiocre qualité, de foin, de pailles, de feuilles, elle ne produit jamais un effet en rapport avec la quantité qu'on en donne. Mais si les rations sont composées de substances faciles à digérer, très-alibiles, favorables à la production du lait, ce liquide est, jusqu'à un certain point, proportionnel au poids des rations alimentaires. On peut rendre la sécrétion des mamelles extrêmement active en donnant à une vache, pendant les deux ou trois mois qui suivent la mise bas, une nourriture abondante et composée d'herbe de bonne qualité, de racines, de regain, de grains, de graines, concassés, mêlés et délayés dans de l'eau où l'on a jeté un peu de sel.

Si une vache qui vient de mettre bas ne reçoit pas assez d'aliments, la sécrétion des mamelles est moins active ; cependant le lait est encore assez abondant dans le commencement de la lactation, en raison de la graisse qui s'était accumulée dans les organes, et qui fournit les matériaux nécessaires à sa production ; mais la quantité de ce liquide diminue continuellement et il est de mauvaise nature ; la vache devient maigre, et sa constitution s'altère.

IV. — *Traite, soins, maladies.*

MARCAIRE. — On appelle ainsi le valet qui soigne les vaches. La même personne doit être chargée de tout ce qui se rapporte à la vacherie.

Très-exacte, et surtout patiente et douce, elle aura le soin de s'attirer l'affection des vaches en leur donnant quelques grains de sel, un peu de pain ou d'autres friandises, mais sans choisir particulièrement le moment de la mulsion, car il importe de ne pas les habituer à marchander leur lait. Lorsqu'elles auront contracté de l'attachement pour le vacher qui les soigne, elles le verront approcher avec plaisir et lui donneront leur lait sans difficulté.

Le marcaire doit être chargé de préparer et de distribuer les fourrages, de tenir la vacherie propre, d'enlever le fumier, de mettre la litière, de panser les vaches. Si le nombre des bêtes est considérable, on lui adjoindra un aide qui ira faucher l'herbe, la portera à la décharge et coupera les racinesen hiver.

MANIÈRE DE TRAIRE. — On doit traire doucement, même les femelles les mieux disposées à donner leur lait, et ne jamais presser les trayons avec la main lorsqu'ils sont couverts de fumier sec ; une pression trop forte, irrégulière, exercée sur la mamelle, peut entraîner l'inflammation, l'engorgement du trayon et la perte du lait.

Il faut tirer le lait avec précaution non-seulement pour ne pas blesser la mamelle, mais pour produire sur la vache une sensation agréable, sans laquelle le lait contenu dans la glande, ne peut pas couler. La sortie de ce liquide est comparable à l'éjaculation de la liqueur séminale dans le mâle ; si le tissu érectile de la mamelle n'est pas convenablement excité, l'excrétion du lait n'a pas lieu et le marcaire tire seulement la partie qui est contenue dans les trayons. C'est improprement qu'on dit d'une vache, elle retient le lait ; elle ne le retient pas, car la mamelle n'a pas de muscles constricteurs soumis à la volonté ; mais le liquide reste dans les ré-

servoirs qui le contiennent, s'il n'en est pas expulsé par
l'érection de la mamelle.

C'est pour mettre la mamelle dans les conditions favorables à l'excrétion du lait, que, sur les montagnes de la Haute-
Auvergne, on laisse teter les veaux un instant avant de traire
les vaches. Cette pratique est même généralement usitée dans
plusieurs provinces. C'est dans le même but qu'on donne
aux vaches des friandises, du sel, du pain, des racines, qu'on
leur prodigue des caresses ; et tout en excitant les mamelles et
en facilitant l'excrétion du lait, on rend la sécrétion de ce
liquide plus abondante : les vaches dont le lait est pris par
des veaux, celles qui ont du plaisir à se laisser traire, sont
en général bonnes laitières.

Les femelles, du moins celles qui ont beaucoup de lait, se
laissent presque toujours traire sans difficulté, si elles ne craignent pas la personne qui les approche. Lorsqu'elles ont le
pis distendu, la mulsion les soulage. « Plusieurs nourrices
m'ont avoué, dit Cabanis (1), que l'enfant en les tetant leur
faisait éprouver une vive impression de plaisir, partagée à
un certain degré par les organes de la génération ; » et d'un
autre côté l'excitation peut se transmettre des organes génitaux aux mamelles : pour faciliter l'excrétion du lait, il n'est
pas nécessaire d'agir directement sur ces glandes, on peut
produire le même résultat en excitant le clitoris. On rapporte
que pour obtenir le lait des bufflesses, on introduit le bras
dans le vagin (1).

Les sensations agréables que ressentent les femelles, en al-
laitant, sont donc une des causes de leur attachement pour les
nourrissons. C'est le besoin qu'ont les bonnes vaches d'être
tetées, qui les pousse à rechercher leurs petits avec tant
d'ardeur à l'époque du sevrage : les cris qu'elles font entendre sont toujours en rapport avec la quantité de lait qu'elles
ont. Elles éprouvent même, si elles ont le pis gonflé, un véritable accès de jalousie contre la femelle qui, sous leurs

____

(1) *De l'Influence des sexes sur le caractère des idées.*
(1) *Journal vétérinaire* publié à l'école de Lyon, t. I.

yeux, donne à teter à un nourrisson. Ainsi, les vaches comme les autres femelles, ne refusent de se laisser traire que si la crainte ou la répulsion qu'elles éprouvent surpasse le besoin qu'elles ont de faire soulager leurs mamelles.

Chaque fois qu'on veut traire une vache, il faut s'en approcher doucement et en la caressant ; lui passer la main sur la croupe, puis sur le flanc et sur le pis, manier les trayons avec précaution et les presser de plus en plus, mais mollement et même sans faire couler le lait. Dans les vacheries bien tenues de l'Est, un vacher fait ces opérations préliminaires ; il cherche à mettre les organes en état de laisser couler le lait, il donne à la vache l'envie de se faire traire avant que le marcaire vienne effectuer l'opération ; à mesure que l'un quitte une vache, l'autre la prend et, la trouvant bien disposée, la mulsion se fait mieux et plus promptement.

Dans quelques herbages de l'Auvergne quatre hommes sont employés pour la traite de 60 vaches. Ils font aussi teter les 40 veaux que l'on élève d'ordinaire pour ce nombre de femelles. Un de ces hommes approche les vaches l'une après l'autre d'un parc où sont enfermés les veaux ; il fait sortir le veau qui doit teter la vache qu'il a approchée et l'attache à l'avant-bras de la mère avec une corde et par un nœud coulant fortement serré. Arrive ensuite un de ceux qui sont chargés de traire ; il donne un grain de sel à la vache, tire le lait et, l'opération terminée, il lâche le veau en tirant le bout de la corde. Le jeune animal tette le lait qui est resté dans le pis. Pour l'ensemble du troupeau l'opération dure une heure et demie.

On considère la présence du veau comme nécessaire pour que les vaches donnent leur lait ; celles-ci courent à l'endroit où elles doivent recevoir un peu de sel, la traite se fait donc avec facilité ; d'un autre côté, le peu de lait que tettent les veaux leur est favorable. Nous ne reprochons à ce mode de traire que de faire souffrir les jeunes animaux en raison de la force avec laquelle on les attache. Il serait préférable d'habituer les vaches à se laisser traire et de n'avoir ensuite qu'à lâcher les veaux après la traite comme on lâche les agneaux dans les troupeaux de brebis.

Pour traire, il faut en avoir l'habitude, être assez fort et savoir se faire aimer des vaches. Le marcaire doit être assis sur une sellette fixée autour de son corps, tenir entre sa tête et le flanc de la vache la queue de celle-ci, et avoir entre ses jambes le vase où il fait couler le lait; il a ainsi les deux mains libres, il peut prendre deux trayons à la fois et abréger l'opération.

Le lait qui séjourne dans le pis diminue, mais il s'améliore; sa partie fluide étant absorbée, il devient plus consistant, de sorte que si l'on trait souvent les vaches, l'on obtient plus de produit, mais un produit inférieur. Il y a cependant avantage à traire souvent, car plus on excite les mamelles, plus elles sécrètent.

On trait deux fois par jour, à l'exception des très-bonnes vaches que l'on tire trois fois, immédiatement après le part. Ce qu'il importe principalement, c'est que les traites soient régulières, faites constamment aux mêmes heures; elles doivent aussi être complètes. Le lait, qui reste dans le pis, est absorbé en partie et perdu; mais, en outre, la sécrétion ultérieure diminue. Beaucoup de vaches bonnes laitières tarissent prématurément, parce qu'on les trait irrégulièrement ou parce qu'on laisse du lait dans le pis.

Les vaches qui viennent de perdre leur veau ne veulent pas toujours se laisser traire, et presque toutes donnent difficilement le lait pendant deux ou trois fois vingt-quatre heures; pour les contraindre, on leur fixe les membres, on les entrave; ou, mieux, on cherche à les traire avec douceur, et en leur donnant des friandises. Quelquefois on est obligé de leur présenter un autre veau, que l'on couvre d'abord de la peau fraîche de celui qui vient d'être abattu. On trompe souvent cet animal (la vache), dit Olivier de Serres, avec une feinte composée de la peau d'un veau remplie de paille, au seul approcher de laquelle la vache, croyant que ce soit son veau, se laisse librement traire. (*Théâtre d'agriculture.*) Il suffit, pour certaines vaches, de leur laisser voir un veau ou de l'approcher d'elles, de lui faire teter seulement deux ou trois gorgées de lait. Nous verrons qu'un des grands avantages de l'allaitement artificiel, c'est de rendre ces embarras inutiles et d'éviter les souffrances qu'éprouvent les vaches qui viennent de perdre leur veau.

On a rarement besoin de prendre des précautions pour faire tarir les vaches que l'on trait; il suffit d'éloigner insensiblement les moments de la mulsion.

PANSAGE. — On doit panser avec soin, et tous les jours, les vaches laitières soumises au régime de la stabulation; les frictions sur la peau nettoyent cette membrane et produisent une excitation qui réagit favorablement sur tous les organes, et en particulier sur ceux de la digestion.

De nos jours, la stabulation permanente étant plus usitée qu'anciennement, on a plus souvent occasion d'observer les bons effets du pansage; ils ont été signalés par tous les agriculteurs qui ont étudié le régime des bêtes à cornes, en Prusse, en Belgique, comme en Angleterre et en Suisse. Le pis exige des soins de propreté particuliers; il faut le laver tous les jours, et même l'essuyer après chaque lavage; les sels que l'eau y laisse en s'évaporant, déterminent des crevasses. On employera, pour le laver, de l'eau de pluie, ou, à son défaut, de l'eau de rivière.

MALADIES. — Les vaches laitières réclament, pendant leurs maladies, des soins particuliers. Les saignées, les purgatifs, les sétons, les trochiques diminuent la sécrétion du lait.

Du reste, cette fonction, quoique normale, joue dans certains cas le rôle d'exutoire; elle déplace ou diminue les congestions gastriques et pulmonaires; c'est ainsi que, dans plusieurs épizooties, les vaches laitières, les nourrices, souffrent moins que les mâles. On peut donc, sans inconvénients, continuer de les traire lors même que le lait serait altéré : sans nuire aux malades, l'on conserve ainsi la sécrétion mammaire qui, quoique souvent très-affaiblie, est bientôt rétablie après la guérison. Dans les maladies atoniques, dans celles produites par des causes débilitantes, dans les affections qui résultent d'une mauvaise nourriture, d'un exces de travail et qui réclament des toniques, la sécrétion du lait est une circonstance aggravante; il faut alors laisser tarir ce liquide et bien nourrir les malades.

Les mamelles des femelles qui ont du lait sont sujettes à plusieurs maladies : il y survient souvent des crevasses, des ulcères, des inflammations, des abcès; ces accidents peuvent être produits par la malpropreté des bouveries, par le fumier, par les muselières qu'on met aux jeunes animaux pour les empêcher de teter, par le séjour du lait dans les réservoirs lactifères, par une main inhabile ou grossière, par l'impression de l'air froid sur le trayon ramolli par la bouche du veau. Ces diverses affections doivent être combattues avec soin; elles sont toujours douloureuses, font maigrir les vaches et occasionnent la fièvre; elles peuvent s'étendre à tout l'organe mammaire, en produire la suppuration, ou même le désorganiser et le rendre impropre à la sécrétion du lait; elles produisent aussi quelquefois l'altération de ce liquide et le rendent malfaisant pour l'homme et les animaux.

Il faut s'attacher à prévenir ces maladies en éloignant les causes qui les produisent, en tirant les vaches ou en les faisant teter régulièrement, surtout pendant les premiers jours qui suivent la mise bas. Aussitôt que le pis paraît malade, on doit chercher à arrêter les progrès du mal; les lavages fréquents, les cataplasmes, lorsque les douleurs sont fortes, sont les moyens qu'il faut employer; les onguents, les corps gras, nuisent presque toujours, si l'on n'a pas soin de les enlever, par des lavages au savon, avant qu'ils soient devenus rances et irritants.

V. — *Utilisation du lait.*

RENDEMENT. — La grande consommation des vaches laitières s'explique par leur rendement considérable. Il résulte d'expériences faites par Durand, qu'une vache du poids de 560 kilogrammes donne, pendant les mois de mai, juin et juillet, 1,779 litres de lait contenant 82 kilogrammes de caséine, 64 kilogrammes de beurre et 92 kilogrammes de sucre ou de sels insolubles; tandis qu'un bœuf de la même race et du même âge, du poids de 545 kilogrammes, nourri dans le même herbage, ne fait que 134 kilogrammes de viande. La vache dépensait une fois plus d'herbe que le bœuf; elle rendait le double en poids d'excréments.

Il y a, disent MM. Boussingault, Dumas et Payen une grande différence entre la vache et le bœuf sous le point de vue du parti qu'ils tirent, au profit de l'homme, de l'aliment qu'ils ont reçu. Les 10 kilogrammes de fourrage qui ont fait 10 litres de lait, ont produit 1^k 4 de matière sèche; tandis que le bœuf n'a augmenté, avec la même nourriture, que de 1 kilogramme, lequel ne représente probablement que tout au plus 500 grammes de matière sèche. La vache laitière retire donc, au profit de l'homme, du même pâturage, une quantité de matière alimentaire qui peut dépasser le double de celle qu'en extrairait un bœuf à l'engrais. D'où il suivrait encore que l'introduction plus générale des fruitières suisses et des fromageries, serait un des services les plus essentiels à rendre à notre agriculture, du moins dans les localités où la consommation directe de la totalité du lait par les hommes ne serait pas possible.

Dans l'étude des races, nous avons dit qu'il serait d'une grande importance de les améliorer presque toutes au point de vue de la lactation, que cette amélioration est entravée surtout par l'indifférence des éleveurs pour cette production, et que cette indifférence provient du peu de profit que dans bien des pays on tire du lait.

Là où ce liquide peut être vendu en nature et là où il est transformé en beurre ou en petits fromages d'une vente facile, la production en est lucrative, et les éleveurs soignent la multiplication, l'élevage de leur bétail. Il serait bien à désirer que l'on pût mettre tous les cultivateurs dans des conditions semblables.

Mais cela suppose l'existence d'une population concentrée environnante, et quand ce débouché n'existe pas, il n'y a pas de meilleur moyen à employer pour faciliter l'utilisation du lait que l'établissement de *fromageries de société*. Nous avons démontré dans un travail publié dans les Mémoires de la

Société centrale d'agriculture, que le fromage qu'on y fabrique donne aux propriétaires des herbages un profit plus considérable que l'élevage et l'engraissement des bestiaux.

Ce qui s'oppose à l'établissement de ces institutions, c'est surtout l'idée que le fromage de Gruyère ne peut pas être fabriqué dans tous les pays ; c'est ensuite un motif de méfiance, la crainte que quelques cultivateurs ne trompent leurs associés en envoyant à la fruitière du lait sophistiqué.

Nous avons démontré, en nous appuyant sur l'expérience, que ce fromage peut être fabriqué et avec toutes ses qualités dans les plaines, même quand les vaches sont soumises à la stabulation, comme sur les montagnes où les vaches pâturent sans cesse. La seconde appréhension est moins fondée aujourd'hui qu'anciennement, à cause des moyens plus parfaits que nous avons de constater le degré de pureté du lait.

Du reste, quand nous faisions des recherches sur la fabrication de ce fromage, nous avons entendu faire toutes les objections possibles, et toujours elles tombaient devant la mise en pratique de l'association. Plusieurs fois nous avons vu de nouvelles fromageries établies dans des communes où quelques années auparavant on nous disait qu'elles étaient impossibles.

L'avantage des fruitières résulte de ce que le lait, étant exploité par association, l'est économiquement et en général avec intelligence, de ce que les particuliers n'ont aucun autre embarras que la traite et le dépôt du lait à la fruitière, enfin de ce que le fromage et le beurre, pouvant être préparés en grande quantité, sont facilement exportés au loin et vendus avec avantage.

Chacun connaît la composition du lait. C'est un liquide qui renferme à peu près :

Eau.	87
Fromage.	4
Beurre.	4
Sucre de lait et sels solubles.	5

Trois produits peuvent en être économiquement extraits : le fromage, le beurre et le sucre.

Le fromage est séparé au moyen de la présure, ou d'un liquide acide, ou de certaines plantes que l'on ajoute au lait. Quand il s'est précipité, on l'enlève, on le presse, on le met égoutter. On le traite tantôt à froid, tantôt à chaud ; on le laisse ensuite fermenter pendant un temps plus ou moins long. C'est du degré de fermentation surtout que résultent les variétés infinies de fromage répandues dans le commerce.

Le beurre se sépare moins facilement. Quand on laisse le lait en repos dans des vases peu profonds, il s'élève à la surface et forme une couche plus ou moins épaisse appelée *crème*. La crème monte avec plus ou moins de rapidité. Pour faire monter celle des vaches nourries au sec, on met les terrines qui contiennent le lait frais sur des réchauds remplis de cendres chaudes, ou on en retarde le refroidissement en plaçant les terrines préférablement sur des planches. En ajoutant au lait, immédiatement après la traite, un peu d'eau chaude, le beurre monte avec plus de facilité.

Telle qu'elle se réunit à la surface du liquide, la crème contient, outre le beurre qui en forme la base, du caséum et du petit-lait. On sépare le beurre en agitant fortement la masse. Dans les petits ménages, on bat la crème avec la main, mais le plus souvent on se sert d'instruments très-variés appelés *barates*. Quelquefois on ne sépare pas la crème, on met le lait dans les barates : par le battage, le beurre se sépare et se prend en masses.

Ce qui reste du lait quand le beurre est enlevé, peut encore servir à faire du fromage, mais un fromage sec, de mauvaise qualité.

Les qualités du beurre varient selon la nourriture consommée par les vaches et surtout selon la manière dont il est préparé. En général, celui qui se vend sur les marchés des pays où cette fabrication n'est pas une grande industrie, est mauvais parce qu'il provient de petits domaines où on ne peut battre la crème que tous les sept à huit jours, quand elle n'est plus fraîche.

A cet égard, les fromageries de société, comme toute association qui réunirait tous les jours le produit d'un grand nombre de vaches, présentent un grand avantage. La domestique d'une de nos connaissances de Lons-le-Saulnier nous disait que le beurre de fruitière est meilleur huit jours après qu'elle l'a acheté, que celui des petits fermiers au moment de l'achat.

Après l'établissement des chemins de fer, la Franche-Comté doit contribuer à alimenter Paris. En Auvergne, on ne produit qu'un beurre inférieur parce qu'on ne le prépare qu'après avoir retiré le fromage du lait.

Nous n'entrons pas dans le détail des manipulations que l'on fait subir au lait. Nous nous bornons à recommander la plus grande propreté. D'abord, pour la laiterie, qui doit être orientée vers le nord, pavée avec des matières imperméables et inodores, avec des dalles en pierre bien polies et constamment nettoyées avec le plus grand soin, soit avec des alcalis, soit avec de l'eau fortement chauffée. Les mêmes précautions doivent être prises pour les vases, seaux, passoires, terrines, barates, formes, etc.

VI. — Altérations du lait.

Lait bleu. — De toutes les altérations du lait, celle qui lui fait donner le nom de lait bleu est la plus préjudiciable. Le lait n'offre rien de particulier au moment où on le trait; mais, peu après la traite, il présente dans la couche de crème qui se forme à la surface, d'abord quelques points bleus, qui bientôt s'étendent progressivement dans toutes les parties du lait. Les parties altérées sont aigres, se décomposent facilement et répandent une mauvaise odeur.

Cette altération est due, d'après un mycrographe allemand, M. Ehrenberg, à un animalcule du genre vibrio, et nommé vibrio Cyanogenus par notre collègue, M. Fuchs.

Causes. — Certains états de l'atmosphère, le printemps, l'été et l'automne, et certains fourrages y prédisposent. Madame Didieux, dans la Haute-Marne, ne l'a vu que depuis la culture des prairies artificielles. Ailleurs, il s'est montré plusieurs années de suite avec la consommation du produit de certaines prairies. M. Quidde a observé que le bleu se développe sur le lait quand les vaches mangent des fourrages avariés, du foin moisi ou des résidus de distillerieou de brasserie altérés.

Mais quel est le genre d'influence exercé par ces fourrages ou par ces prairies? Il est certain que cette cause agit plus sur certaines vaches que sur d'autres ; car toutes les vaches d'une ferme, quoique nourries toutes de la même manière, ne donnent pas toutes un lait étant susceptible de produire le bleu. Les mêmes vaches ne le produisent pas non plus tous les jours.

On sait que les animalcules qui forment le lait bleu se propagent très-facilement, non-seulement dans le lait des vaches, mais, d'après M. Fuchs, dans le lait de la brebis, de la chèvre, de la jument, de l'ânesse et de la chienne. Ils se propagent aussi dans le mucilage de guimauve, et avec rapidité.

On a voulu attribuer la propagation du lait bleu à la malpropreté des vases et à l'air des laiteries. Mais on le voit se développer sur le lait de certaines vaches, tandis que celui de quelques autres en reste exempt, quoique les vaches soient dans le même local et que les vases employés à la laiterie reçoivent indistinctement le lait des unes et des autres. Quand il y a dans le pays des causes d'humidité, des cours d'eau, on l'a vu se montrer d'abord dans les laiteries qui en sont les plus rapprochées.

De quelle manière les vaches contribuent-elles à la production du lait bleu? On l'ignore. Les vaches ne présentent rien d'anormal, ni dans la santé, ni dans les organes de la lactation.

Le lait bleu est un fléau ruineux pour beaucoup de fermes. Il nous paraît probable que les germes en prennent naissance dans le pis de la vache ; mais qu'ils ne se développent que quand ils trouvent des conditions favorables. Il est permis d'espérer que par des frictions sur les mamelles, que nous avons conseillées il y a plusieurs années à notre confrère M. Drouard, ou par des remèdes administrés à l'intérieur, on pourrait guérir cette affection. M. Quidde recommande particulièrement de faciliter la digestion en administrant des toniques, de la racine de gentiane et du trèfle d'eau. On nous a assuré, dans la Haute-Marne, que le sel, l'eau salée répandue sur les fourrages, la font cesser.

Jusqu'à ce jour, la propreté de la laiterie, un grand aérage, le sèchement complet du plancher et des tablettes, sont les seuls moyens qui étaient conseillés : ils l'étaient sans succès, comme on le comprendra par la lecture du passage suivant, quand le hasard a fait découvrir à M. Gielen un remède très-simple et qui paraît être très-efficace. Il est ainsi indiqué dans le *Recueil de médecine vétérinaire*. A chaque litre de lait que l'on croit susceptible de passer au bleu, il faut ajouter, en remuant, une cuillerée de lait de beurre avant de le mettre en place pour la séparation de la crème. On peut être assuré que le lait ainsi traité ne deviendra pas bleu, lors même que le lait de beurre dont on se sert proviendrait de crème bleue. Après avoir employé ce moyen pendant quinze jours ou trois semaines, on peut le discontinuer. Un autre remède consiste à ajouter une ou deux cuillerées de lait aigre, de lait caillé par litre de lait. Je guéris immédiatement le lait bleu, nous écrit notre honorable confrère M. Daprey, de la Haute-Marne, en mettant, comme le conseille l'auteur allemand, deux ou trois cuillerées de lait de beurre ou un peu moins du double de lait caillé, même provenant de lait bleu, dans la traite de cinq à six litres (Bourbonne, 23 novembre 1856).

Lait jaune. — D'après M. Fuchs, il se produit quelquefois dans le lait des vibrions jaunes ; ils se développent comme ceux dont nous venons de parler ; ils n'en diffèrent que par la couleur.

Lait vert. — M. Fuchs attribue le lait vert au mélange de vibrions bleus et de vibrions jaunes. Il se remarque rarement.

Lait bleuâtre. — C'est le lait très-aqueux, de mauvaise qualité, et d'une teinte bleue mal caractérisée, qui se manifeste dans certaines maladies et quand les vaches sont nourries avec des aliments trop peu substantiels. Cette couleur se remarque dans le lait au moment de la traite. Dans le premier cas, cette altération cesse avec la maladie qui la produit; dans le second, il suffit d'un changement de régime pour ramener la sécrétion des mamelles à son rhythme naturel. Cette altération n'est même quelquefois que passagère et disparaît spontanément sans qu'on puisse remarquer ni la cause qui l'a occasionnée, ni celle qui l'a fait cesser.

Certaines plantes qui renferment une matière colorante bleue donnent aussi au lait cette teinte. On sait que la racine de garance le colore en rouge.

Lait rouge. — Le lait présente quelquefois au moment de la traite une couleur rouge ou rosée plus ou moins prononcée. Cette altération se montre principalement au printemps ou dans le courant de l'été. Une hémorrhagie, une extravasion de sang peut la produire. M. le professeur Delafond a constamment observé au microscope que la couleur rose ou rouge du lait « était due à la présence d'une plus ou moins grande quantité de globules rouges du sang associées au lait. » (*Traité de pathologie générale.*)

Le lait rouge peut être dû aussi à une matière colorante qui se produit dans l'économie animale ou qui est introduite dans le corps avec la nourriture.

M. Meurien en a examiné dans le département du Nord, il n'y a trouvé ni globules de sang, ni globules de pus ; il le considère comme un colostrum chargé d'une matière colorante qui s'est retrouvée dans le beurre. D'après M. Loiset les cultivateurs considèrent le lait rouge comme le signe d'une sécrétion laiteuse très-abondante et très-riche en beurre. (*Bulletin du comice agricole de Lille.*)

Une saignée, un changement dans le régime suffisent pour faire passer cette altération.

SECTION VIII.

ENGRAISSEMENT.

L'engraissement est une opération par laquelle on transforme les produits végétaux en substances animales ; c'est un des principaux moyens que certaines localités ont d'ouvrir des débouchés à leurs récoltes et de se procurer du numéraire. C'est aussi la branche de l'économie rurale qu'il importe le plus d'encourager, non-seulement pour l'importance de la viande, des cuirs et du suif ; mais pour l'influence que l'engraissement exerce, par les engrais, sur la production et sur le prix des végétaux qui servent à notre nourriture et à l'industrie.

ARTICLE Ier. — Choix des animaux pour l'engraissement.

Le choix des animaux est du plus haut intérêt. On aura égard aux formes, à la taille, au tempérament, à l'âge, à l'état de graisse et à l'état de santé, au sexe et à la castration plus ou moins complète de l'animal.

Formes. Il faut s'attacher d'abord aux formes qui indiquent l'aptitude à se bien nourrir : poitrine ample, bouche large et lèvres fortes relativement aux autres parties de la tête.

A ces caractères les animaux doivent réunir la conformation qui indique une grande quantité proportionnelle de viande de première qualité : des lombes larges et longues, une croupe ample, des cuisses épaisses, peu fendues, et descendant verticalement de la tubérosité ischiale jusque près des jarrets.

Les bêtes parfaites pour le rendement ont un squelette léger, une tête fine, une encolure peu développée. Mais ces caractères, qui d'ailleurs ne forment pas une condition d'un engraissement facile, sont encore si rares dans nos animaux, que les engraisseurs ne doivent pas compter peupler leurs herbages ou leurs bouveries de bêtes qui les présentent.

Taille. On recherche en général pour l'engraissement les bœufs les plus grands quand on dispose d'aliments abondants et très-bons ou d'herbages de première qualité ; tandis qu'on préfère de petits bœufs ou même des vaches, pour faire consommer des fourrages ordinaires et faire tondre des pâturages de qualité médiocre.

Tempérament. Tous les tempéraments ne sont pas également favorables à la production de la graisse. Les animaux lymphatiques, mous, ceux dont le tissu cellulaire sous-cutané est abondant et laisse facilement déplacer la peau, ceux qui sont lents et portés au repos, ne fournissent pas de la très-bonne viande, mais s'engraissent rapidement ; tandis que ceux qui sont secs, nerveux, ardents, qui se déplacent, s'agitent sans cesse, profitent moins bien de la nourriture qu'ils consomment.

Celui qui n'achète que pour engraisser n'a pas intérêt à choisir comme l'éleveur ; car l'énergie et le tempérament sanguin, qui, en favorisant le développement du tissu musculaire sont utiles dans un élève, nuisent à l'engraissement en occasionnant des déperditions, à moins qu'on ne place les animaux dans une grande quiétude.

L'expérience démontre qu'on trouve de très-bonnes bêtes à *peau* forte, épaisse, à poils longs, à oreilles grandes, velues, mais en moins grande quantité, que parmi celles dont la peau est souple, molle, le poil fin, court, et l'oreille petite.

Un caractère doux favorise toujours l'engraissement. Les animaux qui se laissent manier, qui ne craignent pas l'approche de l'homme prennent rapidement la graisse.

L'*âge* adulte est le plus propre à la formation de la graisse. Les animaux qui ont acquis tout leur accroissement, mais qui sont encore jeunes, vigoureux, sont dans les meilleures conditions pour être engraissés ; ils mangent beaucoup, digèrent parfaitement et tous les principes ingérés sont employés à produire de la graisse et à accroître le poids de la viande. Les muscles sont alors presque les seules parties qui augmentent de volume ; tandis que dans les individus qui n'ont pas encore acquis tout leur développement, une partie des aliments est employée à l'accroissement des os, du poumon, du foie et de la rate. Aussi les herbagers préfèrent-ils aux bœufs des races précoces et aux métis qui en proviennent et que les éleveurs vendent à l'âge de 3, 4 ans, les bœufs des races indigènes parvenus à l'âge de 6 à 7 ans.

Toutefois, il ne faut pas oublier que la grande activité dont jouissent les fonctions digestives dans la jeunesse, contribue à faire produire à la nourriture consommée par les animaux, dans les premières années de la vie, un résultat assez grand pour compenser ce qui est absorbé par les parties qui ont peu de valeur.

18.

Les animaux vieux dont les dents sont usées, les organes digestifs faibles, ceux qui ont beaucoup travaillé, payent rarement bien leur nourriture.

La chair des jeunes bœufs est-elle plus molle, moins savoureuse que celle des animaux adultes? Cela varie selon l'état des animaux et la préparation qu'on a fait subir à la viande; celle d'une bête jeune qui n'a jamais travaillé, qui est dans un état de graisse médiocre, est meilleure que celle d'un bœuf qui, après avoir longtemps fatigué, a été mal engraissé; mais si les deux bœufs étaient dans de très-bonnes conditions de graisse, la viande de celui qui serait âgé de 8 ans serait plus sapide, plus riche en osmazôme que celle d'un aminal de trois ans, elle conviendrait surtout mieux pour faire un bouillon et pour être cuite dans son jus. La graisse des animaux vieux est jaunâtre, mais elle est ferme, tandis que celle des jeunes est gélatineuse, moins compacte, et mêlée à beaucoup de tissu cellulaire.

Dans tous les cas, il n'est jamais avantageux de laisser dépasser au bœuf l'âge de 8 à 10 ans; après cette époque, la digestion se ralentit, la nutrition est moins active, le tissu cellulaire est plus dense et la chair dure.

En parlant du choix d'une race, nous verrons que le cultivateur peut avoir intérêt à engraisser très-jeunes les élèves de sa ferme, consommeraient-ils plus de nourriture, pour produire une certaine quantité de viande. Cela est bien compris aujourd'hui. La statistique prouve que les animaux abattus dans nos boucheries sont plus jeunes qu'anciennement. C'est un résultat auquel l'administration concourt par l'introduction en France des races anglaises et par la distribution de prix et de médailles.

Les bœufs qui descendent d'un jeune taureau, surtout s'ils ont été châtrés pendant l'allaitement et élevés dans des pâturages fertiles, sous l'influence d'un air plutôt chaud et humide que froid et sec; qui ont fait peu d'exercice, sont mous, lymphatiques, vieux avant l'âge, et peuvent, avec avantage, être engraissés jeunes.

État de santé. Il est intéressant de pouvoir comparer, dans

les achats, l'état des animaux avec les influences auxquelles
ils ont été soumis. Cela importe principalement pour ceux
qui sont maigres ; on doit chercher à reconnaître les causes
de leur maigreur et rejeter, il est inutile de le dire, ceux
dont l'état tient à une maladie organique, à la pourriture, à
la phthisie pulmonaire, à une hydropisie. Il faut, non-seulement ne pas acheter, mais même livrer au boucher, le
plus tôt possible, les animaux atteints de maladies organiques ; si on les gardait longtemps, au lieu de profiter de leur
nourriture, ils tomberaient dans le marasme et périraient
de consomption ; on ne doit pas même s'attacher à compléter l'engraissement des bêtes qui, quoique ne paraissant pas
malades, profitent mal des aliments qu'on leur donne.

État de graisse. On n'achètera pas, pour les engraisser avec
des grains, des graines, ou dans un très-bon herbage, des
bêtes très-maigres ; elles consommeraient trop de nourriture
avant d'être assez grasses pour la boucherie. On ne trouve
jamais aucun avantage à nourrir avec des aliments choisis un animal qui peut se contenter de fourrages ordinaires. D'un autre côté, on ignore souvent la cause de la
maigreur : elle peut provenir d'une maladie incurable, du
tempérament de l'animal, de sa manière d'être ; dans ces cas,
tous les soins donnés en vue de l'engraissement seraient
inutiles. Mais si la maigreur provenait de l'excès de travail,
d'une mauvaise nourriture ; si les animaux présentaient les
signes d'une bonne santé, on pourrait tenter l'opération en
tenant compte des difficultés. La maigreur, qui ne tient qu'à
une mauvaise nourriture, présage, dit M. Crud, un engraissement facile : la bête n'exige qu'une amélioration progres-
sive dans le régime. Si l'on a des fourrages de médiocre qualité, on peut aussi trouver de l'avantage à choisir des bêtes
maigres ; elles coûtent moins cher et débitent de plus grandes
quantités de denrées. Toutefois, il est souvent préférable
d'acheter pour l'engraissement un bœuf d'une mauvaise race,
mais demi-gras, plutôt qu'un bœuf maigre, appartenant à une
bonne famille ; on est assuré que le premier n'a pas de vice
caché. A cet égard, il n'y a pas de règle invariable ; la prati-

que peut seule apprendre à chaque engraisseur la conduite qu'il doit suivre selon le pays qu'il habite et les ressources dont il dispose.

Provenance. Des expériences très-exactes ont plusieurs fois prouvé que certains animaux payent au delà de ce qu'ils consomment, tandis que d'autres ne payent pas leur nourriture. Ces différences, souvent individuelles, tiennent à la constitution des animaux et à la manière dont ils ont été élevés et entretenus.

Les engraisseurs qui n'ont pas de très-bons aliments à faire consommer à la bouverie ou qui veulent engraisser dans des herbages médiocres, sous un climat rude, doivent toujours donner la préférence aux bœufs qui viennent des mauvais pays, qui ont été médiocrement nourris dans des pâturages maigres et qui ont beaucoup travaillé sur des chemins montagneux. Les animaux, qui, malgré ces conditions défavorables, sont en bon état, s'engraissent presque toujours très-facilement et avec une nourriture de peu de valeur; tandis que ceux qui ont été nourris dans un bon pays, avec des aliments succulents, qui ont toujours été dans le bien-être, ne s'engraisseront bien qu'en recevant des soins minutieux et une excellente nourriture.

Selon la méthode que l'on veut suivre. Le choix doit encore être subordonné à la méthode d'engraissement qui doit être suivie. Pour l'engraissement au pâturage, on choisira des animaux ayant toujours pâturé une partie de l'année, n'étant pas de taille très-élevée, à moins qu'on n'ait des pâturages très-fertiles, des animaux jeunes, plutôt que vieux, et plus ou moins robustes, selon le climat.

Les animaux de très-forte taille, qui ont longtemps travaillé, s'engraissent mieux à la bouverie qu'au pâturage, et, sous l'influence de la chaleur humide de l'étable, leur viande devient plus tendre.

D'après le sexe de l'animal. Dans l'appréciation des vaches pour la boucherie, il faut les examiner au point de vue de leur aptitude à prendre la graisse et de la qualité de leur viande.

Leur disposition à faire de la graisse dépend beaucoup de

l'état des organes sexuels. Celles qui ne donnent pas de lait, si elles sont bien nourries, ont les organes génitaux excités, actifs, désirent le mâle et mangent peu. Celles qui reviennent souvent en chaleur, soit qu'elles ne soient pas couvertes, soit qu'elles ne retiennent pas, s'engraissent très-mal.

Au commencement de la gestation, les vaches sont molles, paisibles, prennent plus facilement la graisse que si elles sont dans l'état ordinaire. Dans l'engraissement au pâturage, on tient un taureau avec les vaches; il les féconde à mesure qu'elles deviennent en chaleur; elles sont ainsi dans l'état le plus favorable à l'engraissement; mais il faut les vendre avant que la plénitude soit avancée, car, vers la fin de la gestation, elles sont épuisées et fatiguées par le fœtus, maigrissent, et prennent une viande molle et insipide. D'ailleurs, le fœtus comme ses enveloppes n'a aucune valeur, et il importe de prévenir la déperdition de la matière alimentaire qui serait employée à sa formation.

Quant à l'influence de la lactation, elle se conçoit trop facilement pour qu'il soit nécessaire d'insister. Faisons seulement remarquer qu'elle est peu nuisible vers la fin de la lactation. Les vaches des nourrisseurs de Paris sont ordinairement très-grasses quand elles sont livrées au boucher, et souvent on les vend sans avoir cessé de les traire; on se contente de ne pas cesser de les bien nourrir, quoique la sécrétion des mamelles diminue. La nourriture, qui ne forme plus de lait, se transforme en viande.

L'aptitude à engraisser varie selon la manière dont les vaches ont été entretenues. Celles qui sont jeunes, vigoureuses, prennent plus facilement la graisse que les bœufs, soit parce qu'elles sont plus petites, soit parce qu'elles sont plus graisseuses. On peut engraisser des vaches sur des herbages qui entretiendraient à peine des bœufs. Dans le Charolais, on les met sur les embouches de seconde qualité, sur des sols maigres, où l'arrosage produit un très-bon effet; de là vient la croyance répandue, parmi un grand nombre d'embaucheurs, que l'arrosage est plus nécessaire aux vaches qu'aux bœufs.

Les vaches, au point de vue de la boucherie, ont une mauvaise réputation, surtout dans le Midi, parce que, trop souvent, elles ont été à peine engraissées quand on les abat; mais il ne s'ensuit pas que leur viande soit naturellement mauvaise; elle est seulement beaucoup plus *inégale* que celle des bœufs; et si, souvent, elle est de qualité très-inférieure, cela dépend des circonstances dans lesquelles les bêtes ont été entretenues et engraissées.

Beaucoup de bouchers ne voudraient pas abattre une vache, dans la crainte de déshonorer leur établissement; ils ne veulent pas lutter contre un préjugé général, mais ils n'ignorent pas ce qu'il en est à cet égard; ils savent que la viande des vèles est supérieure à celle des veaux, celle des génisses, à celle des bouvillons, et que celle des vaches convenablement engraissées est égale ou supérieure à celle des bœufs.

Dans le département du Nord, plusieurs circonstances rendent l'entretien des vaches plus profitable que celui des bœufs (*voyez* CHOIX D'UNE RACE). La supériorité qu'elles offrent a été mise en évidence par la Société d'agriculture de Lille. Dans les concours qu'elle a ouverts, cette Société en a encouragé la production en accordant plus de prix pour les femelles que pour les mâles (1), et les rapports publiés dans ses *Annales*, par un de ses membres les plus distingués, M. Loiset, ont prouvé : que les vaches, ne sont inférieures aux bœufs ni par le poids net de la viande, ni par leur qualité, ni par le produit en argent. La vache qui a donné le plus en argent, a rendu 1 fr. 62 par kilogramme; tandis que le bœuf, qui a été le meilleur, n'a produit que 1 fr. 50 Les *minima* sont en rapport avec ces chiffres : un bœuf n'a produit que 1 fr. 49, tandis que la vache la plus faible a donné 1 fr. 54. À un autre concours, parmi les vaches, les deux extrêmes ont été de 1 fr. 45 et de 1 fr. 40, quand le bœuf, le meilleur, n'a donné que 1 fr. 39, et le plus faible 1 fr. 25.

---

(1) Même dans les grands concours régionaux actuels, des encouragements particuliers sont accordés pour les vaches. D'après le programme du 30 juillet 1856, pour le concours de bestiaux gras qui doit avoir lieu à Lille le 31 mars 1857, les vaches forment une classe pour laquelle il est fondé 10 prix.

D'après la castration (*époque, mode*). Le bistournage est souvent incomplétement pratiqué , et les bœufs qui l'ont subi possèdent alors, en partie, les caractères de leur sexe : ils s'excitent, suivent les vaches, s'engraissent mal et fournissent de la mauvaise viande. Généralement donc il faut préférer ceux qui ont été châtrés par l'ablation des testicules.

Aujourd'hui, les engraisseurs enlèvent les testicules, appelés *marrons,* sur les bœufs qui ont été bistournés. Les glandes séminales étant toujours, dans ce cas, fortement atrophiées, sont extirpées sans qu'il en résulte aucun danger : les bœufs en souffrent très-peu.

Les animaux ne doivent être soumis à l'engraissement que lorsque la castration est ancienne, non-seulement afin que les suites douloureuses de l'opération aient disparu, mais encore afin que la viande ait perdu les caractères qu'elle offre dans le taureau.

En faisant féconder les vaches, on prévient ordinairement l'influence des chaleurs; mais il y a des vaches qui ne retiennent pas et qui cependant demandent très-souvent le mâle. On les appelle taurelières. On ne peut les engraisser qu'après les avoir châtrées.

La castration, si on pouvait la pratiquer économiquement et sans danger, aurait des avantages : elle facilite l'engraissement, et rend la viande meilleure; mais, en raison des frais qu'elle occasionne, de la maladie qu'elle produit et des chances qu'elle fait courir à la vie des vaches, elle est très-rarement pratiquée. On ne doit pas acheter de vaches dont l'état réclame cette opération (*voyez* CASTRATION).

ARTICLE II. — Pratique de l'engraissement.

On engraisse le gros bétail à la bouverie, au pâturage, ou en le nourrissant alternativement au pâturage et à la bouverie.

§ 1. — Engraissement à la bouverie ou engraissement de pouture.

I. — *Bouveries.*

Les bouveries, destinées à loger des bêtes à l'engrais, seront, autant que possible, situées dans un lieu isolé, d'où les animaux ne puissent pas être distraits par le bruit extérieur; elles seront plutôt chaudes et humides que froides et sèches; l'humidité chaude favorise l'engraissement : une pluie de quelques heures suffit pour engraisser complétement, au mois de septembre, les cailles, les becfigues.

Il nous est facile d'expliquer les effets d'un air chaud et humide. Son action est physique et chimique. Il relâche les tissus et il favorise l'accroissement du corps en diminuant les déperditions que, dans l'état ordinaire, l'économie animale fait par les organes respiratoires. Toutefois, les bouveries pour les bêtes à l'engrais seront tenues proprement, et les animaux auront constamment une bonne litière.

Il importe de placer la nourriture de manière que chaque bête puisse manger tranquillement sa ration. Des crèches divisées ou des auges sont surtout avantageuses pour distribuer les friandises qu'on ne donne pas à discrétion.

Loges. Les loges que l'on réservait anciennement pour quelques animaux engraissés en vue des concours ont été préconisées dans ces dernières années comme un moyen de rendre l'engraissement des bœufs plus avantageux. M. Warnes, qui a conseillé cette pratique et qui compare l'engraissement dans des loges à l'engraissement en plein air, dit : « Il en coûte 37 francs par loge pour transformer une bouverie en loges, et la dépense est plus que couverte par le bénéfice d'une année. Je puis assurer, d'après mon expérience, que l'engraissement dans les loges a un avantage de 2 à 3 livres (50 à 75 francs) par tête de bétail sur celui qui a lieu dans les enclos. »

En raison de leurs petites dimensions, les loges n'ont pas besoin de fondations profondes ni de constructions bien solides. Elles sont peu coûteuses.

On les dispose sur les côtés d'un couloir dans lequel on prépare la nourriture des bestiaux et on les creuse de plusieurs décimètres au-dessous du sol. Il en résulte que l'on peut y laisser longtemps le fumier. Comme la litière est régulièrement tassée à mesure qu'elle est répandue, le fumier n'entre pas en fermentation ; il est inodore, et s'il est recouvert d'une quantité suffisante de litière, il forme un couchage chaud, moelleux, sur lequel les animaux sont très-bien, en même temps qu'il rend l'atmosphère douce et légèrement humide.

M. Decrombecque de Lens a importé le système de M. Warnes dans le Pas-de-Calais depuis plusieurs années. Les animaux libres dans leur logement conservent toute leur gaieté, ont l'œil vif et s'engraissent plus vite sans dépenser plus de nourriture.

II. — Nourriture.

Revue des aliments. — Foin. Ce fourrage contient une assez forte quantité de matière grasse. Il ne peut pas cependant pousser les bestiaux à un haut degré d'engraissement ; l'on en diminue la quantité vers la fin de l'opération, mais il est essentiel d'en faire entrer toujours dans la composition des rations.

Plantes vertes. Les fourrages herbacés verts sont employés avec avantage. « Les bœufs, écrivait Thaër, peuvent devenir très-gras, lorsqu'ils sont nourris au trèfle vert, pourvu qu'on leur en donne abondamment. » Les légumineuses sont préférables à l'herbe des prairies permanentes ; elles sont plus succulentes ; la vesce, seule ou mêlée à de l'avoine ou à du seigle, semée avant l'hiver, est très-bonne pour l'engraissement du printemps.

Racines, tubercules. Les racines et les tubercules sont d'un usage général pour l'engraissement des animaux. « Je puis affirmer, dit M. Crud, que, d'entre les racines que nous cultivons pour la nourriture du bétail, c'est la betterave qui contribue le plus à l'engraissement, lorsqu'on en donne aux bêtes une ration suffisante pour remplacer la moitié du fourrage sec que les bêtes consomment. »

Les pommes de terre sont données cuites ou crues ; cuites, elles conviennent beaucoup mieux, surtout si elles ont été préparées à la vapeur.

Dans la famille des crucifères, nous trouvons les choux, les raves, les navets. Ces fourrages, très-aqueux, sont peu nutritifs et incapables de pousser loin la production de la graisse ; mais ils sont recherchés des ruminants et précieux pour commencer l'opération.

Les racines et les tubercules sont administrés entiers, ou écrasés et délayés dans l'eau ; écrasés bouillants et mêlés à de la paille hachée, ils ramollissent celle-ci, la rendent de facile digestion et forment une très-bonne nourriture. On donne aussi les pommes de terre mêlées à de la farine sous forme de pâte récemment préparée ou après l'avoir fait fermenter.

Les *grains* sont rarement à un prix assez bas, pour qu'on puisse en former la base de la nourriture du bétail. Mais on peut, le plus souvent, en choisissant les moins chers, les administrer comme accessoire, comme addition. D'abord les animaux qui ont pris à satiété du fourrage ordinaire, mangent encore des grains et des graines qui sont alors transformés en viande, la ration d'entretien ayant été fournie par les autres aliments ; ensuite, étant très-riches en principes assimilables, et faciles à digérer s'ils sont ramollis, ils surchargent peu les organes digestifs et permettent de donner de très-fortes rations. Ils ont en outre l'avantage de produire de la bonne viande.

On cultive principalement en vue de l'engraissement : le *sarrasin*, l'*orge*, qui sont peu difficiles sur le terrain, produisent beaucoup et fournissent une excellente viande ; le *maïs*, très-propre à engraisser en raison de la grande quantité de matière grasse qu'il renferme.

Les grains sont souvent employés après avoir été réduits en *farine*, et c'est alors qu'ils engraissent le plus rapidement ; on donne quelquefois la farine sous forme de pâte fermentée ou de pain ; d'autres fois, délayée dans l'eau ou répandue sur les fourrages, sur les foins, les pailles : elle excite les animaux à prendre ces fourrages et elle augmente les propriétés alibiles de la masse.

Les *graines des légumineuses* peuvent sous tous les rapports remplacer les grains, et sont même préférables. Les féveroles, les pois, sont fort usités, et produisent de la viande très-belle et excellente sous le rapport du goût.

Les graines oléagineuses sont d'un prix trop élevé pour être souvent employées. Si on les donne, c'est le plus souvent après qu'elles ont été réduites en farine et délayées dans l'eau.

Les grains sont administrés seuls ou mélangés, entiers ou écrasés, cuits ou crus, secs ou ramollis ; lorsqu'ils ont été divisés, traités par l'eau, ils sont beaucoup plus alibiles : quand on les donne entiers, les animaux les avalent en partie sans les mâcher. Pour les employer de cette manière, on devrait les mêler à des fourrages hâchés.

Résidus des huileries. Tous très-riches en principes gras, et quelques-uns en matières azotées, ces résidus sont très-propres à l'engraissement ; ils ont, du reste, une valeur très-inégale.

En première ligne est placé celui de la *graine de lin*. En Angleterre, on a même donné la farine de cette graine à des animaux à l'engrais ; elle leur fait acquérir en peu de temps un haut degré d'engraissement. Cependant, en raison du prix élevé de l'huile, il y a généralement avantage à en extraire ce produit.

Les résidus de *noix* ou *nougat*, ceux de *sesame*, d'*arachide*, sont aussi considérés comme bons. Quant à ceux des crucifères, du *colza*, des *choux*, de la *navette*, et à celui du *chènevis*, ils sont moins estimés pour l'engraissement.

Dans quelques contrées de l'Est, on fait un emploi considérable de tourteaux de *faîne*. Quelques engraisseurs en donnent par jour deux ou trois kilogrammes à chaque tête de bétail. Cette nourriture très-échauffante pousse les animaux à boire, et hâte beaucoup la formation de la graisse.

Les tourteaux sont ordinairement réduits en poudre et l'on en saupoudre les fourrages ou bien on les délaye dans l'eau; d'autres fois on les donne en nature après les avoir coupés en petits morceaux; enfin quand on veut pousser beaucoup les animaux, on les administre tantôt d'une manière, tantôt de l'autre, selon qu'ils paraissent être plus ou moins appétés.

On a généralement considéré les tourteaux comme produisant de la graisse molle et de la viande huileuse. Cette opinion résulte d'observations faites sur le porc. Les ruminants qui digèrent mieux leur nourriture, transforment plus complétement les tourteaux en leur propre substance. Il en résulte que la viande que ces aliments produisent, sans être de première qualité, n'a rien de désagréable.

Résidus des distilleries. Les résidus des distilleries varient selon les substances dont ils proviennent, et selon le degré de fermentation qu'ils ont éprouvée; ceux qui sont fournis par des grains, doivent être réservés pour les bêtes à l'engrais; ils sont plus nutritifs que ceux des tubercules. Tous les résidus ont beaucoup de valeur lorsque la fermentation n'a pas été complète, et qu'il est resté une partie de la fécule, du sucre, des principes azotés. « Dans plusieurs exploitations, on les fait couler dans l'auge en sortant de l'alambic, de sorte que les bêtes sont forcées d'attendre qu'ils soient refroidis avant d'y toucher. Il paraît certain qu'en général les aliments chauds favorisent l'engraissement. » (de Dombasle.) D'autres fois on les verse chauds sur du foin, sur de la paille hâchée. Les résidus des distillations d'alcool possèdent des propriétés enivrantes qui agissent beaucoup sur les animaux, les assoupissent et les disposent à prendre de la graisse.

Les résidus des distilleries, des sucreries, fournissent un moyen précieux d'engraissement et alimentent à l'époque actuelle, dans les fabriques du Nord, de nombreux troupeaux de bœufs et de moutons.

RÈGLES GÉNÉRALES SUR L'ADMINISTRATION DES ALIMENTS. — Le succès de l'engraissement dépend principalement de la manière dont les animaux sont nourris. Si l'on voit des bœufs tenus sans propreté s'engraisser aussi bien que d'autres qui sont régulièrement étrillés matin et soir, et dont l'habitation est nettoyée plusieurs fois par jour, on ne voit jamais devenir gras ceux qui ne reçoivent pas une nourriture suffisante et méthodiquement distribuée.

La fixation des rations ne doit avoir d'autre limite que l'appétit des animaux, c'est la *première règle* à suivre ; il faut même, non-seulement donner à manger à discrétion, mais distribuer les aliments de manière à exciter l'appétit, car il y a avantage à faire consommer la nourriture dont on dispose dans le temps le plus court possible. Les animaux à l'engrais qui consomment le plus de nourriture sont, en général, ceux qui la payent le mieux. Il est facile de comprendre pourquoi.

Un bœuf de 500 kilogr. nourri avec 8 kilogr. de foin par jour consommerait, en 10 mois, 2,400 kilogr. de foin, sans donner aucun produit utile excepté un peu de fumier; tandis que si l'on double sa ration, la même quantité de nourriture produira, en 150 jours, 120 kilogr. de viande, à 1 kilogr. par 10 kilogr. de foin consommé en sus de la ration d'entretien. Si au moyen de bons aliments, de grains, de tourteaux, de farine, de sel, on parvient à faire consommer à ce même bœuf l'équivalent de 24 kilogr. de foin, cette même quantité de fourrage sera consommée en 100 jours et produira 160 kil. de viande.

Dans le premier cas, les 2,400 kilogr. de fourrage seraient consommés comme ration d'entretien et perdus pour la production, tandis qu'il n'y en a de perdus que 1,200 kilogr. dans le second cas, et seulement 800 dans le troisième.

Comme *deuxième règle*, nous dirons que les aliments distribués doivent être de plus en plus nutritifs. Voici pourquoi. La quantité de la nourriture consommée par les bêtes à l'engrais doit en général être augmentée à mesure que l'engraissement fait des progrès, mais cette condition n'est pas facile à remplir. La puissance de l'estomac n'augmente pas comme le poids du corps. Un bœuf maigre, nourri avec de bon foin, parvient à un état d'engraissement qu'il ne dépasse pas, quelle que soit la ration en foin qu'on lui distribue; cela arrive quand la quantité de ce fourrage que l'estomac peut contenir et digérer ne fait qu'entretenir le corps. On ne peut retarder cet état d'équilibre entre la puissance de l'estomac et les besoins de l'économie, qu'en faisant consommer une nourriture de plus en plus riche en principes nutritifs et de plus en plus facile à digérer. C'est ce que l'on fait d'ordinaire et, comme les très-bons aliments que l'on donne vers la fin de l'engraissement, les grains, les tourteaux, sont fort chers, il en résulte que les animaux, fins-gras, reviennent toujours à un prix fort élevé, et qu'il y a rarement avantage à pousser très-loin l'engraissement.

En *troisième lieu*, nous recommandons de varier la nourriture des animaux à l'engrais. C'est une condition de première nécessité. Une nourriture variée prévient la satiété, excite l'appétit, favorise la digestion, fournit au sang les nombreux éléments nécessaires à la formation de tous les produits animaux; tandis que le même aliment continué pendant longtemps dégoûte les bêtes qui le reçoivent; il est incomplétement digéré, et les matériaux qu'il fournit, étant en quantité surabondante, ne sont pas même assimilés.

C'est aussi en variant la nourriture que l'on produit de la bonne viande. Personne n'ignore la différence qu'on trouve entre des lapins ou des lièvres nourris avec des choux, du trèfle et même de l'avoine, dans nos habitations, et les animaux des mêmes espèces qui vivent de toutes les plantes spontanées dans nos contrées; on peut faire la même observation sur le porc comparé au sanglier; et la chair du bétail qui pâture sur les montagnes où croissent de nombreux végétaux est aussi plus savoureuse que celle des bêtes élevées dans les étables. « Leur venaison (des cerfs de montagne) est plus fine, et la chair est de meilleur goût, dit Buffon, que celle des cerfs de plaine. » Les bœufs, qui, chez nous, jouissent d'une grande réputation, sont engraissés avec des substances variées.

Pour nourrir convenablement les animaux, il faut mêler les fourrages durs, ligneux, aux substances aqueuses, le foin aux résidus des sucreries, aux fèves, aux pois et aux grains. L'économie animale forme rarement de toutes pièces les

principes qui la composent : la plupart des produits immé-
diats sont créés par les végétaux; introduits ensuite dans le
tube digestif des animaux, ils sont absorbés par les vaisseaux
chylifères et assimilés tels qu'ils existaient dans les plantes
ou après avoir été modifiés.

Comme *quatrième règle* générale, nous recommandons de
distribuer toujours la nourriture avec la plus stricte régularité. On peut faire faire aux bœufs à l'engrais huit repas
par jour ou se borner à trois, mais l'ordre qui a été d'abord
adopté ne saurait être trop rigoureusement suivi. Lorsque
l'heure du repas arrive, les animaux se lèvent, et si la ration
ne leur est pas distribuée, ils se tourmentent, ce qui nuit à
leur engraissement.

Procédés particuliers d'engraissement. — L'engraissement, qui a pour but de produire des bêtes de concours,
forme un art très-savant qu'il ne serait pas facile de décrire.
Celui qui l'exerce doit s'attacher à étudier les besoins, les
goûts des animaux et à y satisfaire. Il doit donc avoir à sa
disposition des aliments de toutes sortes, des foins, des fourrages aqueux, des grains, des graines, des tourteaux, des
condiments, du pain même, et donner tantôt les uns, tantôt
les autres, selon le goût, quelquefois selon le caprice des animaux. L'engraisseur doit avoir autant de perspicacité que
l'entraîneur.

Mais l'engraissement ordinaire est, à l'exception de l'achat
et de la vente des animaux, facile à pratiquer. Pour réussir,
il suffit d'être actif et d'aimer à soigner le bétail. Les procédés en varient du reste, non-seulement selon les provinces,
mais encore selon les fermes et même selon les années.

On fait consommer au commencement de l'engraissement
les aliments les plus communs, le foin et les racines, les tubercules, les choux, l'herbe, selon les ressources de l'exploitation.

Ces aliments ne sauraient pousser très-loin l'engraissement, mais ils conviennent, au début surtout, si les bœufs
sont maigres, car il y a rarement avantage à donner des aliments de prix à des animaux qui peuvent être nourris avec
des fourrages communs. Ainsi, un bœuf qui peut vivre dans

un pâturage en dépensant 60 centimes d'herbe par jour, ne perdra que 30 centimes, en supposant que la moitié de sa nourriture soit employée comme ration d'entretien; tandis que si on le nourrit au grain, il dépensera 1 fr. 60 c. au moins pour être aussi bien nourri, c'est-à-dire pour prendre la même quantité de principes alibiles, et il occasionnera pour son entretien une dépense plus forte.

Il convient donc, dans l'engraissement, de donner une nourriture en rapport avec l'état des animaux, et, par conséquent, une nourriture de plus en plus facile à digérer et plus riche en principes alibiles à mesure que l'engraissement fait des progrès, afin de ne pas imposer aux organes un travail qui serait au-dessus de leur force, tout en fournissant au corps une ration de production suffisante.

Pour remplir cette indication, on passe du foin, de l'herbe, des raves, aux grains, aux graines et aux résidus de quelques fabriques. La manière dont on fait succéder ces divers aliments varie peu.

Dans la Vendée, le Limousin, le Rouergue, on engraisse à peu près de la manière suivante : le matin, après avoir nettoyé les crèches et les râteliers, on donne deux ou trois petites brassées de bon foin et l'on conduit les animaux à l'abreuvoir. Pendant qu'ils sont dehors, on prépare leur litière et on leur distribue des choux ou des raves coupées, dans le Poitou des choux principalement. On en fait deux ou trois distributions selon que les animaux paraissent avoir plus ou moins d'appétit. On les laisse ensuite se reposer jusqu'à midi. On fait alors une autre distribution de nourriture verte et on laisse les animaux tranquilles. À trois heures, on recommence un repas régulièrement distribué comme celui du matin. Le soir, vers les neuf heures, quand les nuits sont longues, on donne un réveillon en feuilles de choux ou en raves.

Au printemps, au lieu de feuilles de choux, on distribue les jeunes pousses de ces plantes et des légumineuses, un mélange de vesce et d'avoine d'abord; c'est aussi ce que nous avons vu donner dans la Vendée dans le mois de septembre.

À la fin de l'engraissement comme pendant l'hiver, on

fait souvent boire à l'étable. On distribue à discrétion de l'eau dans laquelle on a délayé de la farine. C'est aussi vers la fin de l'opération que l'on nourrit avec des grains, ou des tourteaux, ou des farines réduites en pâte. Dans le Limousin, on ne donne guère les raves que pendant un mois ; on les remplace ensuite par de la farine. D'après ce qu'on rapporte, on excite en chantant les bœufs à manger : « le chanteur s'arrête-t-il, l'animal cesse de manger, et il recommence avec les chants. » (Grognier.)

Dans quelques parties de l'Angleterre, on suit le même procédé : on donne d'abord des turneps et des navets de Suède, et ensuite de l'orge, des féveroles et des tourteaux. On mêle quelquefois la poudre de tourteaux à la farine de fèves.

« A Hohenheim, des bœufs qui atteignaient un poids d'environ 400 kilogrammes, chair nette, recevaient par tête journellement 70 livres de betteraves, 9 livres de grain moulu, 12 livres de foin et regain, et 3 livres de paille.

« Dans un autre engraissement chaque bœuf recevait par jour :

	Au commencement de l'engraissement.	Au milieu.	A la fin.
Betteraves et pommes de terre	30 livr.	45 livr.	20 liv.
Regain	15	15	20
Grain moulu	6	10	15
Paille	5	5	5

« Au moyen de cette nourriture, des bœufs maigres se sont engraissés parfaitement dans treize à quinze semaines » (1).

M. de Dombasle donnait à ses bœufs : résidus des distilleriès, 50 litres par repas, foin, 5 livres, tourteaux de navets ou de colza, 4 à 5 livres. Un bœuf peut prendre par jour 200 litres de résidus.

« Les engraisseurs qui réussissent le mieux, écrivait le professeur Grognier, qui avait beaucoup observé les pratiques suivies dans les environs de Lyon, sont ceux qui donnen

(1) *Maison Rustique du XIX° siècle.*

19.

avec le plus d'intelligence, la plus grande quantité de nourriture : tels sont les engraisseurs de la Bresse ; ils distribuent journellement à leurs bœufs d'engrais 30 à 40 livres de fourrage sec, avec 20 livres de pommes de terre cuites et 20 livres de farine mélangée avec du son ; l'opération dure à peine trois mois » (1).

Nous empruntons les faits suivants à M. Lefebvre de Sainte-Marie :

« Un bœuf durham, *Jerry*, qui avait été châtré à l'âge de 25 mois, pesait 595 kilogrammes, le 1ᵉʳ août, quand il fut rentré du pâturage.

« Il reçut, depuis cette époque, jusqu'au 14 novembre :

Vert, trèfle, vesce.	2,430 kil.,	par jour	23 kil.
Son	176 litres	—	1 litre 66
Farine d'orge	305	—	2 87
Foin	240 kil.	—	2 kil.

« Le 14 novembre, son poids s'était élevé à 740 kilogrammes ; il avait augmenté de 1ᵏ 368 par jour pendant ces 106 jours.

« La ration fut composée, du 14 novembre au 31 décembre, de :

Foin	15 kil.
Racines	20 litres.
Son	5
Farine d'orge	5

« Du 1ᵉʳ janvier au 1ᵉʳ mars, de :

Foin	13 kil.
Racines	40 litres.
Tourteaux	3 kil.
Farine d'orge	20 litres.

« Le 3 mars, le poids était de 870 kilogrammes ; il avait augmenté de 130 kilogrammes pendant ces 109 jours, soit par jour 1ᵏ 192. »

Nous pouvons admettre, sans craindre de graves erreurs, que la ration a été de 4ᵏ 5 de foin, du 14 novembre au 31 dé-

(1) *Cours de multiplication des animaux domestiques*, page 597.

cembre, et de 6^k 5, du 1er janvier au 1er mars, pour chaque 100 kilogrammes de poids en vie.

Cette ration n'est pas très-considérable pour des bêtes à l'engrais, et c'est plutôt par la disposition des animaux, par les soins antérieurs, la bonne préparation qu'ils reçoivent, que par la force des rations qu'on peut expliquer l'état extrême d'engraissement auquel l'animal était parvenu.

Dans le Nord, la ration de production est beaucoup plus élevée. Dans les procédés d'engraissement usités par les cultivateurs des environs de Lille, elle équivaut, nous apprend M. Loiset, à 8 et jusqu'à 9 kilogrammes pour 100 kilogrammes du poids de l'animal vivant. Loin de blâmer ces procédés, le savant rapporteur de la Société des sciences, de l'agriculture et des arts de Lille, les justifie, selon nous, complétement : « Cette augmentation de consommation ne doit pas être jugée, dit-il, sans faire entrer en ligne de compensation la richesse de fumure qui en résulte pour les terres ; nulle part, en effet, on n'entend mieux les engrais du sol que dans nos campagnes, et si le cultivateur y répand parfois, comme matière fertilisante, des tourteaux pulvérisés, il trouve toujours plus de profit à leur faire traverser le canal alimentaire des animaux avant de les faire servir au développement des récoltes. »

III. — Condiments et boissons.

Boissons. — Les bons herbages sont pourvus d'abreuvoirs où les animaux peuvent se désaltérer à volonté. Dans les bouveries, il est à désirer que les bœufs aient de l'eau à discrétion, et même que l'on mélange au liquide ou de la farine, ou des tourteaux pour les exciter à boire. L'eau, chargée de farine, devient aigre, mais graduellement ; les animaux s'habituent ainsi facilement à la boire dans cet état et s'en trouvent très-bien.

Les condiments engagent les animaux à prendre des quantités plus grandes de nourriture, en excitant l'appétit, en donnant aux aliments une saveur agréable, et en activant la digestion ; ils contribuent aussi à rendre la nourriture meilleure en compliquant sa composition chimique, en lui fournissant quelques-uns des principes qu'on trouve dans l'économie animale.

Toutefois, les condiments excitants, le *sel,* l'*ail,* le *poivre,* doivent être employés avec discernement : il faut en user pour corriger les substances fades, relâchantes, pour engager les animaux à manger beaucoup, mais il faut les donner à petites doses. L'excitation qu'ils produisent, si on abuse de leur emploi, ne se borne pas à l'appareil digestif ; elle s'étend à tout l'organisme et peut être plus nuisible qu'utile en activant toutes les fonctions et en occasionnant, dans l'économie animale, des déperditions trop considérables.

Le sel est généralement considéré comme fort utile. Les qualités des animaux engraissés dans des herbages salés, la saveur exquise de leur viande, nous prouvent son heureuse influence ; mais il n'est indispensable que lorsque les fourrages sont insipides, de médiocre qualité.

Les *glands,* les *marrons d'Inde,* sont d'un grand secours pour corriger les propriétés relâchantes des racines et des tubercules : on les moud, on les écrase et l'on en saupoudre les fourrages. Dans certains pays, on emploie ces fruits comme aliments.

La *farine* peut être employée pour assaisonner des fourrages, des résidus auxquels les animaux ne sont pas habitués.

Dans l'emploi des excitants il faut bien observer l'état des organes digestifs : si un bœuf cesse de manger insensiblement, s'il prend peu de nourriture, et en la choisissant, s'il tire le foin sans le manger, quoiqu'il ait le flanc creux mais qu'il rumine bien, qu'il ait l'œil vif, le poil brillant, il est dégoûté, et on peut, pour l'engager à manger, lui donner des excitants. Dans le pays de Chollet, quand un bœuf cesse de manger les choux, on le nourrit exclusivement de foin pendant une huitaine de jours ; lorsque ensuite on donne de nouveau des fourrages verts, dit M. Maillet, les animaux les mangent avec avidité. Mais si un bœuf cesse de manger subitement, qu'il ne regarde pas sa nourriture, s'il a l'air triste, la tête basse, la bouche chaude et pâteuse, les urines chargées, il est malade; il faut le saigner si c'est nécessaire, lui donner de l'eau blanche, des racines cuites, du vert; et supprimer les aliments solides, secs, les grains, etc. Si l'animal qui refuse les aliments a le ventre gros, ballonné, s'il pousse des plaintes, il a une indigestion ; on doit lui supprimer la nourriture, lui donner des infusions, des breuvages excitants.

Le soufre et le sulfure d'antimoine sont quelquefois administrés pour faciliter l'engraissement. « Les paysans de nos contrées, dit Burger, donnent beaucoup de soufre à leurs bœufs et prétendent que cette substance produit sur leur bétail d'engraissement un effet extraordinaire » (1). Dans quelques cas particuliers, le soufre peut être utile, en relâchant le ventre, en excitant l'appétit et en favorisant la digestion ; mais à hautes doses, ce corps produit la purgation, excite l'exhalation du tissu cellulaire et rend la viande aqueuse, molle, fade.

§ 2. — Engraissement au pâturage.

L'engraissement de pâture est usitée dans quelques parties du département du Nord, dans la Normandie, la Vendée, l'Auvergne, le Berry, le Nivernais, le Charolais, la Franche-Comté, la Bourgogne, etc. Il a lieu sur des terres d'alluvion, quelques-unes bien assainies, d'autres encore humides ; sur des plateaux ou des collines à base de carbonate de chaux mêlé à l'argile, et sur des montagnes volcaniques. Les herbages qui reposent sur un sol ferme, et cependant assez frais, produisent un engraissement rapide et donnent de la très-bonne viande. On estime, pour la délicatesse du goût de leur chair, les bestiaux nourris sur des herbages salés, et en général sur les rivages de la mer.

Pour l'engraissement, plus encore que pour l'entretien, il importe que le poids des animaux soit proportionné à la fertilité des herbages. Sur les pâtures en pente de la Normandie,

---

(1) *Cours complet d'agriculture pratique*, traduit de l'allemand par **M. Noirot.**

de l'Auvergne, du Charolais, on ne met que des petits bœufs ou des vaches.

Pour graduer la nourriture selon les besoins des bestiaux, il faut, si l'on a des herbages de diverses qualités, faire passer les animaux successivement des plus mauvais dans les meilleurs. Cette gradation est nécessaire non-seulement pour faciliter l'opération, mais encore pour l'accélérer : il importe d'avoir, à mesure que les animaux deviennent gras et difficiles sur la nourriture, des pâturages capables d'exciter leur appétit. Les emboucheurs réservent, pour la fin de l'opération, des enclos dont l'herbe est abondante et très-succulente, afin de *faire tourner rapidement les animaux à la graisse.*

Il est avantageux de pouvoir donner aux bœufs, dans les derniers temps, un espace dont l'herbe soit fraîche et n'ait pas été piétinée et souillée par les excréments. Si l'herbage est très-étendu, les clôtures offrent de grands avantages sous le rapport de la consommation de l'herbe : dix, douze bêtes pâturant ensemble, sont plus tranquilles, s'engraissent mieux que celles qui sont réunies en immenses troupeaux.

Dans les pays tempérés, on fait un engraissement d'hiver et un d'été. Le premier commence vers la fin de novembre et se termine en juin et juillet. Les bestiaux maigres qu'on y soumet, appelés *trembleurs,* commencent à se remettre en broutant l'herbe laissée par les animaux qui ont été engraissés en été ; pendant l'hiver, ils souffrent souvent beaucoup ; ils traversent quelquefois la mauvaise saison sans recevoir aucun aliment sec. Cependant, quand l'herbe est gâtée ou couverte de neige, on leur donne quelques bottes de foin, d'ordinaire le foin qui résulte de l'herbe grossière que les animaux n'ont pas consommée l'année d'avant, et que l'on a fauchée en automne.

Aussitôt que l'herbe pousse au printemps, dans le courant d'avril et de mai, on met, dans les herbages, d'autres bœufs, et en plus ou moins grand nombre, selon le temps qu'il fait. Cette *remise* ou seconde mise, qui s'engraisse en été, est vendue en automne ou au commencement de l'hiver. Il en vient encore à Poissy vers la fin de décembre des environs de Lisieux plutôt que du Merlerault où l'hiver est plus rigoureux.

L'étendue de pâturage nécessaire à l'engraissement d'un bœuf varie beaucoup. On trouve dans la Normandie, en Angleterre, de bons herbages qui engraissent à raison de deux têtes de gros bétail et de 2 ou 3 moutons par hectare. Dans le Charolais on compte qu'il faut aussi au moins un hectare des meilleurs pâturages pour 2 bœufs. Tel herbage se loue à raison de 20 fr. l'acre de 95 ares, tel autre se paye 200 fr. pour la même étendue ; ce qui prouve qu'il faudrait dix ou douze fois autant du premier que du second pour produire un effet donné. On loue à peu près 100 fr. ce qui est nécessaire pour engraisser un bœuf. Pour bien faire tondre les herbages, on met en Normandie un cheval pour un nombre de 5 à 10 bœufs ; il faut moins de solipèdes si le pâturage est très-bon ; à la fin de la belle saison on met des moutons et des chevaux qui consomment l'herbe laissée par les bêtes à cornes.

L'engraissement au pâturage, pour être bien conduit, réclame une surveillance attentive. L'herbager soigneux prépare des abreuvoirs ou fait distribuer l'eau régulièrement, ménage des abris, pratique des séparations, conduit les animaux le soir, au moment où ils veulent se coucher, dans les parties de l'herbage les plus maigres afin qu'ils les fertilisent avec leurs excréments.

A l'engraissement en liberté, tel qu'il a été de tout temps pratiqué, on a voulu substituer l'engraissement sous des hangars : l'herbe est fauchée et distribuée dans des crèches. Cette pratique, quoique permettant de faire plus de bœufs gras, est rarement avantageuse à cause des frais de main-d'œuvre qu'elle nécessite. Elle facilite l'engraissement mixte.

Pour procurer au bétail une distribution quotidienne d'herbe fraîche on a proposé aussi l'engraissement au piquet. D'après quelques observations cette pratique permettrait d'engraisser avec une surface donnée de terrain un quart ou un tiers de bétail de plus qu'avec le pâturage en liberté. Mais elle nécessite des frais de surveillance, des frais et des dérangements pour conduire le bétail à l'abreuvoir ou pour distribuer l'eau sur place ; elle ne permet pas aux animaux de s'abriter, de rechercher l'herbe qui leur convient et en définitive elle n'est pas adoptée.

§ 3. — Engraissement mixte.

ENGRAISSEMENT MIXTE. — On le pratique de deux manières : tantôt on met successivement en usage les deux systèmes précédents, on commence au pâturage et on termine à la bouverie ; d'autres fois les bœufs vont brouter pendant le jour et ils mangent au râtelier le soir, le matin, et quelquefois à midi.

Le plus souvent on commence l'engraissement au pâturage à la fin de l'été : aussitôt que les plus pressantes occupations sont terminées on cesse de faire travailler les bœufs que l'on veut engaisser. Ces animaux sont ordinairement en état parce qu'ils ont été ménagés et nourris avec un soin particulier dans le courant de l'année. On les met dans le regain et ils en prennent à satiété pendant un certain temps. On les fait rentrer assez tôt cependant pour que l'on puisse, avant les neiges, faire consommer l'herbe qu'ils ont refusée, par les bœufs de travail, les génisses et les moutons.

Dans le Limousin, le Rouergue, le Quercy on donne aux bœufs qui vont à l'herbe le jour, des raves, des pommes de terre, des betteraves et l'on passe ensuite à l'usage des fourrages secs et des farineux.

L'engraissement mixte est usité dans beaucoup de localités. Nous indiquerons comment on le pratique sur nos montagnes du Jura. On commence l'engraissement au printemps par le pâturage ; les bœufs reçoivent, outre l'herbe, une ration de foin le matin, et pendant le jour deux ou trois distributions de son et de sel mélangés, ou de son et d'avoine ; quelquefois on donne le sel seul et généralement à fortes doses parce qu'on a observé qu'il engage les animaux à boire. Les bœufs reçoivent ces substances en plein air ou sous des hangars placés au milieu des pâturages. Vers la fin de l'engraissement, les distributions sont très-fréquentes et les animaux ont à leur disposition sous les hangars de la farine d'avoine délayée dans l'eau ; cette boisson est placée dans des cuves et on la donne à discrétion. Dans les mois de mai, de juin, les bœufs sont rentrés le soir sous des hangars, dont les portes sont fermées avec soin ; mais dans les mois de juillet et d'août, on les laisse libres, afin qu'ils puissent rentrer et sortir à volonté. Au mois de septembre, quinze jours avant la vente des animaux, on cesse le pâturage et on nourrit très-abondamment au râtelier. Les bœufs qu'on achète en automne, souvent en Suisse, pour l'engraissement d'hiver, sont nourris à l'étable presque exclusivement.

§ 4. — Pansage, tondage, saignées, etc.

On compte qu'un BOUVIER est nécessaire pour soigner dix ou douze bœufs. Le pansage, la préparation de la nourriture, le renouvellement de la litière, l'enlèvement du fumier tous les cinq ou six jours, exigent beaucoup de temps ; mais ce temps varie selon la disposition des lieux, l'appropriation des bâtiments et le genre de nourriture qu'on donne aux animaux. Nous dirons qu'il faut y consacrer le nombre nécessaire de valets quand on opère en grand ; car leur travail est amplement payé par le succès de l'opération et par l'économie que produit une préparation bien entendue des fourrages.

Il faut aussi, pour que l'opération réussisse bien, nettoyer très-souvent, au moins tous les matins, les crèches, les râteliers et les auges. Les fourrages seront exposés dans un endroit sec, aéré, bien propre, où ils ne puissent ni moisir, ni contracter de mauvaise odeur : tout ce qui peut dégoûter les animaux sera évité avec le plus grand soin.

La malpropreté retarde l'engraissement en irritant la peau, en produisant des démangeaisons qui sont une souffrance pour les animaux. Il faut donc panser avec soin ceux que l'on tient constamment à l'étable.

Pour donner aux bœufs engraissés au pâturage le moyen de se frotter, on place dans les herbages qui n'ont ni arbres ni barrières, des corps durs contre lesquels les animaux vont se gratter. Pour remplir ce but, les Hollandais dressent dans leurs prés des os de baleine, et les Normands des tiges d'arbres.

Les BAINS, les LAVAGES sont favorables à l'engraissement : ils relâchent les fibres et apaisent les démangeaisons. On croit même qu'ils favorisent la formation de la graisse. M. Crud voudrait faire prendre des bains aux animaux maigres avant de les soumettre à l'engraissement.

TONDAGE. — Cette opération a été de tout temps pratiquée, mais partiellement, par les engraisseurs soigneux de quelques pays. Ils se bornaient à couper le poil sur la croupe, les reins et le dos où tend surtout à s'accumuler la crasse dans des bêtes qui ne sortent pas ; ils prévenaient ainsi des démangeaisons, des maladies cutanées qui, en tourmentant les animaux, retardent l'engraissement.

Mais depuis que le tondage général a été reconnu très-favorable aux chevaux il a été mis en usage aussi sur les bêtes bovines. C'est dans les sucreries du Nord que cette pratique a commencé. Notre confrère, M. Huart, a beaucoup contribué à en faire connaître les bons effets. Un bœuf tondu engraisse plus vite que celui qui a conservé son poil. En outre, le tondage rend plus faciles les soins de propreté si bienfaisants pour des animaux tenus dans des étables chaudes et mal aérées. Les valets de ferme pratiquent eux-mêmes l'opération.

EFFETS DE L'EXERCICE, DU REPOS. — L'exercice produit une heureuse influence sur la santé des animaux, mais son action sur les qualités de la viande est variable. Les mouvements violents, longtemps continués, la fatigue, rendent les chairs dures, filandreuses, coriaces : la viande des animaux vieux qui ont beaucoup travaillé est toujours médiocre, et dans tous les animaux les parties qui font le moins d'exercice sont plus tendres que celles qui agissent beaucoup. La délicatesse de l'aloyau, partie formée par les muscles de la région sous-lombaire beaucoup moins actifs que ceux qui se trouvent en dehors de la colonne épinière, est assez connue.

Mais si l'exercice est seulement modéré, au lieu de rendre

les chaires dures, il les rend fermes ; et, comme il fait disparaître les grosses masses graisseuses, qu'il fait pénétrer la graisse dans les fibres musculaires, il rend la viande savoureuse, délicate, marbrée. Les bestiaux qui ont été engraissés en restant complétement inactifs, ont une viande molle, beaucoup moins estimée que celle des animaux qui ont toujours pu exercer librement leurs membres. Le repos absolu peut cependant être utile pour améliorer, pour ramollir les fibres des bœufs qui ont beaucoup travaillé.

Quelques agriculteurs pensent que le repos absolu est nuisible à l'engraissement, « qu'il faut de temps en temps faire lever les bœufs pour les engager à se vider ; car ces animaux paresseux, lourds, qui s'appesantissent de plus en plus, retiennent leurs excréments et leurs urines plus longtemps qu'il ne convient à leur santé. » On cite des engraisseurs qui font labourer leurs bœufs une heure par jour. Ces animaux, dit-on, mangent davantage et digèrent mieux.

Cette pratique conforme à l'hygiène est favorable à la santé, mais est-elle avantageuse ? Nous ne le croyons pas ; d'abord parce que les animaux ne pouvant travailler que légèrement payent à peine le dérangement qu'ils occasionnent, et d'ailleurs l'expérience prouve que l'exercice nuit à la formation de la graisse.

« On cite, rapporte Tessier, dans la vallée d'Auge, une année où l'on ne réussit pas parce que des ouvriers qui travaillaient pour le compte du gouvernement, passaient continuellement à travers les herbages. » M. de Dombasle croit même qu'on ne doit pas déranger souvent les animaux pour leur donner à manger. « Je suis convaincu, dit-il, qu'il est bien préférable de ne leur donner que deux repas, afin qu'ils aient dans l'intervalle un long espace de temps pour se reposer. L'expérience montre que le repos contribue, au moins autant que la nourriture, au prompt engraissement des bœufs ; les miens se tiennent constamment couchés, excepté pendant environ une heure et demie le matin et autant l'après-midi, temps qu'ils emploient à prendre leurs repas ; et ils profitent à merveille. »

Ailleurs on place les bœufs dans des bouveries où l'on n'entre que très-rarement; une galerie (A. *fig.* 26) placée derrière le mur auquel la crèche est adaptée, facilite la distribution de la nourriture, qu'on fait passer par des fenêtres. Les animaux sont toujours dans la plus grande tranquillité. Dans les derniers temps de l'engraissement, le repos le plus parfait est surtout nécessaire.

SAIGNÉES. — Cette opération peut être utile sur les animaux maigres que l'on soumet à un régime fortement alimentaire, sur ceux déjà bien en chair quand, pour pousser l'engraissement, on les nourrit de plus en plus : dans les deux cas, elle prévient la pléthore et les coups de sang. Elle peut l'être également sur les bœufs forts et rustiques disposés à agir : elle affaiblit le tempérament sanguin, rend les animaux mous, lymphatiques, plus portés à garder le repos et à s'engraisser; il suffit de quelques saignées, répétées à de courts intervalles, pour modifier la constitution des animaux. Enfin, en affaiblissant, en épuisant un peu, elle active l'absorption et rend les animaux plus voraces.

La saignée enfin peut être utile comme moyen thérapeutique. On voit des bœufs à ventre tendu, à poil piqué, à peau sèche adhérente, à *cuir pris* qui ne présentent du reste aucun signe de maladie. Si on continue à faire travailler ces animaux on néglige en général leur état qui ne nuit pas sensiblement à leur service; mais si on les met à l'engrais, ils continuent à manger comme à l'ordinaire sans profiter de leur nourriture. Une saignée peut changer leur constitution. J'ai vu chez mon père un empirique qui dans ce cas frottait le dos des animaux avec le liquide extrait de la veine. Cette dernière partie de l'opération est inutile, il serait superflu de le dire; mais après la saignée, les animaux changeaient d'état et se nourrissaient mieux.

Quoi qu'il en soit des explications que nous venons de donner, rappelons que les avantages de la saignée ont été reconnus dans tous les pays où l'on engraisse beaucoup d'animaux et qu'on la pratique en Angleterre, en Normandie comme dans le Limousin.

Ajoutons qu'il ne faut pas en abuser. Lorsque les animaux sont en bon état, habitués à une nourriture qu'on ne peut pas augmenter, les saigner, c'est retarder leur engraissement; aussi plusieurs herbagers préfèrent-ils laisser leurs animaux exposés aux maladies de sang que de les saigner.

Nous n'approuvons pas cette conduite. Sans doute la saignée ne peut pas prévenir toutes les affections qui enlèvent presque subitement les ruminants ; mais parmi ces affections il en est qui, quoique paraissant instantanées, ne viennent que sur les animaux prédisposés, animaux que l'on peut reconnaître à leur œil vif, à la perte de l'appétit. Par la saignée on peut prévenir l'accident sans nuire à la production de la graisse.

Il est donc possible de profiter des bons effets de la saignée tout en évitant ses inconvénients. Il faut savoir ne la pratiquer que sur les animaux qui la réclament; sur ceux qui sont soumis à une nourriture beaucoup plus nutritive que celle à laquelle ils ont été habitués, sur ceux qui ont cessé tout à coup de travailler, enfin sur ceux qui, même sans avoir éprouvé aucun changement dans le régime, paraissent lourds, ont le pouls fort, les membranes muqueuses rouges ou qui mangent avec moins d'avidité qu'à l'ordinaire. L'engraisseur soigneux en visitant ses bestiaux s'habitue facilement à reconnaître ceux chez lesquels la saignée serait utile.

ARTICLE III. — Soins que réclament les bestiaux gras.

Le plus souvent, après avoir donné les soins les plus minutieux aux bœufs pendant l'engraissement, on les néglige complétement quand l'opération est terminée : on les fait voyager sans précaution, on les nourrit mal, et on les soumet à des marches forcées dans des chemins souvent très-mauvais.

Comme dans tous les animaux, la diète leur nuit d'abord en leur occasionnant des sensations pénibles, et ensuite en leur faisant perdre une partie de la graisse déposée dans leurs tissus.

Ils perdent donc, et en raison de la diète, et en raison des fatigues qu'ils éprouvent, fatigues qui leur sont d'autant plus nuisibles qu'ils sont plus habitués à la mollesse.

La diète fait maigrir avec une rapidité prodigieuse les individus très-gras. On cite des malades qui, ne pouvant pas prendre de nourriture, ont perdu en moins d'un mois plus de 50 kilogr. de leur poids. Martell rapporte l'exemple d'un porc gras qui, ayant été pris sous un éboulement, y avait vécu longtemps sans manger, mais il y avait perdu plus de 60 kilogr. de son poids (1).

La diminution de poids éprouvée par les bœufs gras à la suite de fatigues, a été souvent constatée.

Un bœuf durham, *Walter*, engraissé au haras du Pin, et conduit, à pied, de cette dernière localité, d'abord à la foire de Bernay, et ensuite à Rouen, a perdu, du 4 au 20 avril, 120 kilogrammes, soit 14^k 457 pour 100 kilogrammes de son poids, ou 7^k 058 par jour, ou 0,960 grammes par kilomètre parcouru (2). Ce fait n'est pas exceptionnel.

Symmetry (3), du poids de	805	kil. a perdu	110	kil. en	17 jours.
Louisa Curly .	—	615	—	79	18
Victoria. . .	—	650	—	90	17
Southampton .	—	650	—	91	21
Colette . . .	—	700	—	48	10
Claudine . .	—	725	—	107	17
Jerry. . . .	—	880	—	120	17

La déperdition est surtout considérable, et cela se conçoit facilement, quand les animaux quittent la bouverie. Ainsi, Y. Stanley de M. de Béhague, qui pesait, le 26 mars, à Dampierre, 928 kil., n'a pesé à Poissy, le 29 du même mois, quoique transporté en chariot ou en chemin de fer, que 865 kil., et 825 quand il a été abattu, le 7 avril, à Paris. Il a donc perdu à raison de 21 kil. par jour pendant les trois premiers jours et seulement de 5 kil. pendant les huit jours suivants.

Des expériences faites dans le but de constater la déperdition, éprouvée par les bœufs gras pour aller de la gare du

(1) *Transactions of the linneen society.*
(2) *Rapports sur les concours de boucherie en* 1849, page 264.
(3) *Rapports sur les concours de boucherie en* 1849 page 270.

chemin de fer d'Orléans à Sceaux et à Poissy, ont donné les résultats suivants :

Quatre bœufs pesant 2,597 kilogr., conduits directement du chemin de fer à l'abattoir de Montmartre, ont fourni 1,515 kil. de viande; quatre autres animaux semblables et pesant 2,582 kilogr., conduits d'abord à Poissy et ensuite à l'abattoir, n'ont fourni que 1,494 kilogr. de viande. Les premiers ont donc donné 51 kilogr., à peu près 12 kilogr. 750 par tête, de plus que ceux qui ont été conduits à Poissy.

Cette expérience est du 16 juillet 1856. Répétée le 21 du même mois, elle a donné un résultat à peu près analogue sur un lot de huit bœufs semblables également : quatre, pesant 2,727 kilogr., ont été conduits directement à l'abattoir et ont fourni 1,554 kilogr. de viande ; et quatre, pesant 2,669 kilogr., conduits au marché de Sceaux et ensuite à l'abattoir, n'en ont fourni que 1,494 kilogr. 500 gr., à peu près 14 kilogr. de moins par tête que les premiers.

Ces bœufs, les uns de race mancelle ou choletaise, les autres de race auvergnate, avaient fait un long voyage quand ils ont été pesés la première fois; ils étaient vidés en grande partie quand on les a pesés à la gare du chemin de fer. La diminution de poids provient donc principalement de la viande et de la graisse qu'ils ont perdues.

Cette déperdition, qui doit varier selon la manière dont les animaux ont été engraissés, selon leur âge, selon qu'ils ont été ou non habitués à travailler, selon la longueur du voyage et les soins qu'ils reçoivent, est toujours considérable.

Les bœufs gras sont dans un état presque maladif, ou du moins ils sont disposés à devenir malades, et les affections qu'ils contractent sont graves et promptement mortelles. Les épizooties les plus meurtrières ont pris naissance sur des troupeaux de bêtes grasses, et ont été produites, par la diète et la mauvaise nourriture, par les fatigues, et par l'encombrement des animaux dans des étables étroites.

Ces mêmes causes de maladie produisent des efforts de reins, des inflammations de muscles et le charbon, qu'on voit assez communément sur les animaux de boucherie. On sait que depuis 1838, 1839, l'affection aphtheuse n'a presque pas cessé de se propager par les bestiaux gras.

Il est facile de comprendre combien des bœufs qui, pendant huit, dix mois, un an, ont gardé un repos complet, qui ont eu constamment les pieds sur un gazon ou sur une bonne litière, qui ont reçu toujours une nourriture choisie et abondante, qui sont lourds, sans énergie, doivent souffrir de passer plusieurs jours sans boire ni manger, pressés, par un *toucheur* brutal ou par un chien, de marcher sur des chemins rocailleux, souvent montueux, échauffés par le soleil ou couverts de glaçons.

Depuis l'établissement des chemins de fer, les bestiaux gras souffrent moins et surtout pendant un temps moins long. Cependant, sur beaucoup de lignes, les moyens de transport ne sont pas encore convenablement disposés. Les animaux se font des contusions sur la queue et sur les éminences qui entourent le bassin, parce que les wagons sont souvent trop courts; d'autres fois ils se blessent, soit en montant dans les wagons, soit en en descendant. Quand les voyages sont longs il faudrait, au moins en été, prendre des dispositions pour faire boire les animaux : ils ne peuvent rester 24, 36, 48 heures, privés de boisson sans en souffrir.

Les animaux gras ont peu de vitalité dans leurs parties extérieures : les plaies de la peau, les contusions deviennent facilement gangréneuses. On doit donc chercher par tous les moyens à les leur éviter, soigner ceux qui en souffrent et surtout les abattre le plus tôt possible, même quand ils ne sont affectés que de maladies, de contusions peu graves.

Les villes qui font garnir en asphalte ou en pavés bien unis les marchés destinés aux bestiaux gras, qui y disposent des abreuvoirs, qui dans les bouveries des abattoirs prennent les dispositions nécessaires pour que les animaux ne souffrent pas de la soif, pour qu'ils puissent se reposer sur de la litière propre, agissent dans l'intérêt de leurs administrés.

On ne saurait blâmer avec trop de sévérité l'habitude de transporter les veaux sur des bêtes de somme ou couchés, entassés sur des voitures : ces jeunes animaux ayant les quatre membres attachés, la tête pendante, éprouvent des souffrances horribles qui les font maigrir, altèrent leur sang et déprécient leur viande. Les secousses de la voiture produisent des contusions, ramollissent la chair, l'altèrent, la rendent mauvaise, insalubre. La ligature des membres produit en outre les plus vives douleurs et peut déterminer la mort en provoquant des lésions internes comme nous en avons vu un exemple au marché de Sceaux en 1850. Ces pratiques barbares devraient être réformées partout; elles n'existent plus en Angleterre depuis très-longtemps, et elles sont déjà défendues en France dans plusieurs départements. On transporte les veaux sur des voitures où ils restent libres.

ARTICLE IV. — Différents degrés d'engraissement et moyens d'apprécier les animaux gras.

Les *différents états de graisse* que présentent les animaux, sont désignés par des dénominations particulières. On dit qu'un animal est *fin-gras,* de *haute graisse,* quand il est parvenu au plus haut degré d'engraissement que puissent acquérir les animaux de son espèce; il est dit *très-gras, gras,* selon qu'il a plus ou moins de graisse; on désigne par les dénominations de *en chair, en bon état,* l'état des animaux qui, sans être maigres, ne seraient pas assez gras pour être abattus avec avantage ; on dit qu'*ils ne sont pas en état, qu'ils sont maigres, qu'ils ne sont pas seulement en chair,* pour désigner divers degrés de maigreur ; enfin on dit que les bestiaux sont *secs, qu'ils n'ont que la peau et les os, qu'ils sont dans le marasme,* selon que la maigreur, toujours très-prononcée, est cependant plus ou moins grande.

Il est quelquefois difficile d'apprécier l'état de graisse à la simple inspection du corps; car il y a des animaux dont toute la graisse est extérieure : on les appelle *gras en dehors,* et on dit *gras en dedans* ceux qui paraissent maigres et qui cependant ont des chairs entrelardées et beaucoup de graisse intérieure, de suif. Les animaux qui ont des formes régulières, qui sont bien faits, paraissent plus gras qu'ils ne le sont réel-

20.

lement ; tandis que ceux qui sont cornus, qui ont les os saillants, trompent souvent en bien. C'est une grande perte pour l'engraisseur d'en avoir de semblables. Les bouchers connaisseurs recherchent ces animaux parce qu'ils les payent toujours au-dessous de leur valeur. La différence que présentent à cet égard les bœufs est énorme, même sur ceux préparés pour le concours de Poissy.

Pour s'occuper avec fruit de l'engraissement, il faut savoir apprécier *exactement* la valeur des bestiaux que l'on achète et de ceux que l'on vend ; car les bénéfices de cette opération peuvent être facilement absorbés par un mauvais marché. Cependant bien acheter et bien vendre des bestiaux n'est pas chose aisée : il est facile de se tromper d'un quintal sur l'évaluation d'une paire de bœufs. Cette erreur commise lors de l'achat, renouvelée à la vente, quelle influence ne doit-elle pas avoir sur les résultats financiers de l'opération ?

L'appréciation des bœufs gras est encore nécessaire sous un autre point de vue. Il faut apprécier exactement d'abord l'état des animaux quand on commence l'engraissement, et ensuite les progrès de l'opération afin de la conduire convenablement, de savoir si l'on doit augmenter ou diminuer les rations, changer la nourriture, pratiquer des saignées, etc.

Même quand on fait vendre des bœufs par des commissionnaires, il est important de les avoir appréciés soi-même. Quelle que soit l'habitude des personnes chargées de la vente, elles peuvent facilement commettre des erreurs préjudiciables aux expéditionnaires. Plusieurs fois nous avons vu des bandes de bœufs n'arriver à Sceaux qu'après l'ouverture du marché. Le commissionnaire, occupé déjà de la vente, n'a pas le temps nécessaire pour apprécier exactement les animaux ; il défend mal alors les intérêts de son commettant auprès des bouchers qui ne marchandent un bœuf qu'après l'avoir manié et examiné avec soin.

Si le commissionnaire, en recevant la lettre d'avis de son commettant et la note des animaux à vendre, y trouve indiqué, à l'article de chaque bœuf, le poids que doit représenter et que représente l'animal, il a une donnée qui lui est très-utile. Cela l'oblige , dans tous les cas, à donner une attention particulière à ces animaux mal conformés qui ne lui paraîtraient pas au premier coup d'œil avoir la viande , la graisse, le suif qu'ils ont réellement.

MANIEMENT. — On appelle ainsi, premièrement, l'action de toucher, de tâter, de *manier* les animaux pour apprécier leur état de graisse, soit dans les marchés, soit pour reconnaître s'ils avancent dans l'engraissement; secondement, les replis de la peau, les parties du corps, les amas de graisse qu'on explore. On manie le bétail en soulevant la peau pour voir si elle est souple, libre, et pour apprécier le volume des couches charnues, des masses graisseuses, des ganglions placés à une petite profondeur : la peau exécute des mouvements qui sont proportionnels à la quantité de graisse et de tissu cellulaire qu'elle recouvre, et la graisse sous-cutanée est en rapport peu variable avec celle des régions intérieures.

Toutes les parties du corps où la peau est susceptible d'être soulevée, de former un pli, peuvent servir de maniement, et le boucher habile, pour reconnaître l'état d'un bœuf, l'examine à l'endroit qui le premier lui tombe sous la main. Ce-

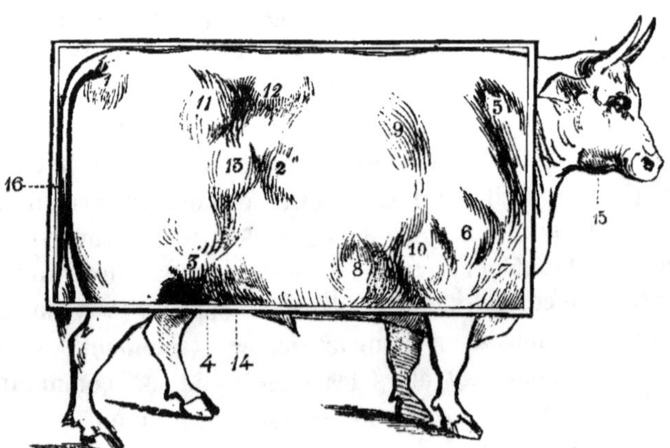

Fig. 40. — MANIEMENTS.

pendant toutes les parties ne conviennent pas également. La fig. 40 indique celles que l'on consulte le plus souvent et à peu près dans l'ordre que nous indiquons :

Les *abords*, le *couard* 1.

Les *côtes* 2, et jusqu'en arrière de l'épaule.

Le *grasset*, la *hampe*, l'*œillet* 3.

Le *dessous* ou le *rognon* (propre aux mâles) 4.

Le *collier* 5. Il se continue avec le suivant.

La *veine* ou *avant-cœur* 6. Il est en avant de l'articulation scapulo-humérale. Les praticiens le confondent avec le précédent. Pour le saisir, il faut appuyer assez fortement en pressant entre l'épaule et l'encolure. Si l'animal est gras, le pli de la peau remplit la main.

La *poitrine* 7. C'est le poitrail.

Le *cœur* 8. On le confond souvent avec celui des côtes.

Le *paleron* 9.

Le *contre-cœur* 10. On le confond aussi avec celui des côtes.

La *hanche* 11. Dans les animaux très-gras, ce maniement constitue une masse volumineuse.

L'*aloyau* ou le *travers* 12, limite le bord supérieur horizontal du flanc. On le perçoit en appuyant le pouce sur la face inférieure des apophyses transverses des vertèbres lombaires et les quatre autres doigts sur la face supérieure.

Le *flanc* 13. On l'explore très-rarement.

L'*avant-lait* 14 (propre à la femelle) est situé entre le grasset et la partie antérieure du pis. **M.** Goubaux a remarqué qu'il correspond à un gros ganglion lymphatique de la région inguinale.

Le *dessous de la langue*, le *double menton* 15, se forme tard. Il annonce un long engraissement.

Le *cordon* ou *entre-fesson* 16 (propre à la vache).

De ces maniements, quatre sont surtout consultés : les *abords* 1, les *côtes* 2, le *grasset* 3, le *dessous* 4, et quelquefois le *collier* et la *veine* 5, 6.

Le repli formé quand on explore les côtes, provenant du tissu cellulaire et du muscle sous-cutané, est celui qui permet le mieux d'apprécier l'épaisseur des muscles, la qualité de la viande : quand il est bien développé, les animaux ont de la viande épaisse, entrelardée; tandis que le *dessous* et le *grasset* font particulièrement connaître des dépôts de graisse, des amas graisseux dont l'épaisseur permet d'apprécier la quantité de suif que donneront les animaux.

La plupart des autres maniements ne sont apparents que dans un état de graisse fort avancé. Ils annoncent, par conséquent, quand ils sont bien développés, que les animaux sont parvenus à un haut degré d'engraissement.

MESURAGE. — Le maniement, à moins d'une grande habitude, ne fournit que des données peu positives. Il est surtout utile au boucher; mais les cultivateurs et même les engraisseurs, doivent avoir à leur disposition des moyens plus exacts d'appréciation. Pour eux, il serait préférable d'employer une mesure ou une formule quelconque dont l'exactitude serait constatée.

Le mesurage des animaux aurait l'avantage d'en faire connaître exactement le signalement.

En publiant le rendement du bétail qui obtient les prix dans les grands concours, l'administration donne, depuis plusieurs années, les résultats du mesurage qu'on fait subir aux bêtes les plus remarquables.

Par le mesurage, on doit faire connaître :

La taille au garrot;
    —   à la hanche ;
La distance du garrot au coude ;
    —   du coude au sol;
    —   du milieu du dos au milieu du ventre;
La circonférence circulaire de la poitrine;
    —   oblique   —
La longueur du corps de la nuque à la queue;
    —   de la pointe de l'épaule à la pointe de la fesse ;
La distance d'une hanche à l'autre;
    —   d'une épaule à l'autre ;
    —   de la hanche à la pointe de la fesse ;
La largeur du flanc, de l'ilium à la dernière côte ;
La longueur de la tête, du sommet à l'extrémité inférieure ;
La grosseur de l'avant-bras ;
    —   du canon.

A ces données, il faut ajouter le poids brut à jeun après excréments et urines rendus.

Pour donner une idée de l'aspect que doit avoir un bon bœuf de boucherie, Stephens a représenté quatre bœufs encadrés. L'un est vu de profil (*fig.* 40) ; les autres sont vus, l'un de face par-devant, l'autre de face par derrière, et le quatrième est renversé et vu par le dos.

Pour que l'animal remplisse exactement le cadre de la figure 40, il faut qu'il ait l'épine dorso-lombaire bien soutenue, les cuisses descendues bas et les épaules longues et charnues.

Vu par-devant et par derrière, le tronc du bœuf doit remplir un cadre carré ; et alors le garrot est épais, les coudes sont écartés, les cuisses bien garnies de viande en dedans comme en dehors ; enfin, vu par-dessus, il devrait pouvoir remplir un cadre en parallélogramme, être aussi large vers le garrot que vers les hanches. Un boucher, qui veut bien apprécier un bœuf, ne manque pas de se placer à côté de l'encolure et de chercher à le dominer pour bien juger de la forme du dos.

Dans les bêtes à cornes dont le poids forme surtout la valeur, le *pesage* doit autant que possible être employé. On le pratique avec une bascule.

Dans une grande exploitation, une bascule est un instrument presque de première nécessité pour peser les animanx qu'on veut vendre et ceux que l'on vient d'acheter ; pour les peser de loin en loin, afin de bien apprécier les effets des rations et les progrès de l'engraissement ; pour apprécier le chargement des voitures, pour peser les fumiers et les fourrages récoltés.

La bascule ne fait connaître, à la vérité, que le poids brut des animaux ; mais quand on a cette donnée, on arrive facilement à savoir avec assez d'exactitude la quantité de viande nette (*voyez* p. 318).

Quelle que soit l'utilité d'une balance, on ne peut pas s'en servir sur un marché, et c'est cependant le lieu où elle serait nécessaire pour faire les achats. Pour suppléer à cet instrument, on a cherché à connaître le poids des animaux en mesurant certaines parties du corps. Ainsi David Low conseille, pour avoir le poids d'un bœuf gras, de tirer une ligne du point le plus élevé de l'omoplate au point le plus éloigné de la croupe, de prendre ensuite la circonférence du corps derrière les coudes, de multiplier le carré de cette circonférence par la longueur et le produit par 238. Cette opération donne le poids des quartiers en stones de 6 kilogr. 348 gr. chacune. On a trouvé ce moyen en considérant le corps du bœuf comme un cylindre et déterminant par l'expérience le rapport du poids des quartiers avec le cylindre.

M. Quételet, directeur de l'observatoire de Bruxelles, chargé par le gouvernement belge, de trouver le moyen de connaître le poids des animaux sans avoir recours au pesage, a employé une méthode à peu près semblable à celles qui sont usitées en Angleterre. Il prend la circonférence circulaire de la poitrine derrière la pointe du coude et compare le corps de l'animal à un cylindre d'eau qui aurait cette circonférence et dont la hauteur serait égale aux 11/10 de l'espace compris entre le milieu du bord antérieur de l'épaule et la pointe de la fesse.

Le tableau suivant indique les résultats auxquels M. Quételet est arrivé par l'application de son système. Il prend le centimètre pour unité d'étendue et le kilogramme pour unité de poids. Ainsi, en supposant un bœuf dont la circonférence circulaire de la poitrine serait de 182 et la longueur du tronc (depuis la partie antérieure de l'épaule jusqu'à la perpendiculaire qui touche la partie la plus en arrière des cuisses) de 158, on trouverait 458 kilogr., poids de l'animal.

Ce moyen peut être utile dans les fermes où l'on n'a pas de bascule, mais pour s'en servir avec succès, il faut une certaine expérience sur la manière de pratiquer le mesurage, sur le degré de tension qu'il convient de donner au ruban. On ne peut même mesurer facilement la longueur de l'animal, qu'en se servant d'une potence portant deux pièces de bois perpendiculaires qui peuvent être à volonté, éloignées ou rapprochées l'une de l'autre.

Poids brut des bêtes à cornes en kilogrammes.

LONGUEUR EN CENTIMÈTRES DEPUIS LE BORD ANTÉRIEUR DE L'ÉPAULE JUSQUE DERRIÈRE LA CUISSE.

Circonférence prise derrière l'épaule	120	124	128	130	132	134	136	138	140	142	144	146	148	150	152	154
140	206	213	220	223	226	230	233	237	240	244	247	250	254	257	264	264
142	212	219	226	230	233	236	240	244	247	251	254	258	261	265	268	272
144	218	225	232	236	240	243	247	250	254	258	261	265	269	272	276	280
146	224	231	239	242	246	250	254	257	261	265	269	272	276	280	281	287
148	230	238	245	249	253	257	261	265	268	272	276	280	284	288	294	295
150	236	244	252	256	260	264	268	272	276	280	283	287	291	295	299	303
152	243	251	259	263	267	271	275	279	283	287	291	295	299	303	307	311
154	249	257	266	270	274	278	282	286	291	295	299	303	307	311	316	320
156	256	264	273	277	281	285	290	294	298	302	307	311	315	319	324	328
158	262	271	280	284	288	293	297	302	306	310	315	319	323	328	332	337
160	269	278	287	291	296	300	305	309	314	318	323	327	332	336	341	345
162	276	285	294	299	303	308	312	317	322	326	331	335	340	345	349	354
164	282	292	304	305	311	315	320	325	330	334	340	341	348	353	358	362
166	289	299	309	311	318	323	328	332	338	342	347	352	356	362	366	374
168	296	306	316	321	326	331	336	341	346	351	356	364	366	370	375	380
170	304	314	321	329	334	339	344	349	354	359	364	369	374	379	385	390
172	311	321	331	337	342	347	352	357	362	368	373	378	383	383	393	399
174	348	329	339	344	350	355	360	366	371	376	382	387	392	397	403	408

LONGUEUR EN CENTIMÈTRES DEPUIS LE BORD ANTÉRIEUR DE L'ÉPAULE JUSQUE DERRIÈRE LA CUISSE.

Circonférence prise derrière l'épaule	140	142	144	146	148	150	152	154	156	158	160	162	164	166	168	170
176	380	385	390	395	401	407	412	418	423	428	434	439	445	450	455	464
178	383	394	399	405	411	416	422	427	432	438	444	449	455	460	466	471
180	397	403	408	414	420	425	431	437	442	448	454	459	465	471	477	482
182	406	412	417	423	429	435	441	446	452	458	464	470	475	481	487	493

184	415	424	427	433	438	444	450	456	462	468	474	480	486	492	498	504
186	424	430	436	442	448	454	460	466	472	478	484	490	496	503	509	515
188	433	439	443	452	458	464	470	476	483	489	495	501	507	514	520	526
190	442	449	455	461	468	474	480	487	493	499	506	512	518	525	531	537
192	452	458	465	471	477	484	490	497	503	510	516	523	529	536	542	549
194	461	468	474	481	487	494	504	507	514	520	527	534	540	547	553	560
196	471	477	484	491	498	504	514	518	524	531	538	545	551	558	565	572
198	480	487	494	501	508	513	524	528	535	542	549	556	563	570	576	583
200	490	497	504	511	518	525	532	539	546	553	560	567	574	581	588	595
202	500	507	514	521	529	536	543	550	557	564	571	579	586	593	600	607
204	510	517	524	532	539	546	554	564	568	575	583	590	597	605	612	619
206	520	527	533	542	550	557	565	572	579	587	594	602	609	616	624	631
208	530	538	545	553	560	568	576	583	594	598	606	613	621	628	636	644
210	540	548	556	563	571	579	587	594	602	610	618	625	633	641	648	656

LONGUEUR EN CENTIMÈTRES DEPUIS LE BORD ANTÉRIEUR DE L'ÉPAULE JUSQUE DERRIÈRE LA CUISSE.

	152	154	156	158	160	162	164	166	168	170	172	174	176	178	180	184	188	192
212	598	606	614	622	629	637	645	653	661	669	677	685	692	700	708	724	740	755
214	609	617	625	633	641	649	657	665	673	681	689	698	705	713	724	737	754	769
216	621	629	637	645	653	662	670	678	686	694	702	711	719	727	735	751	768	784
218	632	641	649	657	666	674	682	691	699	707	715	724	732	740	749	763	780	799
220	644	652	661	669	678	686	695	703	712	720	729	737	746	754	763	780	794	813
222	656	664	673	681	690	699	707	716	725	733	742	751	759	768	776	794	811	828
224	668	676	685	694	703	712	720	729	738	747	755	764	773	782	790	808	826	843
226	680	688	697	706	715	724	733	742	751	760	769	778	787	796	805	822	840	858
228	692	701	710	719	728	737	746	755	764	773	783	792	801	810	819	837	853	874
230	704	713	722	732	741	750	759	768	778	787	796	806	815	824	833	852	870	889
232	716	725	735	744	754	763	773	782	791	801	811	821	830	839	849	868	887	905
234	728	738	748	757	767	776	786	796	805	815	824	834	843	853	863	882	901	920
236	741	751	760	770	780	790	800	809	819	829	843	848	858	868	878	897	916	936
238	754	763	773	783	793	803	813	823	833	843	853	863	873	883	893	912	932	952
240	766	776	786	797	807	817	827	837	847	857	867	877	887	897	907	928	944	968

On trouve dans les *Annales de Roville* (t. v) que le poids de la viande nette est constamment dans un certain rapport avec le périmètre du thorax, de sorte qu'en mesurant ce périmètre, on a le poids net des animaux. Pour trouver le poids des bœufs, d'après ce principe, il faut avoir seulement un ruban inextensible divisé sur une face en centimètres et portant sur l'autre face des nombres qui représentent le poids en viande nette correspondant aux divisions centimétriques.

Pour procéder au mesurage, on fait placer les animaux de manière qu'ils aient les deux membres antérieurs également avancés, dans la position qui paraît la plus naturelle, et la tête placée dans sa situation ordinaire, ni trop basse, ni trop élevée. On mesure ensuite le périmètre du thorax avec le ruban qui part du garrot, passe, je suppose, derrière le coude gauche, sous la poitrine entre les avant-bras, et revient en haut en montant sur le plat de l'épaule droite. On note le résultat que l'on a obtenu et l'on mesure une seconde fois en faisant passer le ruban de manière que sa direction croise celle qu'il avait la première fois, c'est-à-dire qu'il passe en arrière du coude droit et monte en avant de l'épaule gauche; les deux mesurages doivent être faits sans que l'animal change de place. Si les deux opérations ont donné des longueurs différentes, on prend la moyenne.

La table suivante (1) indique le rapport qui existe entre le périmètre du thorax des bœufs et leur poids de viande nette; elle s'étend, des bœufs dont le périmètre est de 1^{m}81 à ceux qui l'ont de 2^{m}73; les premiers donnent 350 et les autres 1200 livres de viande nette.

(1) *Annales de Roville*, t. viii, p. 365.

MESURE.		POIDS.	MESURE.		POIDS.	MESURE.		POIDS.
mètr.	c.	livres.	mètr.	c.	livres.	mètr.	c.	livres.
1	81	350	2	12	553	2	43	850
1	82	356	2	13	566	2	44	860
1	83	362	2	14	575	2	45	870
1	84	368	2	15	583	2	46	880
1	85	375	2	16	591	2	47	890
1	86	381	2	17	600	2	48	900
1	87	387	2	18	608	2	49	910
1	88	393	2	19	616	2	50	920
1	89	400	2	20	625	2	51	930
1	90	406	2	21	633	2	52	940
1	91	412	2	22	641	2	53	950
1	92	418	2	23	650	2	54	962
1	93	425	2	24	660	2	55	975
1	94	431	2	25	670	2	56	987
1	95	437	2	26	680	2	57	1,000
1	96	443	2	27	690	2	58	1,012
1	97	450	2	28	700	2	59	1,025
1	98	457	2	29	710	2	60	1,037
1	99	464	2	30	720	2	61	1,050
2	00	471	2	31	730	2	62	1,062
2	01	478	2	32	740	2	63	1,075
2	02	485	2	33	750	2	64	1,087
2	03	492	2	34	760	2	65	1,100
2	04	500	2	35	770	2	66	1,112
2	05	507	2	36	780	2	67	1,125
2	06	514	2	37	790	2	68	1,137
2	07	521	2	38	800	2	69	1,150
2	08	528	2	39	810	2	70	1,162
2	09	535	2	40	820	2	71	1,175
2	10	543	2	41	830	2	72	1,187
2	11	550	2	42	840	2	73	1,200

Il résulte de ce tableau que l'augmentation du poids s'élève progressivement pour une même augmentation de diamètre; qu'elle est d'abord de 3 kilogr. par chaque centimètre et ensuite de 5, 6, 7 kilogrammes.

Ce mode si simple de mesurage n'est malheureusement pas toujours exact. Celui qui l'emploie doit d'abord examiner les animaux, voir si le bassin, la croupe, sont relativement plus développés que la poitrine et les côtes. Dans ce cas, il serrera un peu moins le cordon qui annonce, avec cette conformation, un poids presque toujours inférieur au poids réel. L'engraisseur qui connaît les animaux de son pays, qui a comparé quelquefois dans les abattoirs, les boucheries, les résultats du mesurage à ceux de la balance, peut se servir utilement du cordon Dombasle.

ARTICLE V. — Rendement.

Dans le commerce des animaux, on appelle *poids vivant*, le poids des animaux pesés pendant la vie ; *poids brut*, le poids de toutes les parties du corps ; *poids net, poids de boucherie, poids des quatre quartiers, de viande nette*, le poids de la bonne viande, le poids du corps débarrassé des issues, du sang, de la peau, de la tête, des organes digestifs, du cœur, du poumon, du foie, des pieds, du suif, de la langue, etc.

Le rapport entre le poids brut des animaux et le poids net varie selon les races, selon la conformation des individus, et surtout selon l'état de graisse.

Sinclair nous donne les chiffres suivants pour un bœuf du Devonshire âgé de trois ans et dix mois :

Poids en vie. . . . .   1,439 kil.

      Issues :

Suif. 133   ⎫
Peau. 79   ⎪
Tête et langue. 34   ⎪
Cœur, foie et poumons. . . 19 ⎬ 433 ⎫
Pieds. 16   ⎪   ⎪
Entrailles et sang. . . . . 152 ⎭   ⎬ 1,439 kil.
Viande de boucherie consistant dans la   ⎪
   carcasse, ou les quatre quartiers . . 1,006 ⎭

Quoique déjà très-remarquable, puisqu'il est de 69,99 p. 100 de viande nette, ce rendement a été égalé et même dépassé par des bœufs de races françaises.

Le tableau suivant montre quelques exemples de rendements pris parmi ceux que l'administration publie tous les ans à la suite des concours de bestiaux gras.

RACE.	AGE.	POIDS VIF.	POIDS DES 4 QUARTIERS.		POIDS DU SUIF.		POIDS DU CUIR.		SANG.	Canards, pieds patins.	Poumon, cœur, rate, foie, langue.	Intestins. Excréments.
			Total.	p. %	Total.	p. %	Total.	p. %				
Durham Charolais. . . .	6 ans.	1,010	729,500	72,22	82	8,11	49	4,85	20	13,50	20,50	85,50
Durham Normand. . . .	50 mois.	1,030	731	70,97	100	8,08	47,50	4,64	27	15,50	25	84
Durham-Manceau. . . .	39 mois.	1,040	734	70,62	91	8,75	56	5,38	29,50	17,50	24	87,50
Salers	5 ans.	990	695	70,20	75	7,57	67,50	6,82				
Charolais.	38 mois.	870	599	69,65	82	9,42	52,50	6,03	24	13	25,50	74
Dauphinois	54 mois.	1,066	635,50	69,42	66,50	6,24	71	6,66				
Limousin	7 ans.	950	658	69,26	74	7,79	71	7,39				
Bourbonnais.	47 mois.	1,078	738	68,46	107	9,92	53	4,91		12	25	
Aubrac.	6 ans.	972	664,50	68,36	80	8,23	43,30	4,45		30	30,20	
Garonnais.	8 ans.	1,250	852	68	121	9,65	65	5,18	26	36,50	39	113,50
Cotentin.	3 ans.	790	522	66,07	74	8,98	48	6,07	22,6	13	23,6	89,8
Manceau.	51 mois.	895	588	65,69	108	12,06	48.5	5,41	31,50	15	22	64
Périgourdin.	46 mois.	830	542	65,54	72	8,67	61	7,34	26,50	16,50	24	88
Choletais.	6 ans.	850 5	556	65,41	80	9,41	57,5	6,76	35	14,60	24,75	82,15
Agenais	7 ans.	1,000	651	65,40	71,50	7,15	54,5	5,45	29	32,5	24,50	143,5
Comtois	5 ans.	995	650	65,32	93	9,34	67	6,7	31	16,5	28,50	80
Breton.	54 mois.	500	324	64,20	48,50	..9,70	43	8,60	15	8,5	14,50	49,50
Bressan	5 ans.	915	586,50	64,10	94,50	10	58.50	6,39		30	22,50	
Béarnais.	8 ans.	865	538,5	62,25	70	8,09	66	7,63	24	16	23.50	126

Parmi les inégalités de ce tableau, chacun distinguera celles qui tiennent à la manière de dépecer les animaux à l'abattoir : elles portent sur les issues. Dans certaines villes, on réunit la langue à la tête, ailleurs, on sépare ces deux parties; ici, on pèse les intestins vides, ailleurs, on les confond avec les matières excrémentitielles. Quelquefois on pèse les cornes avec la tête, d'autres fois avec la peau.

Le résultat le plus intéressant est celui qui est fourni par la viande et le suif. Encore ferons-nous remarquer qu'il ne faudrait pas considérer les chiffres que nous venons de citer comme indiquant les qualités des races. Pour qu'on pût en tirer une conclusion positive, à ce dernier point de vue, il faudrait prendre un nombre donné d'animaux de chaque race, et les engraisser de la même manière. Nous avons voulu seulement, en dressant le tableau qui précède, donner une idée du poids relatif des diverses parties d'un bœuf de boucherie.

En viande, le rendement des bœufs est généralement de : 50 à 54, de 54 à 58, de 58 à 62, de 62 à 66 et de 66 à 70, selon qu'ils sont *en état, en viande, gras, bien gras, fin gras.*

Il y a moins d'uniformité dans le rendement en suif. Ce produit va de 4 ou 5 pour 100 à 10, 12 ou 14.

Dans les exemples de rendement que nous venons de rapporter le poids du cuir varie de 4,50 à 7,50 pour 100. En général, il est relativement plus fort dans les animaux maigres et dans ceux de petite taille.

ARTICLE VI. — Des qualités et des catégories de viande.

La viande de première qualité est tendre, *bonne à la mâche,* elle a une saveur agréable et l'odeur suave que chacun recherche. Elle possède ces qualités quand elle est marbrée, a grain fin, ni trop rouge, ni trop pâle, et fournie par des animaux assez âgés sans être vieux et engraissés avec de bons aliments. Dans la plus belle viande la graisse est blanche.

Par catégories, on désigne les diverses qualités de viande fournies par le même animal. A Paris, l'administration admet quatre catégories dans un bœuf de boucherie.

1re Catégorie (*voir* la fig. 41).

Poids de chaque morceau pour un bœuf de 457 kil.

1	Gîte à la noix ; cuisse à Bordeaux ; veine à Lyon.	15 kil.
2	Tende de tranche ; filet à Lyon	20
3	Tranche grasse.	20
4	Pointe de culotte ; coire à Lyon, cuhaut, couhaut ou culotte à Bordeaux	30
5	Aloyau.	50
6	Filet partie intérieure ; aloyau à Lyon, à Nantes et à Bordeaux	7
	Total.	142 kil.

2e Catégorie.

7	Paleron ; épaule à Lille ; épalard à Lyon. . .	70 kil.
8	Talon de collier ; cœur de côtes à Lyon. . .	5
9	Côtes couvertes.	30
10	Côtes découvertes	15
11	Plat de côtes découvert	8
12	Bavette d'aloyau.	13
	Total.	141 kil.

3e Catégorie.

13	Plat de côtes couvert	17 kil.
14	Collier ; collet à Nantes, à Lyon.	35
15	Pis de bœuf, basse boucherie ; flanchet à Lille et à Bordeaux ; flanc ou la longère à Nantes ; hampe et petits os à Lyon ; grumeau à Nîmes.	75
16	Gîtes { jambes de derrière.	15
	{ — de devant	10
17	Surlonge	10
	Total.	162 kil.

4e Catégorie.

18	Tête ou joues.	10 kil.
19	Queue.	2
	Total.	12 kil.

Ces catégories correspondent : la première aux lignes horizontales, la seconde, aux lignes obliques, la troisième aux lignes verticales, et la quatrième, aux parties blanches de la fig. 41.

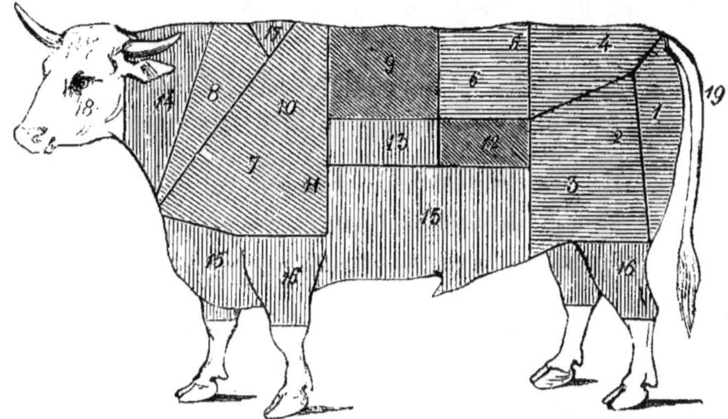

Fig. 41. — COUPE D'UN BOEUF DE BOUCHERIE; CATÉGORIES DE VIANDE.

Dans la première catégorie, nous trouvons la viande fournie par les grosses masses musculaires des lombes, de la croupe et des fesses : la partie la plus postérieure de la cuisse connue sous le nom de *gîte à la noix* 1 ; la *tende de tranche* 2 formée par les muscles de la face interne de la même région ; et la *tranche grasse* 3, qui s'étend sur la face antérieure du membre depuis l'articulation jusqu'au grasset : elle comprend une partie supérieure fort délicate et une partie inférieure ligamenteuse ; la *pointe de culotte* 4 qui correspond à la croupe ; l'*aloyau* 5 face supérieure des lombes ; enfin le *filet* 6 fourni par les muscles presque inactifs, logés à la face interne de la région lombaire. Abrité de tout contact des corps extérieurs, le filet est non-seulement la partie la plus savoureuse, mais la plus tendre et la plus délicate. Une partie de la tranche grasse s'en rapproche par ses qualités.

Ajoutons avant de passer à la viande de deuxième catégorie que le caractère de celle que nous venons d'étudier, c'est d'être formée de muscles gros, cylindriques ou épais et aplatis, qui s'améliorent à mesure que les animaux prennent de la graisse, c'est-à-dire deviennent tendres, succulents, marbrés, mais sans perdre les caractères de la viande maigre, sans devenir entrelardés : les masses graisseuses interposées, quelque volume qu'elles prennent, restent distinctes.

On place dans la deuxième catégorie la viande fournie par les masses charnues des épaules, *paleron* 7, par l'extrémité postérieure de l'encolure, *talon de collier* 8, et par les muscles de la partie moyenne de l'épine dorsale, *côtes couvertes* 9.

Dans cette catégorie se trouvent encore la partie inférieure de l'aloyau appelée *bavette d'aloyau* 12, et les *côtes découvertes* 10, ainsi appelées parce que, après l'enlèvement de l'épaule, elles ne sont pas recouvertes par une couche charnue et graisseuse comme celles n° 9 qui sont plus en arrière. Le meilleur morceau des côtes découvertes est en rapport moins avec les côtes qu'avec les apophyses épineuses des vertèbres dorsales appelées *contre côtes*, il est formé par les muscles de l'épine qui recouvrent ces apophyses. Cette partie devient marbrée ; elle est savoureuse et tendre même, quand elle provient d'un animal jeune bien engraissé. On lui donne aussi le nom de *côtes à la noix* en raison des rognons de chair, des *noix*, qui se trouvent au milieu de la viande. A Londres les côtes découvertes sont considérées comme de première qualité.

Le *plat de côtes découvert* 11, partie inférieure des côtes antérieures, quoique classé dans la même catégorie, est moins recherché. La viande en est tendre, bonne, mais en plaques minces et composée de peu de maigre relativement aux tissus blancs.

En général, la viande de deuxième catégorie est formée de muscles enveloppés de lames dures, fibreuses, comme sur l'épaule, ou entremêlée de tissu cellulaire lâche ayant un aspect filandreux. Par l'engraissement, cependant, les principaux morceaux de cette sorte s'améliorent beaucoup. La viande fournie par les muscles épais qui occupent l'espace triangulaire formé par l'os de l'épaule et par celui du bras (*paleron*), devient marbrée, succulente ; celle qui est sur la partie postérieure de l'encolure (*talon de collier*) possède les mêmes qualités. Dans les animaux de forte taille, ces deux morceaux

21.

ont une grande épaisseur et passent facilement pour de la viande de première catégorie.

Il y a moins d'homogénéité dans la viande de troisième catégorie que dans les précédentes. On y trouve : le *plat de côtes* dit *couvert* 13, parce qu'il supporte une couche qui le recouvre sans y adhérer intimement, c'est ce qui le différencie du plat de côtes découvert : quelques bouchers se contentent d'enlever cette couche pour faire passer le plat de côtes couvert dans la deuxième catégorie;

Le *pis de bœuf*, qui comprend une partie postérieure n° 15 formée par les muscles plutôt membraneux que charnus des parois du ventre, et une partie antérieure n° 15, appelée à Lyon *petits os*, parce qu'elle contient les petits os et les cartilages du plancher inférieur de la poitrine : cette partie est formée par de la matière grasse, dure, coriace, mêlée à des muscles celluleux;

Les *gîtes* n° 16, formés par les muscles fibreux, durs, résistants, à moitié tendineux, qui entourent l'avant-bras et le bas de la jambe : ils renferment en grande quantité des tissus gélatineux et produisent un bouillon plus chargé que suave;

Enfin le *collet de bœuf* 14, formé de muscles entremêlés de tendons, d'aponévroses, de ligaments : il contient des petits os et des matières gélatineuses qui se dissolvent en partie par l'action du feu.

La partie qu'on appelle *surlonge* n° 17, qui correspond aux premières côtes et aux premières vertèbres cervicales, est rangée dans cette catégorie à cause de la quantité d'os qu'elle renferme. La viande, du reste, n'en est pas mauvaise.

Les *joues* 18, la *queue* 19, qui forment la quatrième catégorie d'après la taxe, ont peu de valeur.

Il y a une très-grande différence de qualité entre les morceaux de la troisième catégorie selon les animaux qui les fournissent. Dans les forts animaux, longtemps engraissés, le plat de côtes, le collet, la poitrine, sont assez charnus.

En donnant la coupe des bœufs de boucherie à Paris où la distinction entre les qualités existe depuis longtemps, il serait superflu d'ajouter que les différences entre les diverses qualités de viande sont rarement tranchées. La viande de la cuisse ne passe pas subitement de la première à la troisième qualité, mais il ne se trouve pas, entre les deux sortes, une quantité assez considérable de deuxième pour être vendue séparément.

Ces distinctions n'ont rien d'absolu. La seconde catégorie d'un bœuf peut être aussi bonne que la première d'un autre quoique les animaux soient dans de bonnes conditions de santé ; mais il n'en est pas moins vrai que, dans le même animal, il y a une grande différence de qualité entre la viande fournie par les diverses parties du corps.

La quantité relative des diverses qualités de viande varie selon la conformation des animaux. Le tableau suivant formé avec des exemples pris au hasard parmi ceux qui sont publiés par l'administration de l'agriculture dans les comptes rendus des concours pour les bêtes de boucherie, démontre que cette différence peut être considérable et qu'il y a un grand inté-rêt à chercher à multiplier, par un bon choix des reproduc-teurs, les animaux qui fournissent la plus grande quantité de viande de première qualité.

RACES.	AGE.	TOTAL de viande nette.	PREMIÈRE QUALITÉ.		DEUXIÈME QUALITÉ.		TROISIÈME QUALITÉ.		ROGNONS DE GRAISSE.	
			Total.	p. °/₀	Total.	p. °/₀	Total.	p. °/₀	Total.	p. °/₀
Vache Durham.	7 ans.	453 kil.	137	30,24	116	25,60	170	37,52	30	6,62
Vache Durham.	6 ans.	642	228	37,25	188	30,70	171	27,94	25	4,08
Durham Normand	3 ans.	609	194	31,85	138	22,66	241,40	39,64	20,30	»
Durham Charolais		441	126	28,57	149	33,79	166	37,64	»	»
Devon.	48 mois. . . .	469,50	151,75	32,32	106	22,58	186,75	39,78	25	5,32
Devon Cotentin.	4 ans 7 mois.	375,50	140	37,28	107,40	28,60	109,50	29,16	18,60	4,96
Hereford	39 mois. . . .	438	140	31,96	106	24,20	175	39,96	17	3,88
Hereford Cotentin	47 mois. . . .	445	144	32,36	107	24,04	169,50	38,09	24,50	3,50
Charolais.		513	161	31,38	129	25,45	223	43,47	»	»
Cotentin		488,730	157,500	32,22	112	22,92	240 23)	44,86	»	»
Agenais.		897	240	26,75	280	31,24	334	37,24	43	4,80
Agenais.		752	272	35,92	172	23,06	308	41,02	»	»
Garonnais.		725	456	21,52	220	30,34	307	42,34	42	5,80
Salers.		656,820	249,200	36,57	149,420	22,70	267,500	40,73	»	»
Salers.		587	189	32,20	118	20,40	280	47,70	»	»

CHAPITRE V.

De la multiplication.

SECTION PREMIÈRE.

CHOIX DES ANIMAUX POUR LA REPRODUCTION.

§ 1. — Choix d'une race.

Au point de vue de l'économie rurale, les aptitudes et la taille forment les caractères principaux des animaux de l'espèce bovine. Vainement deux races se ressembleraient-elles par les caractères zoologiques, si elles ne sont pas propres à donner les mêmes produits ou si, en raison de leur volume, elles ne peuvent pas être entretenues dans les mêmes herbages, elles doivent être considérées comme complétement différentes.

I. — *Choix d'après les aptitudes.*

Lorsque nos races bovines auront acquis toute la perfection qu'elles sont susceptibles d'acquérir, il suffira d'élever convenablement les veaux et les velles pour les rendre aptes, ou à donner du lait, ou à s'engraisser, ou à travailler, et là où l'on ne tiendra pas à l'aptitude au travail, toutes seront, et très-propres à la boucherie et très-propres à la lactation; mais elles sont loin encore de cet état et nous avons un grand intérêt à choisir celles qui sont les plus appropriées au rendement des produits que nous voulons en retirer.

Dans l'état actuel de nos races, telle vache peut donner 12 litres de lait en consommant l'équivalent de 15 kilogr. de foin, tandis que telle autre en donnerait à peine 6 litres. A la vérité, cette dernière prendrait de la viande ou pourrait payer en partie sa nourriture en travail; mais si l'on n'a besoin ni de viande, ni de travail et que l'on veuille conserver la vache longtemps, la dernière rendra 50 p. 100 de moins que la première. Des expériences fort nombreuses prouvent que, soumises à l'engraissement, certaines bêtes rendent 20, 25 p. 100 de plus que d'autres. Pour le travail, la différence entre une paire de bœufs et une autre paire pourrait être plus grande encore, de sorte que la nécessité d'avoir des animaux bien appropriés à leur destination ne saurait être contestée.

Mais les aptitudes de nos races ne sont pas absolues ; il faut encore et surtout que les animaux soient bien en rapport par leurs besoins avec les influences hygiéniques du pays et avec le régime qu'on leur destine.

C'est parce que l'on a trop négligé cette condition dans le choix d'une race, qu'on a généralement méconnu l'avantage des races perfectionnées. On a agi comme s'il suffisait d'introduire ces races dans un pays pour en obtenir tout le rendement qu'elles sont susceptibles de donner, et leur entretien a été trouvé plus dispendieux et moins productif que celui des races communes.

En étudiant les races selon les provinces, nous avons fait connaître quelles sont les améliorations qu'il est à propos d'imprimer à chacune d'elles ; nous avons indiqué aussi les aptitudes qui conviennent le mieux à chaque contrée. Il nous reste à examiner les conditions économiques ou commerciales qui réclament plutôt des races propres à travailler, des races à lait, ou des races seulement propres à prendre la graisse.

Races de travail. — Il se trouve en France diverses circonstances qui rendent les ruminants avantageux pour le travail. Les bêtes travailleuses conviennent particulièrement dans les pays de montagne, pour traîner les tombereaux sur les mauvais chemins et pour labourer les terres en pente. D'un entretien facile et peu exigeantes en nourriture, elles entraînent peu de dépenses pour la ferrure et peuvent être harnachées à peu de frais, ce qui est précieux pour ces pays généralement pauvres, peu fertiles.

Mais il existe aussi des conditions climatériques et économiques qui rendent avantageux l'emploi des bêtes à cornes.

Le mauvais temps ne nous permet pas d'utiliser tous nos attelages pour le service des fermes toute l'année; quels que soient les progrès de notre agriculture et le changement de nos habitudes, il sera toujours avantageux d'avoir, pour exécuter les travaux pressants de la belle saison, des animaux qui, quand ils ne travaillent pas, payent leur nourriture par leurs produits. A cet égard, la France diffère beaucoup de l'Angleterre où, en raison de la douceur du climat, on peut faire travailler les attelages presque constamment.

Le morcellement des propriétés territoriales et la rareté des fourrages sont encore des motifs qui nous obligeront longtemps à faire travailler les bêtes à cornes; les cultivateurs, si nombreux, qui peuvent à peine entretenir quelques têtes de gros bétail, auront toujours intérêt à effectuer leurs travaux avec des ruminants, même avec des vaches. Ainsi il ne faut pas espérer, de longtemps du moins, qu'il soit partout avantageux de tenir des bêtes à cornes exclusivement pour leurs produits; mais nous devons croire que bientôt on ne les fera travailler que pour effectuer les travaux urgents de l'été; que dans toutes les exploitations rurales on aura autant de chevaux qu'on pourra en occuper toute l'année, soit pour les travaux les plus pénibles des fermes, soit pour les transports qui se font au dehors, et qu'en attendant on imprimera à nos races bovines, les formes qui les rendent bonnes pour la boucherie sans les affaiblir.

Ces changements s'opèrent déjà; le nombre des fermes où l'on considère les grands ruminants principalement comme bêtes de produits, augmente tous les jours. Et à mesure que l'usage des chevaux en agriculture s'étend, le bétail à cornes s'améliore. Avoir du bétail de rente, pouvant dans les cas d'urgence être employé aux travaux du domaine, tel est le but auquel doit tendre l'agriculteur.

RACES A LAIT. — Le *lait* est souvent une cause déterminante dans le choix d'une race. Quand ce produit peut être vendu en nature, à raison de 15 à 20 centimes le litre, il paye très-bien les fourrages consommés par les bêtes bovines; dans les contrées où l'on fait des fromages pouvant se conserver et être transportés au loin, on retire facilement du litre de lait 9, 10 et même 11 centimes, durant toute l'année et sans aucun déplacement ; ce revenu qui n'est pas très-élevé est précieux cependant en ce qu'il est bien assuré ; enfin le beurre dans quelques contrées est le produit le plus important qu'on retire des bêtes à cornes. Jusqu'à ce jour, la Bretagne pour l'exportation, la Normandie pour Paris et l'Angleterre, l'Ariége pour le Languedoc, ont été dans ce cas. Par l'influence des chemins de fer, d'autres provinces, et en particulier la Franche-Comté, pourront entrer dans la même voie et contribuer à approvisionner Paris.

Dans toutes ces circonstances, de même que dans les provinces où l'on produit des vaches pour les nourrisseurs des villes, on attache une grande importance aux qualités laitières et on élève beaucoup de vaches.

Malheureusement, il existe contre les vaches un préjugé presque général : on les considère comme étant d'un engraissement difficile et impropres à fournir de la bonne viande. On prend l'effet pour la cause.

Dans une grande partie de la France les vaches sont employées aux travaux ; dans d'autres, on n'élève que celles qui sont nécessaires pour la production du lait. Dans les deux cas on néglige, et bien à tort, l'amélioration de la race au point de vue des formes : les bêtes fournissent peu de viande relativement à leur taille et même à leur poids. En outre, on ne les engraisse, pour les livrer à la boucherie, que lorsqu'elles sont vieilles, qu'elles ont le système digestif affaibli, et qu'elles sont incapables de se bien nourrir. Ajoutons que, généralement, on engraisse les vaches dans les cantons et dans les fermes dont les fourrages, peu abondants et de médiocre qualité, seraient insuffisants pour engraisser des bœufs.

De ces circonstances — épuisement par le travail, engraissement incomplet, — il résulte que la viande des vaches tuées dans la plupart de nos boucheries, est de mauvaise qualité.

Mais bien soignées les vaches s'engraissent facilement,

donnent de la très-bonne viande (voyez *Engraissement*) et payent largement leur entretien par leur produit en lait.

Ces avantages sont reconnus depuis longtemps dans le département du Nord ; ils ne pouvaient rester ignorés dans un pays où les travaux de l'agriculture sont faits avec des chevaux ; où une nombreuse population industrielle nécessite la production de beaucoup de lait ; où enfin une agriculture intelligente, un climat doux, et un sol fertile, permettent d'engraisser suffisamment les bêtes de boucherie.

M. Pommeret les a très-bien démontrés en réclamant des encouragements particuliers pour les cultivateurs de la Flandre qui entretiennent des vaches.

On présente généralement, dit notre estimable confrère, dans un travail publié dans *le Moniteur agricole* les génisses au taureau vers l'âge de 16 mois. « A trente mois elles ont donné leur premier veau. A partir de cette époque elles produisent du lait qui compense pleinement leur nourriture, et les bêtes arrivées à leur deuxième et troisième veau, sont alors dans toute la force de leur rendement en lait et procurent de beaux bénéfices, car il n'est pas rare de les voir donner, en moyenne, de 14 à 16 litres de lait par jour. Ainsi donc les bêtes à partir de l'âge de 30 mois jusqu'à 5, 6 et 7 ans ont donné 3 ou 4 veaux, du lait en abondance et fourni l'engrais nécessaire à l'exploitation. ».

RACES DE BOUCHERIE, RACES PRÉCOCES. — Des conditions aussi avantageuses en faveur des bêtes de boucherie n'existent pas encore en France. Il y a très-peu de localités où il soit profitable de faire naître du bétail exclusivement propre à l'engraissement. Là où les conditions paraissent le plus favorables, où l'on fait travailler les chevaux, où l'on n'entretient des bêtes bovines que pour les engraisser, et où l'on engraisse le plus, on a plus d'intérêt à acheter des animaux formés qu'à en élever, et on les achète dans des contrées où ils ne peuvent être produits avec avantage, qu'en étant élevés sobrement et utilisés à la charrue.

La plupart des bœufs livrés à la boucherie par le Maine, la Vendée, la Normandie, le Nivernais, le Charolais et le Limousin, ont travaillé ou dans ces provinces, ou dans les provinces voisines.

Ainsi presque partout en France les bêtes bovines n'arrivent au râtelier d'engraissement qu'après avoir travaillé ou donné du lait, et souvent après avoir fait l'un et l'autre ; si leur développement n'a pas été aussi prompt, elles ont payé leur élevage ou par du lait ou par du travail.

Et ces circonstances économiques ne sont pas sans compensation. Il semble qu'il ne peut y avoir que de l'avantage à élever des bœufs pouvant être engraissés à l'âge de 30 mois ou 3 ans au lieu de ne l'être qu'à 5 ou 6 ans ; avec les premiers, le fermier renouvelle deux fois plus souvent son cheptel et fait rentrer deux fois à peu près autant de numéraire, lors même qu'il ne vend pas ses produits tout à fait aussi chers à l'engraisseur.

Mais il ne faut pas seulement considérer le prix de vente, il faut bien aussi avoir égard aux déboursés et aux embarras ; ainsi il faut noter que ne gardant les bœufs que moitié moins longtemps, on vend moins de veaux gras, ou bien l'on est obligé d'entretenir un plus grand nombre de vaches ; que les animaux précoces coûtent plus à élever que ceux des races ordinaires, car la précocité ne se développe que par l'usage d'aliments de grande valeur ; que les bœufs et les vaches conservés jusqu'à 5 et 6 ans non-seulement n'ont rien coûté après l'âge de 30 mois, mais encore ont donné du bénéfice tout en prenant de la valeur.

Tel est à l'époque actuelle l'état de la question. Il est possible que les pays d'engraissement, la Normandie, la Vendée, le Nivernais, la Flandre, aient intérêt à produire les bestiaux qu'ils engraissent à mesure que l'engraissement prendra de l'extension dans les pays qui jusqu'à présent leur ont vendu du bétail maigre. Dans ce cas, ces contrées devront donner la préférence à l'élevage des races de boucherie, des races précoces. Et nous ajoutons même qu'il est de l'intérêt public de pousser vers la réalisation de ce changement que nous avons conseillé dans l'étude des races, car les races précoces sont celles qui répondent le mieux aux besoins de notre alimentation et de l'industrie; ce sont celles dont la propagation doit être encouragée toutes les fois que le climat, le sol, la culture et les usages les comportent; celles qui doivent être préférées surtout quand l'abondance des farineux et les occupations de la ferme permettent aux cultivateurs de consacrer à l'élevage des bouvillons la nourriture et les soins que réclament les races perfectionnées.

II. — *Choix d'après la taille.*

Beaucoup de personnes considèrent un corps volumineux comme la plus précieuse qualité des bêtes à cornes et recherchent des animaux de forte corpulence. La taille ne doit être un motif absolu ni d'exclusion ni de préférence dans le choix d'une race. En comparant les grandes races aux petites par rapport à la nourriture qu'elles consomment, aux frais d'entretien qu'elles occasionnent et aux produits qu'elles rendent, nous verrons dans quelles circonstances les unes et les autres doivent être préférées.

NOURRITURE. — Au commencement de ce siècle, les agronomes considéraient comme très-supérieures les bêtes d'une taille élevée et, pendant longtemps, le but de ceux qui s'occupaient de l'amélioration des races ne tendait qu'à faire produire du bétail de forte taille. Ce système a entraîné beaucoup de mécomptes; on a importé dans bien des localités des bœufs, des moutons qui n'ont pu s'y développer.

De là est résultée une réaction chez quelques agronomes contre les animaux de forte stature; mais les nourrisseurs des villes et les engraisseurs n'ont jamais cessé de considérer, d'après l'observation, les petits animaux comme prenant plus de nourriture et donnant moins de produit, en proportion de leur poids, que les grands.

Cette question doit être examinée, au point de vue de la consommation, c'est-à-dire des besoins des animaux, et au point de vue des moyens que l'on a de les nourrir.

Consommation. C'est un fait démontré aujourd'hui que les animaux de haute taille consomment moins proportionnellement à leur poids que ceux de taille moins élevée. Cette dif-

férence dans la quantité d'aliments consommés est surtout
considérable quand on compare les très-petites espèces aux
grandes. Il résulte d'expériences faites par M. le professeur
Allibert que des lapins du poids de 3 kilogr. consomment
l'équivalent de 8 p. 100 de foin de leur poids; que des poules
de 1,500 gr. consomment 12 p. 100; des pigeons, de 450 gr.,
16 p. 100; des tourterelles, de 186 gr., 24 p. 100; des souris,
de 0,15 gr., 60 p. 100; et des serins, de 0,16 gr., 65 p. 100.

D'après des expériences faites sur les chevaux et sur les
bêtes à cornes et résumées dans le savant mémoire de
M. Allibert, ces animaux ne consomment que de 2,000 à
4,000 gr. pour 100 kil. de poids vif.

Notre honorable confrère explique les différences observées sur la consommation par les lois du refroidissement des
corps. Il suppose avec raison que les grands animaux, à cause
de leur volume, se refroidissent moins rapidement que les
petits; que partant leur respiration n'a pas besoin d'avoir la
même activité pour maintenir le corps au degré de température qu'il doit avoir.

Nous savons en effet que les animaux consomment plus de
nourriture en hiver qu'en été, et dans les régions froides
qu'entre les tropiques; nous devrions supposer aussi que les
animaux noirs qui perdent plus de calorique par le rayonne-
ment que les animaux blancs doivent manger plus que ces
derniers; que les animaux mal conformés, grands, étroits,
minces, consomment plus que ceux qui sont trapus, épais,
cylindriques, parce qu'ils ont une plus grande surface relativement à leur poids.

Mais nous ne devons pas oublier que le refroidissement
dans nos animaux domestiques s'exerce souvent d'une manière très-lente, par exemple quand ils sont couverts, logés
dans un endroit dont la température est élevée ou plongés
dans un air chaud.

L'observation démontre que les bœufs et les moutons ton-
dus engraissent plus rapidement que lorsqu'ils ont leur poil,
et cependant ils se refroidissent plus vite; par conséquent, le
désavantage qui résulte d'un refroidissement plus grand est

compensé par le plus grand bien-être que procure le tondage ; il ne doit donc pas être considérable.

Moyens de nourrir. Ainsi il ne faudrait pas considérer une taille élevée comme offrant un grand avantage quand on compare entre eux des animaux de la même espèce et surtout de la même race. Dans tous les cas, il ne suffit pas de tenir compte des besoins des animaux, il faut avoir égard aussi aux moyens que nous avons de les nourrir. Malheureusement dans beaucoup de contrées on a plus d'avantages à nourrir de petits animaux à cause du peu de nourriture dont ils ont besoin, quoique relativement ils consomment plus que les grands. Ainsi une grosse vache de 800 kilogr. ne consommerait-elle que 2 kil. pour 100 kil. de son poids vivant, il ne lui faudrait pas moins 16 kilogr. de fourrage par jour ; tandis qu'une petite de 200 kilogr. quoique consommant le double, 4 kil. par 100 kil. de son poids, se contente de 8 kilogr. de fourrage. De là résulte qu'on peut souvent entretenir avec profit de petits animaux, là où il ne serait pas possible d'en nourrir de plus forts.

Cela se remarque surtout quand on entretient les animaux au pâturage. Et, dans ce cas, il ne faut pas seulement tenir compte de la quantité d'herbe que renferme le terrain qui doit être livré aux animaux, il faut surtout avoir égard à la quantité qu'un bœuf peut en ramasser dans la durée ordinaire d'un repas : une lande, une friche, peuvent renfermer, sur toute leur surface, assez d'herbe pour nourrir le nombre de bœufs que l'on y met, et cependant ne pas les empêcher de mourir de faim.

Mettre dans des prés un animal qui ne peut, dans un temps donné, y prendre que les aliments dont il a besoin pour s'entretenir, c'est vouloir perdre tout ce qu'il consomme; on perd même la viande qui avait été antérieurement produite, s'il ne peut pas prendre une ration d'entretien suffisante : c'est ce qui arrive quand on conduit des bêtes de taille élevées sur des terrains maigres où elles s'épuisent en quêtant leur nourriture. C'est quand la nourriture est abondante, quand le bœuf prend en peu de temps son repas, qu'il a le temps de se reposer, et de bien digérer, qu'il paye ce qu'il consomme : s'il est grand, développé, il engraissera ou pourra travailler ; s'il était jeune il prendrait un grand développement. Aussi y aurait-il peu de désavantage à mettre de petites races dans des pâturages qui pourraient en nourrir de grandes.

Lorsque les animaux sont nourris à l'étable toute l'année, il est moins nécessaire d'avoir égard à leur taille ; par la facilité que l'on a, dans presque tous les pays, de cultiver toutes les espèces d'aliments, d'avoir des grains, des racines et des tourteaux, on peut choisir les races que l'on croit les meilleures, sauf à proportionner le nombre d'animaux à la nourriture qu'on leur destine.

Enfin, si les animaux sont entretenus pendant la belle saison dans les pâturages, il faut les choisir d'après la fertilité du sol, malgré l'abondance des aliments dont on peut disposer à l'étable ; si l'herbage était insuffisant, le bétail perdrait en été, en se fatiguant inutilement sur un sol ingrat, ce qu'il aurait gagné pendant la mauvaise saison.

Entretien. — On peut donc dire en faveur des bestiaux de taille élevée, que proportionnellement à leur poids, ils consomment moins ; mais nous devons surtout ajouter qu'il faut autant de temps pour donner à manger à un petit animal qu'à un grand, que le pansage de celui-ci est aussi long ; qu'il y a économie en frais de domestiques, de logement, dans l'entretien des grands animaux, puisqu'il n'est pas nécessaire d'en tenir un si grand nombre ; qu'on a moins à craindre la mort, les accidents, moins à dépenser pour les frais de traitement, de maladie ; enfin dans la distribution des rations, il y a toujours une certaine quantité de fourrage de perdue, et plus il faut nourrir d'animaux, plus est grande cette déperdition.

La viande des petits animaux a la fibre plus ténue, le grain plus fin que celle des grands ; elle est généralement plus entrelardée, plus savoureuse, de meilleure qualité. Consommant moins, les petits animaux parviennent plus facilement à un haut état d'engraissement. Du reste, les qualités de la viande dépendent aussi beaucoup du régime auquel les animaux ont été soumis. La chair des bœufs de forte taille qui ont beaucoup travaillé est plus agréable à la bouche que celle des petits animaux de la même espèce qui ont effectué les mêmes labeurs ; les mouvements des premiers ayant été plus lents, ont rendu la fibre moins sèche que les contractions fortes et énergiques des seconds. Personne n'ignore que dans les oiseaux qui volent beaucoup, la cuisse est le morceau le plus délicat ; tandis que dans nos gallinacés, qui exercent presque exclusivement les membres abdominaux, l'aile est la partie la plus estimée.

Il est incontestable, dit Sinclair, que la viande des grands bœufs est préférable pour être salée. Plus les pièces de chair sont épaisses, mieux elles conservent leurs sucs après la salaison, et mieux elles conviennent pour les voyages maritimes de long cours.

Travail. — Les grands animaux sont généralement préférables aux petits pour travailler, car si deux des premiers font le travail de quatre, ils exigent moins de conducteurs, moins de harnais, et huit pieds foulent moins le sol que seize.

Les bœufs de grande taille conviennent surtout pour labourer les terres fortes, argileuses, pour rompre les prés, les pâturages, tandis que les petits sont plus avantageux pour travailler les terrains sablonneux et les montagnes à sol peu profond ; pour traîner de petites charges dans les chemins escarpés et rocailleux, où les pieds des grands animaux ne pourraient ni trouver un appui suffisant, ni résister à la pression du poids du corps et des efforts musculaires. Et, dans tous les cas, quand on peut faire un travail donné avec de petits animaux, on fait, en employant les grands, une perte égale à ce que la nourriture de ces derniers coûte de plus que celle des premiers.

Lait. — On trouve de bonnes et de mauvaises laitières dans les grandes races comme dans les petites ; mais ces dernières étant plus faciles à nourrir, donnent des bénéfices là où les autres ne payent pas leur entretien. On doit tenir de petites vaches laitières partout où la fertilité des pâturages n'est pas très-grande, où les fourrages donnés au râtelier ne sont pas de bonne qualité.

Mais dans les grandes villes où les vaches sont nourries à l'étable, on recherche toujours les plus fortes, parce qu'elles sont d'un entretien relativement plus économique et surtout parce qu'elles consomment, à proportion de leur poids, moins de fourrage. Le tableau suivant, qui résume des expériences publiées par feu le docteur Bardonnet des Martels, démontre que les vaches de taille élevée donnent plus de lait relativement à la ration qu'elles consomment. (*Ouvrage cité.*)

Consommation de vaches de différents poids comparée au produit de la lactation.

Nos (1)	POIDS vif.	PRODUCTION EN LAIT.		CONSOMMATION VALEUR EN FOIN.				
		Dans une période de 180 j. pendant la force du lait.	Par jour pendant cette période.	Pendant la période de 180 jours.	Moyenne par jour pendant cette période.	Par litre de lait produit.	Ration d'un jour moyenne de 3 années.	Proportion avec le poids vif.
	kil.	litr.	litr.	kil.	kil.	kil.	kil.	p. °/o
1	234	907 700	5	1,866 680	10 370	2 055	8 290	3 55
2	240	890	4 944	1,549 393	8 607	1 740	8 299	3 45
3	284	1,031	7 227	2,173	12 072	1 670	10 172	3 55
4	295	1,424	7 911	1,372	8 733	1 104	8 643	3 09
5	463	1,429	8	2,033	11 320	1 565	11 310	2 43
6	465	1,617	7 938	1,866	10 350	1 303	10 260	2 20
7	540	2,243	12 470	2,342	13	1 042	10 880	2
8	562	2,413	13 417	2,526	14	1 005	14 145	2 51

Nous pouvons conclure de ce qui précède que la taille ne peut pas être un motif absolu de préférence, ni d'exclusion pour une race, et que le choix est relatif, dans chaque localité, à la fertilité des pâturages et quelquefois à des considérations particulières qui facilitent la vente des grands ou des petits animaux. Dans différentes circonstances, quand il faut payer des droits pour les bêtes à cornes (octrois, douanes,

(1) Les nᵒˢ 1, 2, 3, 4, sont des bretonnes ; le 5 est une Durham-mancelle ; le 6 une Durham-bretonne ; le 7 une Durham, et le 8 une vendéenne.

passages de pont, etc.), il y a intérêt à avoir de grands animaux si les droits sont perçus par tête. Pendant longtemps les octrois des villes favorisaient nos grandes races de même que les douanes favorisaient les fortes races étrangères.

§ 2. — Choix des reproducteurs.

Cette partie de la zootechnie est la plus importante et la plus négligée. Soit par ignorance, soit par préjugé, les éleveurs font très-souvent reproduire des animaux mal conformés.

En parlant des aptitudes que doivent avoir les animaux de l'espèce bovine, nous avons implicitement indiqué les conditions anatomiques et physiologiques qu'il faut rechercher dans les reproducteurs ; il nous reste à faire connaître ici les caractères extérieurs par lesquels ces conditions s'annoncent.

I. — Choix des reproducteurs pour tous les services.

Quelle que doive être la destination des animaux que l'on veut produire, le taureau et la vache présenteront les caractères suivants : squelette ample et léger; corps long plutôt que court, cylindrique plutôt qu'aplati, à dessus large et horizontal ; garrot épais, non saillant ; côtes rondes et prolongées en arrière ; poitrine profonde et épaisse derrière les coudes ; flanc court ; ventre peu développé ; poitrail large, saillant ; tête fine, légère ; membres bien plantés, épais à la partie supérieure, minces à la partie inférieure ; épaules charnues ; croupe ample, garnie de forts muscles se prolongeant jusqu'au bas de la jambe ; queue grosse à la base et fine à l'extrémité, ce qui prouve que les os sont grêles et les muscles développés ; peau souple, poil lisse ; cornes fines de couleur claire ; tissus sous-cutanés lâches ; maniements moelleux.

Vifs et robustes, les animaux auront tous les signes de la santé : l'air gai, fier, l'œil vif, les oreilles hardies, le mufle frais, humide, la respiration aisée, le flanc tranquille, le poil brillant et la peau moite, l'appétit bon, les fonctions digestives actives, et les excrétions s'exécutant régulièrement. La

22.

docilité des animaux annonce qu'ils ont été élevés avec intelligence, qu'ils seront disposés à profiter des soins qu'on
leur donnera, et qu'ils se laisseront manier, traire, avec facilité.

Dans le choix des reproducteurs, on ne saurait trop ajouter d'importance aux conditions fondamentales des aptitudes;
il faut même au besoin savoir faire en partie le sacrifice des
aptitudes particulières qui sont nécessaires dans les circonstances où l'on se trouve. Il arriverait en effet qu'en négli-
geant les conditions fondamentales, ou en s'attachant trop
exclusivement à l'aptitude à l'engraissement par exemple, on
créerait une race molle, trop faible qui, même dans les bons
pays, ne prospérerait qu'à force de soins, une race dont les
produits ne payeraient plus les frais d'élevage, une race dont
les mâles seraient impuissants et les femelles infécondes, et
dont les bœufs ne donneraient que des masses graisseuses
ou gélatineuses au lieu de bonne viande. On n'arriverait de
même qu'à avoir des animaux médiocres en s'attachant
d'une manière trop exclusive aux caractères spéciaux qui
dénotent l'aptitude au travail et à la lactation.

Il faut chercher toujours, dans le choix des reproducteurs
et même dans l'élevage, sinon à accroître indéfiniment les
conditions fondamentales des aptitudes du moins à les conserver à un degré assez prononcé, pour que l'économie animale puisse se maintenir en très-bon état et fournir en abondance les matériaux nécessaires à la production du travail,
du lait et de la viande.

Choix particulier des deux sexes. — *Taureau.* Quoique
doux il doit paraître fort, présenter des formes masculines,
mais peu marquées et susceptibles de disparaître après la
castration : un aspect mâle serait nuisible si l'on pouvait
croire qu'il restât apparent sur le bœuf qui proviendrait du
taureau, dit lord Spencer.

Il serait superflu de le rappeler, le taureau doit avoir les
organes génitaux bien conformés; mais nous dirons qu'il
n'y a aucun intérêt à le rechercher ardent à la monte, car on
ne peut utiliser une grande activité de l'appareil génital qu'en

épuisant les animaux, en les déformant, et en les rendant impropres à créer des descendants bien constitués.

A l'âge de 10, 12 mois le taureau peut féconder sa femelle et il faut nourrir abondamment les veaux afin de pouvoir les employer comme étalons à l'âge de 14, 15 mois. On leur donnera d'abord très-peu de femelles à couvrir, et on les réservera pour féconder les vaches dont les veaux sont exclusivement destinés ou à la boucherie ou à donner du lait : les veaux qui proviennent de jeunes taureaux sont plus mous et plus précoces.

Mais pour produire des bœufs de travail les étalons doivent avoir 2, 3, 4 ans. En général, il ne faut pas garder des taureaux plus âgés parce qu'ils deviennent méchants, dangereux et sont moins prolifiques ; parce que la castration, lorsqu'ils la subissent après cet âge, ne les modifie pas suffisamment : ils sont d'un engraissement difficile et donnent de la mauvaise viande ; d'ailleurs ils sont lourds, fatiguent les vaches et peuvent même les renverser. On ne garde guère après trois ou quatre ans que les taureaux d'un très-grand prix.

Autant que possible le taureau sera en rapport de taille avec la vache qu'il doit féconder. Nous avons vu à Saint-Jean-d'Angely un *travail* semblable à celui dans lequel on place les juments que l'on livre à l'âne et à l'aide duquel un énorme taureau Durham pouvait féconder de petites vaches. Le taureau appuyait ses pieds sur les parties latérales du travail dans lequel était placée la vache. Quoique cet appareil remplisse bien son but, nous a-t-on dit, nous pensons qu'il faut réserver les gros taureaux pour les fortes vaches, ne fût-ce que pour suivre les règles de l'apparcillement ; que surtout ceux qui prennent de trop fortes dimensions doivent être livrés à la boucherie.

Vaches. Les gestations trop précoces sont une cause d'épuisement pour les génisses et de dégénération pour la race : on doit séparer les velles des mâles après l'âge de 6 à 7 mois. Il ne faut pas cependant attendre l'âge de 30 mois ou 3 ans comme on l'a conseillé pour faire féconder les génisses. Il est profitable, si elles ont été bien nourries, de les livrer au taureau à l'âge de 15 ou 18 mois ; pourvu qu'elles soient soignées pendant la gestation et surtout pendant la lactation, elles continuent à se développer. Et en supposant que la vache perdrait un peu de sa valeur, le produit qu'elle donne par son veau et son lait pendant l'année, compense très-largement tout ce qu'elle peut valoir en moins.

Tandis qu'en ne la livrant au taureau qu'à trois ans, à deux ans même, il faut la nourrir une année sans aucune compensation ; et si elle vient à ne pas retenir la première fois qu'elle est couverte, c'est une perte considérable, perte à laquelle on est d'autant plus exposé que les génisses devenues plusieurs fois en chaleur sans être satisfaites, prennent de la graisse et sont dans la suite moins fécondes et quelquefois stériles.

Nous verrons en parlant du choix des élèves que les génisses jumelles d'un mâle sont stériles et doivent être livrées au boucher ou réservées pour le travail.

II. — *Choix des reproducteurs selon la destination des produits.*

Les animaux de l'espèce bovine peuvent posséder à la fois les conditions anatomiques d'où dérivent toutes les aptitudes ; il faut cependant, dans le choix des reproducteurs, avoir égard à la destination des produits, car les animaux parfaits, ayant à un degré suffisant toutes ces conditions, sont excessivement rares, d'où résulte la nécessité de choisir, pour la reproduction, ceux qui ont les qualités dont on a le plus grand besoin. D'ailleurs, tel taureau, quoique ayant les jarrets faibles, les membres sans aplomb, peut être bon pour donner des bêtes de boucherie et des vaches à lait, tandis que l'on peut avoir intérêt, dans quelques cas particuliers, à employer, pour produire des bœufs de travail, des individus très-peu propres à communiquer les qualités laitières et mal disposés, par leur âge avancé et par leur tempérament irritable, à prendre la graisse.

Pour produire des *bœufs de boucherie* les reproducteurs ont besoin seulement de présenter les caractères qui indiquent une grande aptitude à se bien nourrir et à fournir beaucoup de viande. Ils doivent donc présenter les signes des aptitudes générales, un grand développement du train postérieur et beaucoup de légèreté dans l'avant-main (*voyez* page 9).

Dans les reproducteurs destinés à créer des *bêtes de travail* on recherchera en outre des lombes solides, des membres bien plantés, des tendons forts et surtout des avant-bras et des jarrets larges. La longueur de l'épaule considérée comme indice de l'aptitude à travailler est toujours suffisante si la poitrine est profonde. Même là où se trouvent les meilleures races de travail, dans l'Auvergne, le Morvan, le Charolais, on donne avec raison la préférence aux animaux à poitrail bien ouvert, à garrot épais, et à train postérieur bien carré; mais on recherche à tort une tête large, des oreilles épaisses et amples, des cornes robustes, une encolure forte et des membres gros. Ces formes sont inutiles (page 14) dans les bêtes de travail et elles nuisent quand les animaux arrivent à la boucherie. Il faudrait pouvoir réformer tous les reproducteurs qui les présentent.

Indépendamment des signes qui annoncent les aptitudes générales, les animaux, pour donner de bonnes *vaches à lait*, doivent être doux, avoir des formes fines, une physionomie féminine. Les femelles auront les mamelles fort développées, l'écusson ample et les veines du pis, du ventre et du périnée grosses, flexueuses et variqueuses. Les génisses ayant ces signes peu apparents ou non développés doivent être choisies d'après la généalogie; on donnera la préférence à celles dont le pis est précoce.

Ainsi deux ordres de caractères contribu nt à faire connaître les animaux propres à donner du lait : les uns sont généraux, les autres locaux (*voyez* p. 243). Il faut choisir pour la reproduction, des animaux qui présentent et les uns et les autres, car c'est seulement alors qu'ils offrent, dans leur formes et leur constitution, cet accord qui prouve que leurs diverses parties sont en rapport, qu'elles forment un tout homogène qui se transmettra par la génération au produit de la conception.

Rappelons encore que les qualités laitières se communiquent par les pères comme par les mères, mais que les taureaux ne présentent qu'à un faible degré les caractères qui les indiquent ; qu'il faut les choisir principalement en ayant égard à la généalogie. Les qualités laitières, quoique influencées par le climat, sont essentiellement héréditaires ; telles qu'elles existent dans nos bonnes races laitières, elles sont le produit de la domesticité, de la nourriture et d'une traite longtemps continuée. On ne peut espérer de les propager qu'en recherchant pour la reproduction des bêtes qui les possèdent ou qui descendent, les mâles comme les femelles, d'individus qui les ont à un degré très-prononcé.

APPAREILLEMENT. — Comme on recherche dans l'espèce bovine moins la régularité des formes qui constitue la beauté qu'un rendement considérable de produits utiles, il n'est pas toujours nécessaire d'appareiller, quant à la conformation, le taureau et la vache que l'on fait reproduire ensemble. Il peut être avantageux, quand on tient à obtenir des animaux exclusivement destinés à l'engraissement, de donner à des vaches très-fortes de petits taureaux, et même de gros taureaux à des vaches de petite stature. On peut créer ainsi des produits à corps volumineux et à jambes grêles très-propres à fournir de grandes quantités de viande. Lord Spencer, en Angleterre, a obtenu, dit-il, ses plus beaux bœufs par des accouplements dans ce genre.

En agissant comme nous l'indiquons il faut bien choisir les veaux que l'on veut élever afin de ne pas conserver ceux qui ont les membres gros, le tronc grêle et la poitrine étroite. Ceux-ci n'ont aucune aptitude.

CROISEMENT. — Indépendamment des règles que nous avons données dans un autre volume sur le croisement des races, nous recommanderons ici, d'une manière toute particulière, le choix des reproducteurs. C'est une précaution beaucoup trop négligée dans les cas de croisements. Très-souvent les éleveurs achètent des reproducteurs encore à la mamelle, quelquefois avant la naissance. Cela arrive quand un propriétaire introduit dans une commune un taureau d'une race

précieuse. Les éleveurs du voisinage retiennent les descendants mâles avant qu'ils soient nés ; quelquefois aussi ceux
qui font naître les animaux croient de leur intérêt d'utiliser,
parce qu'ils les ont, des bêtes mal conformées : il semble que
le descendant d'un type améliorateur doit nécessairement
mériter lui-même cette qualification.

C'est une erreur très-grave. Le choix est même plus nécessaire quand on prend pour reproducteur un métis que si l'on
prenait un descendant de la race pure du pays. Les métis sont
beaucoup plus susceptibles de varier que les individus d'une
race ancienne, et une fois commencée, la dégénérescence, qui
n'est qu'un retour vers l'état de nature, est difficile à arrêter.

C'est à cette négligence que beaucoup d'éleveurs du Nivernais, de l'Anjou, doivent attribuer les insuccès qu'ils ont eus
en croisant leurs bestiaux avec des races appropriées cependant à leur situation agriculturale. Un mauvais métis a les
défauts de la race indigène et n'en a pas les qualités.

SECTION II.

Soins des reproducteurs.

§ 1. — Du travail et de la nourriture.

Taureaux. Traités avec douceur et surtout abandonnés dans
les herbages au milieu des troupeaux, les taureaux sont rarement méchants. Dans toutes les foires de nos pays de montagnes, ceux mêmes qui appartiennent à nos races réputées
les moins dociles, sont aussi faciles à garder et à conduire
que des bœufs : laissés libres sur le champ de foire, ils n'a-
busent jamais de leur liberté ; tandis que dans les pays où ils
vivent isolés dans des enclos, où ils restent dans des étables,
seuls mais souvent visités par les curieux, ils deviennent dangereux pour l'homme après deux ans ou trente mois de service.

Quelle que soit la cause de cette différence, il faut en déduire la convenance de ne pas isoler ces animaux sans nécessité, surtout de ne pas les laisser approcher par des gens
qui les tourmentent, et toujours de les traiter avec douceur

et ménagement. Mais tout en cherchant à les maintenir doux par des friandises et des pansages régulièrement pratiqués, et en évitant tout ce qui pourrait les rendre farouches, il faut les surveiller et ne pas cesser de prendre des précautions quand ils dépassent l'âge de deux ou trois ans, et même s'ils paraissent ombrageux, il faut leur mettre un anneau nasal.

Employés à la reproduction avec ménagement, les taureaux ne réclament qu'une nourriture ordinaire : du foin et des racines en hiver, et des plantes vertes dans la belle saison. Les grains ne leur sont nécessaires qu'autant qu'ils font un grand nombre de saillies ou qu'ils exécutent de rudes travaux. Une petite poignée de sel distribuée tous les jours les rend dociles, amis de l'homme, faciles à conduire; de plus elle tient les tissus fermes et facilite la sécrétion de la liqueur séminale.

Si on veut garder longtemps les taureaux, il faut les faire travailler jeunes : ils sont dociles quand ils ont été bien dressés. On les attèle soit avec des vaches, soit avec des bœufs; on peut aussi les faire travailler au collier avec avantage ; l'expérience a depuis longtemps prouvé qu'il est facile d'employer leur force, de leur faire gagner plus que leur nourriture, et que le travail, loin de leur être nuisible, les rend forts, prolifiques et surtout faciles à gouverner.

« Les mâles reproducteurs, dit M. Bella, ont besoin d'exercice pour conserver la faculté prolifique et engendrer des descendants robustes. Si les vaches se plaisent dans la stabulation et le repos, il faut que le taureau travaille, transpire pour ne pas tomber dans l'obésité, pour ne pas devenir dangereux et ennemi de l'homme. On ne peut le réduire par la force et les mauvais traitements : il n'y a qu'un travail modéré et la douceur qui le maintiennent léger, facile et sans méchanceté. Il est donc nécessaire qu'il soit dressé au collier, au trait, afin de pouvoir l'atteler pour faire des transports légers, des hersages, un travail, enfin, qui soit en rapport avec son âge. »

Vaches. Nous n'avons rien à ajouter à ce que nous avons dit sur la manière de les nourrir. Elles entrent généralement en chaleur assez souvent et sans l'emploi d'aucun moyen particulier capable de les exciter. Tous les ménagers, dit Olivier de Serres, veulent qu'on fasse jeûner les vaches vingt-quatre heures avant de les mener au taureau, « d'autant que plus facilement elles conçoivent vides que remplies de viandes : et par le contraire, le taureau est plus abondant en semence étant soûl que famélique. Ainsi il faut bien le traiter. »

Il se rencontre cependant quelques vaches qui refusent de recevoir le mâle au moment où il conviendrait de les faire couvrir : les moyens qu'il faut employer pour les faire entrer en chaleur varient selon les causes qui diminuent la puissance génératrice. Est-ce un excès d'embonpoint? Cela se remarque bien rarement sur les bêtes qui donnent du lait, qui nourrissent ou qui travaillent; mais enfin, si cela a lieu, il y a plus d'avantage, à moins que ce ne soit une vache dont on veut tirer race, à les vendre qu'à les soigner pour les faire saillir ensuite. Dans tous les cas, pour remédier à cette cause d'infécondité, il faudrait augmenter le travail qu'on exige d'elles, leur donner une nourriture moins substantielle et au besoin les saigner. Si les vaches sont exténuées de fatigue, ou ont été mal nourries, si elles ont reçu des fourrages trop aqueux, trop peu substantiels, quelques jours de repos, une bonne nourriture, suffisent pour les remettre et les faire entrer en chaleur.

Les anciens conseillaient de leur faire sentir les organes génitaux du mâle. Il est préférable de les placer à la bouverie à côté du taureau qui remplit alors le rôle de boute-en-train. A ce moyen, on peut ajouter la distribution de petites rations de grains et de graines, de farine de lin ou mieux de tourteaux. L'emploi de ces aliments est préférable à l'usage des antimoniaux, du poivre et des autres excitants végétaux qu'il faut employer rarement et seulement pour les femelles dont l'inertie des organes génitaux paraît dépendre d'une constitution trop lymphatique.

§ 2. — De la chaleur dans le taureau et dans la vache.

SIGNES DE LA CHALEUR *dans le taureau*. Le taureau, après l'âge de dix mois, est toujours disposé à féconder la vache; cependant très-jeune il manifeste rarement de violents désirs, à moins qu'il ne soit excité par la présence de femelles en chaleur ; mais après l'âge de 18 mois, 2 ans , s'il est bien soigné, ne travaille pas et n'a pas fait la monte depuis plusieurs jours, il témoigne à la moindre occasion qui l'excite, son ardeur, ses désirs, par tous les signes d'une grande agitation : il boit fréquemment et mange peu ; il a les yeux vifs, étincelants, et la bouche écumeuse ; il fait entendre des sons forts, courts, graves, qu'il répète un grand nombre de fois de suite ; il gratte la terre avec le pied et frappe le sol, les arbres avec ses cornes ; il erre dans les pâturages, respectant les vaches avec lesquelles il vit ordinairement, si elles ne sont pas en chaleur ; mais s'il aperçoit d'autres troupeaux, il s'échappe, court, flaire les femelles qu'il rencontre et veut couvrir même celles qui ne sont pas disposées à le recevoir. S'il y a deux mâles dans le même troupeau, ou s'il s'en rencontre deux appartenant à des troupeaux différents, ils se battent jusqu'à ce que l'un des deux soit mis hors d'état de continuer le combat.

Dans la vache. On remarque des signes généraux très-apparents chez presque toutes les femelles de l'espèce bovine. La vache qui est en chaleur est excitée, inquiète, mange peu, boit souvent, fait entendre des mugissements fréquents ; elle va, vient dans les pâturages le nez au vent, les yeux brillants, les oreilles tendues ; elle monte sur les bœufs, sur les autres vaches, et quelquefois elle se cabre même contre l'homme qui la mène en main ; le lait a diminué et il est devenu séreux. Des changements très-apparents surviennent aussi dans les organes génitaux ; les lèvres de la vulve sont tuméfiées, la muqueuse du vagin est rouge et il s'écoule par cet orifice des mucosités glaireuses.

Il n'est pas rare de voir des vaches en chaleur quitter le pâturage pour aller dans un troupeau où se trouve un mâle, ou pour aller dans la ferme où elles ont déjà été couvertes d'autres fois.

La chaleur se montre pour la première fois vers l'âge de 12 à 14 mois quand les génisses sont bien nourries, et quelquefois beaucoup plus tôt ; elle dure souvent moins de vingt-

quatre heures et revient toutes les trois semaines, tous les
mois, ou tous les deux mois, plus souvent quand les vaches
sont bien soignées et vigoureuses. Il n'est pas rare d'en voir
qui demandent le mâle beaucoup plus souvent, tous les sept
à huit jours : on les appelle *taurelières*. Cet état se remarque
principalement sur celles qui ont la poitrine faible ; elles sont
ordinairement stériles, retiennent difficilement et doivent
être châtrées et mises à l'engrais. On les reconnaît à ce
qu'elles sont vives, sensibles et toujours agitées ; au moindre
bruit elles se retournent ; si elles sont libres, elles vont et
viennent sans cesse.

§ 3. — De la monte.

ÉPOQUE. — Pour déterminer l'époque de la monte dans
l'espèce bovine, il faut avoir égard à l'état des reproducteurs ;
au prix du lait et des veaux aux diverses époques de l'année ;
aux soins et à la nourriture que réclament les mères et les
élèves si on s'occupe d'élevage.

Le mâle et la femelle doivent être en chaleur, paisibles et
en bon état au moment de la monte. Le choix d'une heure
plutôt que d'une autre importe peu, d'ailleurs les chaleurs
sont de courte durée et l'on ne peut pas toujours choisir le
moment le plus favorable du jour : il faut profiter de l'instant
où la vache est disposée. Autant que possible cependant on
choisira le matin avant que les animaux aient pris leur repas.

Si le lait forme le principal produit de la vache, il faut la
faire couvrir de manière qu'elle mette bas au moment où ce
liquide a la plus grande valeur. A cet égard, il y a des convenances particulières déterminées par les besoins des localités que chacun peut apprécier. Les nourrisseurs qui vendent
le lait en nature s'arrangent pour en avoir une égale quantité
toute l'année, de même les beurriers tiennent à avoir constamment des vaches fraîches vêlées parce que la crème en est
meilleure, donne un beurre plus estimé, qui améliore celui
des vaches ayant mis bas depuis longtemps.

Dans les pays où les propriétaires s'entendent pour exploiter le lait en société, toutes les vaches doivent mettre bas à

la même époque. Sur les montagnes où se fabriquent les fromages dits de gruyère et ceux de Sept-Moncel, les vaches mettent bas en avril, au moment où s'ouvrent les fruitières d'association ; les veaux se vendent alors fort peu, mais on ne compte pas sur leur valeur, quoique cependant leur engraissement puisse être un objet important.

Si l'on fait des élèves on réglera la monte de manière que les naissances aient lieu au commencement de la belle saison. L'état de l'herbe, la température, sont alors favorables à la mère comme au petit. Dans les pays de montagne, où l'on s'occupe principalement de l'élevage des bêtes bovines, on n'a pour les nourrir que du foin et l'herbe des pâturages : on serait fort embarrassé d'y entretenir un jeune veau et de le sevrer pendant l'hiver.

Si le lait a peu de valeur, que les veaux gras forment le principal revenu des vaches, celles-ci doivent être couvertes de manière à mettre bas au moment où l'on a le plus d'aliments pour les nourrir, pour engraisser leurs produits et plus de facilité pour les vendre. Le propriétaire qui a plusieurs vaches doit faire en sorte qu'elles vêlent à deux mois d'intervalle les unes des autres ; quand il y a cette distance entre deux naissances, le veau qui vient au monde peut céder, pendant trois semaines, une partie du lait de sa mère à un veau né avant lui, et profiter à son tour du lait des vaches qui vêleront lorsqu'il aura lui-même six semaines, deux mois ou deux mois et demi.

DIFFÉRENTES MANIÈRES DE FAIRE COUVRIR LES VACHES.—*Monte en main.* Il faut choisir un lieu isolé et convenable. Dans les fermes, il n'y a pas de local exclusivement destiné à cet usage, mais on trouve dans toutes les cours, assez d'éminences et d'enfoncements pour qu'on puisse mettre les vaches en rapport avec la taille des taureaux.

Dans la monte en main, une personne tient la vache convenablement placée pendant qu'une autre détache le taureau ; celui-ci se rend seul dans le lieu où il sait qu'il a une saillie à effectuer. Presque toujours les vaches se laissent couvrir sans difficulté et elles sont, dans tous les cas, incapables de blesser grièvement le mâle ; aussi on n'emploie presque jamais pour elles l'étalon d'essai : si elles refusent de recevoir le taureau on cherche seulement à les fixer de manière à gêner leurs mouvements. Quand la vache persiste à se défendre, elle n'est pas en chaleur. Dans tous les cas, pour s'en assurer, il faut lui donner la liberté, après avoir attaché le taureau : si elle est disposée, elle s'approche du mâle, va le flairer, et se laisse ensuite couvrir sans difficulté.

On ne laisse faire ordinairement qu'une saillie et cela suffit le plus souvent pour la fécondation ; cependant, il n'y aurait pas d'inconvénients à ce que la vache fût sautée deux fois consécutives, surtout quand la première copulation n'a pas été complétement volontaire. Parmi les moyens propres à faciliter la conception des vaches qui retiennent difficilement, M. Festal place plusieurs saillies consécutives, aux différentes phases des chaleurs. Dans les vaches ardentes surtout, la copulation a plus de chance d'être fructueuse vers la fin des chaleurs, quand l'évacuation qui a lieu par le vagin a cessé.

La *monte en liberté* a moins d'inconvénients dans le bœuf que dans le cheval, en raison de la valeur moindre des mâles ; cependant celle qui a lieu dans les pâturages, entre des animaux qui vivent ensemble, est peu favorable à l'amélioration de l'espèce : le taureau qui a couvert sa femelle aussi souvent que ses forces l'ont permis, est bien rarement apte à donner de bons produits, et même là où il y a deux taureaux pour 50 femelles, ils sont fatigués quand arrive l'automne. Avec la monte en liberté, s'il y a plusieurs femelles en chaleur à la fois, quelques-unes peuvent ne pas être fécondées.

Monte mixte. La monte en liberté dans un enclos, est le procédé le meilleur ; il assure le succès de la copulation, ménage les mâles, et facilite les appareillements. Il faut l'employer toutes les fois qu'on a un taureau de grande valeur.

Soins des reproducteurs après la monte ; conception. — Après la monte, le taureau ne réclame aucun soin particulier ; cependant s'il avait un grand nombre de saillies à effectuer, on devrait lui donner une ration de grains.

Les vaches qui viennent d'être sautées ont besoin de tranquillité. Celles qui sont couvertes plusieurs fois de suite, dans les pâturages, sont paisibles et retiennent presque toujours.

On dit qu'il faut frapper les vaches qui viennent d'être saillies, leur verser de l'eau froide sur la croupe ; ces moyens ont pour but de diminuer l'orgasme vénérien, de calmer les femelles ardentes, et de faciliter ainsi la conception ; ils peuvent aussi agir utilement sur celles qui voudraient rendre les urines et les excréments dont l'expulsion, en nécessitant la contraction des muscles abdominaux et la compression des organes de la génération, peut s'opposer à l'action de la liqueur séminale. On doit se borner le plus souvent à placer les vaches, après le coït, dans un lieu obscur, loin des mouches et du bruit ; il faut aussi les éloigner du taureau, surtout celles qui ne sont pas accoutumées à le sentir car sa présence peut neutraliser les effets de l'accouplement en réveillant les désirs vénériens et en laissant la matrice dans l'excitation.

La saignée après la saillie ou entre deux saillies facilite la conception dans les vaches trop ardentes. On pratique comme sur les juments *l'enlèvement des verrues*. C'est l'amputation d'un repli de la peau du vagin. L'opération peut être utile en produisant une saignée locale. Dans la Gironde, la Dordogne, le Lot-et-Garonne, on enlève même quelquefois le clitoris. Nous avons prié M. Raynal de pratiquer l'extirpation de cet organe, le 25 octobre, sur une vache très-ardente qui avait été couverte infructueusement plusieurs fois de suite le 5 du même mois. Elle a redemandé le taureau le 15 novembre, et cette fois elle a été fécondée. Nous ne l'avions pas fait couvrir le 25 octobre : nous voulions savoir si l'enlèvement du clitoris influe ainsi qu'on l'a dit, sur le retour des chaleurs.

Nombre de vaches qu'un taureau peut féconder. — La plupart des taureaux dans les communes où l'on s'occupe peu d'élevage, où l'on entretient surtout des vaches à lait, couvrent jusqu'à deux cents femelles par an et quelques-unes plusieurs fois. A la vérité, la saillie dure toute l'année, mais d'une manière très-irrégulière, de sorte que dans certains moments les copulations sont beaucoup trop rapprochées les unes des autres pour la conservation du taureau.

Un taureau couvre aisément, sans qu'il soit nécessaire de lui donner aucun soin particulier, de soixante à cent vaches dans un printemps. On ne peut pas établir de règle fixe à cet égard ; il faut employer le taureau une, deux, trois, quatre fois par jour, ou seulement une fois tous les deux, trois jours, selon son âge, sa force, sa constitution, selon qu'on veut le garder longtemps ou le réformer peu après ; enfin selon que les produits doivent être élevés ou livrés jeunes à la boucherie. On diminuera le nombre de saillies, lorsqu'il paraîtra être fatigué, qu'il mettra à couvrir les vaches plus de temps qu'à l'ordinaire. Un taureau qui est mal entretenu et qui fait trop de saillies est maigre, et les veaux qui en proviennent étant de mauvaise venue, ne font jamais de bons bœufs.

PORTÉES ANNUELLES. — Après avoir mis bas, les vaches redemandent le mâle, quelques-unes un mois, six semaines après; mais le plus grand nombre plus tard. Doit-on les faire couvrir tous les ans? Pour résoudre cette question, il faut avoir égard à l'emploi du lait, à la santé des vaches, et à la destination des veaux.

Dans les montagnes où l'on fait du fromage en été et dans celles où l'on s'occupe d'élevage, on fait porter les vaches tous les ans. On n'y récolte pour l'hiver que des fourrages peu favorables à la sécrétion des mamelles, et les vaches donneraient peu de produits lors même qu'elles n'auraient pas été fécondées. On préfère les faire couvrir dans le courant de l'été et avoir beaucoup de lait dans les mois de juin, de juillet et d'août.

On agit différemment dans les environs des villes où le lait se vend bien toute l'année et où l'on a, pour nourrir les vaches en hiver, le son, le résidu de diverses fabriques et des fourrages-racines; on garde les vaches en lait le plus longtemps possible et on ne les conduit au taureau que lorsqu'elles doivent être réformées, afin qu'elles engraissent plus rapidement: on les livre au boucher quand on cesse de les traire.

On ne fait le sacrifice de nourrir pleines que celles qui sont très-bonnes laitières, qui gardent le lait jusque vers la fin de la gestation, et qu'on craint de ne pas remplacer. On les laisse tarir le plus tard possible, de manière qu'on n'ait à les nourrir que quelques semaines avant la mise-bas, sans qu'elles donnent de produit. Les dépenses sont couvertes par le veau et par la plus grande quantité de lait que donnent toujours les femelles fraîches vêlées.

« On a remarqué, disent Chabert et Huzart (1), que les vaches que l'on ne fait couvrir que tous les deux ans donnent des veaux plus fortement constitués, qui, dans leur accroissement, surpassent toujours les veaux annuels, en sorte que des vaches d'une taille médiocre, auxquelles on ne donnerait le taureau que tous les deux ans, donneraient des productions supérieures à celles des vaches d'une taille plus grande que l'on ferait couvrir chaque année. »

Nous ferons observer qu'il y a une grande différence entre les vaches que l'on trait et les cavales dont la sécrétion laiteuse cesse au moment du sevrage : la jument poulinière qui passe une année sans porter, se repose réellement; mais il n'en est pas de même pour la vache qui ne cesse pas de donner du lait. De sorte qu'il est douteux que la vache, qui a donné du lait pendant deux, trois ans, soit mieux disposée à donner un très-bon produit que celle qui porte tous les ans. Dans tous les cas, il y a plus de profit à obtenir un veau tous les ans, et c'est ainsi que l'on agit là où l'on ne spécule pas sur la production du lait.

La gestation annuelle est même favorable à la santé des vaches, pourvu qu'elles ne soient couvertes que deux ou trois mois après le part : une trop longue lactation les épuise et altère leur poitrine. Toutefois, si elles sont bien soignées, ces accidents arrivent assez rarement, et la crainte de les provoquer ne doit pas influer sur la conduite du nourrisseur.

(1) *Instruction sur la manière de gouverner les vaches laitières.*

§ 4. — De la gestation.

Signes. — La gestation, dans l'espèce bovine, s'annonce d'abord par des signes généraux. En première ligne, il faut placer la cessation des chaleurs, quoi qu'il ne soit pas rare de voir des vaches fécondées rechercher le mâle; mais «sitôt qu'elles sont pleines, dit Parmentier, il refuse de les couvrir, quoiqu'il y ait encore apparence de chaleur. « Bien plus souvent que la jument et la brebis, la vache manifeste, quoique pleine, des signes de chaleur; beaucoup mieux que le cheval et le bélier, le taureau reconnaît la gestation et s'abstient de saillir les femelles en cet état; il les lèche, il les caresse, les console en quelque sorte et calme ainsi leur ardeur. » (Grognier.) La vache pleine est en effet quelquefois excitée et recherche le taureau, mais elle n'est pas réellement en chaleur. Le mâle habitué avec elle, qui vit dans le même troupeau, ne s'aperçoit pas de cet état. Il la flaire comme une autre bête qui viendrait se présenter à lui, mais sans être excité par ses émanations et sans chercher à la couvrir.

La vache pleine devient molle, s'engraisse facilement. Si elle porte pour la première fois, ses mamelles augmentent de volume peu après la fécondation; ce signe ne se manifeste que fort tard dans les femelles âgées; le proverbe qui dit : les vaches vieilles mettent le pis en vêlant, est vrai. Le volume des mamelles n'a aucune valeur dans les vaches qui donnent du lait. La diminution du lait est un signe à peu près constant; cependant il n'est bien sensible que sur les vaches mauvaises laitières, chez lesquelles il se montre dix-huit ou vingt jours après la conception.

Tous ces signes sont le plus souvent fort incertains, et si l'on veut s'assurer de l'état des vaches, on est obligé de les fouiller. Cette opération, quoique moins dangereuse que dans la jument, doit être faite avec précaution. Elle fait reconnaître si la matrice renferme un corps étranger, si l'orifice en est béant et si les artères du bassin battent avec force. Le fœtus peut aussi être senti quand on presse avec la main sur le flanc

23.

droit, mais on n'est assuré de sa présence et de la plénitude que lorsqu'il exécute des mouvements.

A mesure que la gestation avance vers son terme, les signes qui l'annoncent sont de plus en plus apparents. Le fœtus, devenu volumineux, se porte en avant et pèse sur les parois inférieures de l'abdomen ; le ventre est avalé, l'anus enfoncé, les flancs sont creux, les tubérosités des ischions écartées ; il faut cesser de faire travailler les vaches qui sont dans cet état et les surveiller.

SOINS DES VACHES PLEINES. — On peut sans inconvénients faire travailler les vaches pleines qui ne donnent pas de lait, jusqu'aux approches du part. Celles qui font beaucoup d'exercice mettent bas facilement, et font des veaux peut-être un peu maigres, mais grands, forts et vigoureux.

Pendant la gestation, les vaches seront bien nourries ; il ne faut pas les engraisser, mais on doit les tenir bien en chair ; car la grande activité des glandes mammaires les fait toujours maigrir après le part. Une vache qui est en bon état au moment où elle met bas, donne « pendant plusieurs mois, à nourriture égale, une fois et demie et peut-être deux fois autant de lait qu'une autre qu'on aura laissée dépérir avant cette époque » (de Dombasle). Toutefois, si les vaches sont grasses, il faut les nourrir avec modération et toujours avec des aliments de facile digestion, pendant les derniers dix ou douze jours de la gestation.

Il faut exclure avec soin de leurs rations les végétaux qui peuvent fermenter ou devenir durs dans les organes digestifs, qui sont indigestes, pauvres en principes alibiles. En hiver, elles doivent recevoir du foin et des racines, ou du barbotage à la farine, aux tourteaux. Les féveroles sont, dit-on, aux vaches ce que l'avoine est aux chevaux. On les donne écrasées et ramollies.

La rosée, surtout la gelée blanche, l'eau trop froide, les fortes chaleurs et les insectes sont nuisibles aux vaches pleines.

Il y a des vaches chez lesquelles la sécrétion du lait cesse peu après la conception ; dans la plupart elle diminue trois ou quatre mois après, et elle cesse du cinquième au septième mois; dans d'autres elle pourrait durer, jusqu'au moment du vélage. Si elles sont adultes, complétement développées, bien nourries, et en bon état, on peut, sans inconvénient, surtout si le veau qu'elles portent ne doit pas être élevé, les traire jusqu'au septième, au huitième mois.

Les vaches pleines doivent être conduites avec douceur et précaution; on ne doit jamais les presser pour les faire passer par les portes. On les éloignera des pâturages humides et en pente, où elles pourraient faire des glissades, des pâturages entourés de fossés peu profonds, de barrières peu élevées, qu'elles pourraient être tentées de franchir; on veillera à ce qu'elles ne se battent pas entre elles, à ce qu'elles ne soient pas battues par les autres animaux, ni poursuivies par les mâles. Si elles portent pour la première fois, on leur maniera le pis de temps en temps afin de les rendre moins châtouilleuses.

Le sol des vacheries doit être peu incliné; dans la Hollande, on creuse même la partie qui correspond à l'abdomen des vaches; celles qui ont cette région du corps très-volumineuse, sont exposées, si le pavé est en pente, à avorter et à contracter des chutes de la matrice.

DURÉE. — Lord Spencer (1) a publié des observations sur la durée de la gestation dans 764 vaches. Aucun veau vivant n'est venu au monde avant le 220ᵉ jour après la conception, ni après le 313ᵉ; il a été impossible d'en élever aucun né avant le 242ᵉ jour. L'auteur pense que toutes les naissances qui ont lieu avant le 260ᵉ jour, sont décidément prématurées; et il considère aussi comme irrégulière la gestation qui dure plus de 300 jours; mais dans ce dernier cas, la santé du produit n'est pas dérangée. On voit dans le tableau publié par le célèbre éleveur, que 314 vaches ont vélé avant le 284ᵉ jour, 66 ce jour-là, 74 le 285ᵉ, et 310 après cette époque; d'où l'auteur conclut que le terme le plus probable de la gestation est le 284ᵉ ou 285ᵉ jour. Les vaches qui, dans l'état normal, ont

____

(1) *The Journal of the english Agricultural Society*, t. ı, 2ᵉ partie, p. 165.

dépassé le 286ᵉ jour, ont fait 152 mâles et 90 femelles, tandis que celles qui ont mis bas avant ce jour, ont donné 233 velles et 234 veaux.

D'après des observations faites dans le royaume des Pays-Bas, la gestation de la vache varie de 240 à 321 jours ; en France, la durée moyenne est de 280 à 284 jours.

§ 5. — De l'avortement.

L'avortement dans l'espèce bovine peut avoir lieu à toutes les époques de la gestation. « Cet accident est plus fréquent dans les vaches que dans les autres femelles des animaux domestiques (1), » disent quelques auteurs ; tandis que d'autres pensent que « la vache est de toutes les femelles peut-être la moins sujette à avorter (2). » Cette différence provient des pays. Dans les contrées où l'élevage des chevaux réussit, les juments mènent ordinairement à une fin heureuse le produit de la conception ; tandis qu'elles avortent plus souvent que les vaches dans les contrées montueuses, qui ne leur sont pas favorables. Cependant, l'avortement épizootique est en général plus fréquent chez la vache que chez la jument, soit à cause du régime uniforme auquel sont soumises toutes les bêtes bovines d'une contrée, soit parce que les vaches, vivant souvent en troupeaux, sont exposées aux mêmes causes de maladies.

Les signes de l'avortement sont souvent très-peu sensibles : les vaches mettent bas un veau mort sans avoir montré aucun symptôme de maladie ; le plus ordinairement cependant, la sortie du fœtus est précédée de tristesse et de perte de l'appétit ; si les vaches ont du lait, la sécrétion de ce liquide diminue tout à coup ; si la gestation est avancée et que l'accident ait été produit par des coups, par une chute, le fœtus exécute des mouvements plus ou moins violents.

Il arrive quelquefois que les signes annonçant un avortement cessent sans que le produit de la conception soit expulsé :

(1) Gellé, *Pathologie bovine*, t. III, p. 583.
(2) Rodat, *Le Cultivateur aveyronnais*, p. 129.

la cessation des mouvements du fœtus en fait pressentir la
mort. S'il est volumineux, son expulsion est plus difficile que
s'il était vivant.

On a vu des vaches ayant avorté ne mettre bas leur produit
que plus de deux ans après la conception; quelquefois le
fœtus tombe en putréfaction et ne sort que par morceaux.

Causes de l'avortement. — L'avortement des vaches est
souvent l'effet d'aliments mauvais : le foin vasé, poudreux,
les pailles rouillées, les végétaux ligneux, fades, peu nutritifs,
peuvent le produire. La nourriture dure, susceptible de former des masses dans les voies digestives, les plantes aqueuses
qui fermentent et dégagent des gaz, font souvent périr le fœtus
en comprimant la matrice : M. Delwart cite l'exemple d'avortements produits sur les vaches d'un propriétaire, pendant
une vingtaine d'années, par l'usage de la drèche et de balles
de grains. D'un autre côté, une nourriture trop succulente
agit en produisant chez les vaches un état pléthorique qui,
au moindre accident, détermine une fluxion sur la matrice et
la mort du veau. Les eaux impures, croupies, la vieillesse, la
maigreur, produisent quelquefois l'avortement.

On considère aussi les râteliers trop élevés comme une
cause d'avortement : « On peut être certain, dit Morel de
Vindé (1), que, lorsqu'on expose la vache à lever la tête habi-
tuellement, l'avortement en résulte : j'en ai fait une trop fâ-
cheuse expérience. « Selon cet agronome, les avortements
sont proportionnellement beaucoup moins nombreux en Normandie que dans tout autre pays » par l'attention d'avoir des
auges excessivement basses dans les étables; par le soin de
ne jamais faire sortir la vache de la bouverie que pourvue
d'une bricole qui lui empêche de lever la tête.

Les mauvais temps, les pluies abondantes et longtemps
continuées; les printemps et les étés froids et humides, qui
rendent les plantes aqueuses et peu nutritives; l'air chaud,
humide, pauvre en oxygène, sont nuisibles aux femelles pleines : l'avortement est plus fréquent dans les bouveries mal-

(1) *Essai sur les Constructions rurales.*

propres, non aérées, que dans les pâturages de montagne, où les vaches sont cependant exposées à beaucoup d'accidents.

Il faut encore placer les épizooties parmi les causes qui déterminent simultanément un grand nombre d'avortements.

La plupart des causes que nous venons d'examiner agissent à la fois sur toutes les vaches d'une ferme, souvent d'un canton, et déterminent des avortements épizootiques; seulement la mort du fœtus arrive à des époques différentes ou n'a pas lieu, selon la disposition des vaches et la manière dont elles sont soignées : une nourriture insuffisante ou des aliments trop copieux n'agissent le plus souvent que comme causes prédisposantes, et les accidents ne se manifestent que lorsque les vaches sont soumises à l'action de causes occasionnelles souvent inaperçues. Ces causes n'atteignent pas toutes les bêtes d'une ferme, et alors beaucoup, quoique dans les mêmes conditions défavorables que celles qui ont avorté, n'avortent pas, ce qui fait méconnaître la cause réelle du mal.

Pour expliquer des avortements survenus ainsi, sans cause apparente, sur les vaches d'une bouverie, d'un canton, on a supposé que ce mal était contagieux, mais rien ne prouve que cette opinion soit fondée; rien ne prouve non plus que l'avortement se contracte par sympathie. Cependant il est avantageux d'isoler les vaches qui mettent bas, soit naturellement, soit après avortement; la séparation ne peut jamais nuire aux bêtes en santé et elle est toujours favorable à la malade, qui a besoin d'une tranquillité qu'elle ne trouve pas dans la bouverie commune.

L'avortement sporadique peut être produit par les mêmes causes n'agissant que sur des individus isolés; mais le plus souvent il est occasionné par des coups de corne, des frottements contre les angles des portes; par des indigestions, des toux fortes, des chutes; par une étable trop en pente; des râteliers trop élevés; par des efforts, des travaux pénibles; par des boissons trop froides, de l'herbe couverte de gelée blanche; par des frayeurs, par le tonnerre, par la présence des mâles, par des abreuvoirs boueux, d'un abord difficile.

Soins que réclament les vaches. — Si l'on aperçoit les signes de l'avortement avant l'expulsion du fœtus, il faut procurer aux vaches un repos aussi complet que possible ; les mettre sur un plan horizontal et sur une litière épaisse ; les nourrir avec de l'herbe tendre, des aliments rafraîchissants, leur donner quelques lavements pour débarrasser l'intestin. Une saignée peut être salutaire s'il **y** a pléthore, si les vaches ont reçu un coup ou fait un excès de travail. Lorsque les signes annoncent un état grave, que le part ne paraît pas devoir se faire, on procède à l'extraction du fœtus en suivant les règles que prescrit la chirurgie.

Il faut surtout rechercher les causes de l'avortement ; c'est parce qu'on les méconnaît presque toujours que cet accident occasionne tant de pertes à notre agriculture. Lorsqu'on verra plusieurs vaches avorter, dans une ferme, dans un village, on passera avec soin en revue toutes les circonstances qui entourent les vaches, même celles qui paraissent les plus indifférentes.

On améliorera la nourriture des autres bêtes de l'exploitation, on donnera des toniques à celles qui sont faibles, on mettra à l'usage d'une nourriture rafraîchissante celles qui mangent des aliments trop secs, qui sont pléthoriques, on les saignera même au besoin ; on fera prendre l'air à celles qui souffrent de la stabulation ; on relèvera par une forte litière la partie des bouveries qui correspond au train postérieur.

Après l'avortement, la vache doit être tenue dans une bouverie plutôt chaude que froide ; il faut la faire boire au blanc, et faciliter la délivrance si c'est nécessaire. Elle réclame les mêmes soins que lorsqu'elle a mis bas : ayant déjà été au moins indisposée par les causes qui ont déterminé la mort du fœtus, elle est même plus impressionnable après l'avortement qu'après le part naturel.

Suites de l'avortement. — Il fait perdre d'abord la valeur du veau, diminue le lait ou même en arrête la sécrétion, et, comme dans la jument, il prédispose à des avortements subséquents, et quelquefois rend les femelles infécondes. « L'avortement laisse souvent dans les organes de la génération de la vache un orgasme, dit M. Gellé, qui leur fait conserver longtemps leur chaleur et rend la conception difficile. »

Il ne convient pas, à moins de circonstances tout à fait particulières, d'élever les veaux nés à la suite d'un avortement. Ils sont toujours plus ou moins faibles.

§ 6. — Part; soins à la mère et au nouveau-né.

SIGNES PROCHAINS DE LA PARTURITION. — Les signes de la gestation deviennent de plus en plus marqués, à mesure qu'approche le moment du part. Quelques jours avant que celui-ci ait lieu, le ventre est avalé et le flanc creux ; on remarque, de chaque côté de l'origine de la queue, un enfoncement quelquefois très-profond ; les lèvres de la vulve sont tuméfiées, et il s'écoule par cette ouverture une liqueur gluante ; le pis est gonflé, les mamelons sont distendus et le lait est devenu opaque. Lorsque les vaches sont dans cet état, elles doivent être retenues près de la ferme et lorsqu'on s'aperçoit qu'elles sont inquiètes, qu'elles vont, viennent, se couchent, se relèvent peu après et recherchent les lieux solitaires, il faut les placer dans une bouverie un peu obscure, sur une bonne litière, et les laisser tranquilles, seules et libres.

Phénomènes du part. Dans l'accouchement naturel, après que les vaches ont fait des efforts plus ou moins considérables, on voit apparaître entre les lèvres de la vulve les membranes fœtales formant une masse conique, appelée *bouteille.* A mesure que les efforts augmentent, cette masse devient plus volumineuse, et on ne tarde pas à distinguer les parties du fœtus qui sortent les premières. Elles forment un cône et dilatent insensiblement le passage qu'elles doivent traverser : la mère a ordinairement de grands efforts à faire pour expulser hors du bassin la tête et les épaules, mais lorsque ces parties ont franchi la vulve, le train postérieur est chassé avec facilité.

Il ne faut pas, avant la fin du part, rompre les enveloppes fœtales : le liquide qu'elles renferment facilite le glissement à travers le vagin ; s'il s'était écoulé, que le part fût *sec* et difficile, on devrait même faire des injections émollientes.

Dans les portées doubles, les petits sont quelquefois expulsés longtemps l'un après l'autre. Si une vache bonne mère qui vient de mettre bas néglige son veau, si elle est encore tourmentée, qu'elle se couche, se relève, fasse des efforts, il est présumable qu'elle a un second fœtus dans la matrice.

Soins de la mère. — Il ne faut jamais se presser de secourir une vache qui a de la peine à mettre bas ; il faut attendre les résultats de ses efforts. Si l'on s'aperçoit cependant, après un certain temps, qu'ils soient trop faibles pour expulser le produit de la conception, on doit vider le rectum, donner des lavements ; si la vache paraît faible, on lui administrera du vin chaud, de la bière, ou des breuvages emménagogues. Souvent c'est la saignée qui rend les efforts efficaces, en produisant dans l'économie animale une détente qui facilite le passage du fœtus à travers le bassin.

On n'opérera des tractions que lorsqu'on sera bien convaincu de l'impuissance de la mère, et il faut toujours les pratiquer avec précaution en faisant en sorte d'agir dans les moments où elle fait des efforts. En même temps qu'on tire le fœtus, on doit relever la base de la queue de la vache, afin de dilater l'espace compris entre l'ischion et le sacrum ; on ne doit même tirer avec un peu de force que lorsqu'on s'est aperçu qu'aucun obstacle insurmontable ne s'oppose à la sortie du fœtus ; et il ne faut pas oublier qu'en le tirant, même légèrement, on peut le faire mourir et produire des ruptures dans les organes de la mère ou le renversement de l'utérus.

Toutes ces opérations doivent être faites avec précaution ; les irritations s'étendent facilement du vagin, de la matrice, au péritoine et produisent des affections mortelles. Le cultivateur ne doit confier sa vache qu'à des personnes capables : « Lorsqu'on n'a pas à sa disposition quelqu'un qui en ait l'habitude, le plus prudent est, dit M. Mathieu de Dombasle, d'abandonner entièrement l'opération à la nature. »

« Quelquefois le veau se présente mal, et de manière que l'accouchement est impossible si la vache n'est secourue.

Pour cela, il faut une science et une adresse qu'on ne trouve guère que dans un homme de l'art.

« Un vétérinaire instruit tourne un veau qui se présente mal et le place convenablement ; il peut même découper et extraire par morceaux , sans blesser la mère, un veau dont la sortie serait autrement impossible, tandis que bien des vaches périssent entre les mains des paysans ignorants, qui ne connaissent que l'emploi de la force brutale. (1) »

Lorsque le part est terminé, on bouchonne la vache, on la couvre, et on la laisse tranquille. Si elle n'a rien pris depuis longtemps, si l'accouchement a été pénible, il faut lui donner de l'eau tiède blanchie avec de la farine. Les breuvages stimulants , qu'administrent alors quelques personnes, sont au moins inutiles : ils activent intempestivement la sécrétion du lait. Une soupe grasse, donnée à la vache qui vient de vêler, ne peut pas être nuisible, mais la boisson blanche peut la remplacer.

On doit préserver les vaches fraîches vêlées de la pluie, du froid et du vent ; les tenir dans la bouverie à une place éloignée de la porte et non exposée aux courants d'air. On ne les conduira au pâturage que lorsque le temps sera beau et après que l'irritation produite par le part sera un peu calmée : il faut, pendant les premiers jours, les empêcher de se coucher sur la terre humide. Les femelles qui sont ordinairement entretenues à l'étable, sont exposées, après le part, à contracter, entre autres maladies, des rhumatismes, des inflammations et des paralysies du train postérieur.

Les vaches ont assez souvent des renversements de la matrice. Quand cet accident a eu lieu, il faut aussitôt que possible remettre l'organe déplacé ; à cet effet, on le nettoie d'abord avec soin, on le lave avec du lait ou avec des décoctions émollientes tièdes ; on cherche ensuite à le replacer en ayant soin de le faire soulever avec un linge par deux aides et de le pousser en avant dans les moments où la vache ne fait pas des efforts. Quand la matrice est remise, on cherche à la

____

(1) Félix Villeroy. cultivateur à Ritershoff (Bavière).

tenir en place au moyen d'un pessaire introduit dans le vagin ; ou mieux avec un bandage composé d'une corde qui, après avoir embrassé le corps en arrière des épaules, forme un nœud sous la poitrine et s'avance sous le ventre, monte entre les cuisses, et forme vers la vulve plusieurs nœuds ; cette corde embrasse la base de la queue pour aller se fixer par ses deux bouts à la partie qui entoure les côtes. La vache qui a été *remise* doit être placée de manière que les membres abdominaux soient plus élevés que les antérieurs ; elle doit être tenue à la diète ; on lui donnera des lavements, et au besoin on fera dans le vagin des injections émollientes légèrement vinaigrées.

Délivrance. Il ne faut pas se presser de délivrer les femelles qui viennent de mettre bas. Si quelques jours après le part l'expulsion du délivre n'a pas lieu, on emploiera les moyens que nous avons indiqués, en parlant de la jument. Si la non-délivrance paraît tenir à la faiblesse, à la débilité, ce qui a quelquefois lieu dans les vaches mal nourries, on administrera des rôties au vin, des infusions aromatiques, du vin sucré.

Il est rare que l'on soit obligé d'extraire le placenta, mais il peut être utile de faire des injections aqueuses dans le vagin.

On voit souvent des femelles qui cherchent à manger le délivre. C'est probablement la conséquence du goût qu'elles ont, au moment du part, pour les mucosités et les glaires qui recouvrent les nouveau-nés, et qui les porte à sécher leurs produits en les léchant. On a dit que le délivre fait maigrir les vaches qui le mangent, qu'il les empêche de donner du lait ; d'autres soutiennent, au contraire, qu'il leur est favorable. Il n'y a ni inconvénient, ni avantage à le leur laisser manger ; mais la propreté exige qu'on l'enlève et qu'on l'enterre immédiatement.

SOINS DU VEAU. — Lors même que les vaches accouchent étant debout, le fœtus se blesse bien rarement ; cependant quelques personnes cherchent à le retenir pour rendre le choc moins fort, mais il n'y a d'autres précautions à prendre que de faire une bonne litière : en tombant, il éprouve une secousse qui rupture le cordon ombilical, détache en partie le placenta et facilite le délivre. Si la vache met bas étant couchée et que le cordon ombilical ne soit pas rompu, on le coupe et on en fait la ligature; ce soin est d'ordinaire inutile : la vache le rompt par la secousse qu'elle lui imprime en se relevant.

Lorsque la vache n'est pas empressée à sécher son fruit, on l'engage à le lécher en le saupoudrant avec du sel, du pain émietté ou de la farine. Si malgré ces friandises elle néglige ce soin, on le séchera avec un linge; les frictions douces sur la peau rendent les jeunes animaux forts, vigoureux. Il est bon de surveiller les vaches qui lèchent leurs veaux; car il arrive quelquefois qu'elles leur rongent la queue et les oreilles, qu'elles raccourcissent le cordon ombilical, et produisent des hémorrhagies et des hernies ombilicales.

Les veaux se lèvent presque toujours seuls peu après leur naissance; s'ils sont faibles, il faut leur faire boire du vin chaud sucré, ou, mieux, du lait de la mère. Le plus souvent, aussitôt qu'ils ont avalé une gorgée de ce liquide, ils se lèvent seuls et vont teter. Si l'on veut soumettre les veaux à l'allaitement naturel, on les laisse à côté de la mère et même on les soutient, on leur met le mamelon dans la bouche. Quand la vache est chatouilleuse ou mauvaise mère, il faut rester à côté, pendant que le veau tette, jusqu'à ce qu'elle ait pris de l'attachement pour lui.

On doit toujours faire boire aux nouveau-nés le colostrum ou lait qui est dans le pis au moment du part : ce liquide est séreux, peu nutritif; il est nécessaire pour chasser le méconium qui se trouve dans les intestins de tous les fœtus.

Les vaches qui font plusieurs veaux ne sont pas rares. Cette fécondité est avantageuse si l'on a du lait à faire consommer. Dans ce cas, on nourrit, pendant les 8 à 10 premiers jours, les jeunes animaux avec le lait de leur mère pour les purger, et on leur donne ensuite du lait d'autres vaches. Quand au contraire on ne peut disposer que du lait de la mère, on a souvent intérêt à pousser un de ces jeunes animaux et à le vendre à l'âge de 15 ou 18 jours, afin de pouvoir soigner l'autre convenablement.

SECTION III.

SOINS DES NOURRICES ET DES VEAUX JUSQU'APRÈS LE SEVRAGE.

§ 1. — Soins des nourrices et des très-jeunes veaux.

Les VACHES qui nourrissent et celles qu'on trait réclament à peu près les mêmes soins : nous aurons donc peu de chose à ajouter à ce que nous avons dit en parlant des vaches laitières.

Les mamelles d'une vache qui nourrit sont exposées aux crevasses ; l'action de l'air froid sur la peau au moment où elle vient d'être ramollie par la bouche du veau, produit facilement des gerçures. Il faut même éviter de les laver avec de l'eau froide, surtout avec de l'eau contenant des sels calcaires.

Les veaux ne tirent jamais, dans les premiers jours de leur vie, tout le lait de leur mère : il faut avoir soin de traire ce qui reste, de ne pas en laisser dans les réservoirs lactés afin de prévenir l'engorgement inflammatoire du pis. Si l'inflammation du pis existe, on tirera le lait souvent et avec précaution ; on mettra la vache à la diète ; on lavera les mamelles avec du lait au moment même où l'on tire ce liquide, ou avec des décoctions de mauves et de têtes de pavots. Par la facilité de traire les vaches, on peut presque toujours prévenir les inconvénients d'une sécrétion trop abondante des mamelles.

La plupart des vaches souffrent beaucoup quand on les prive subitement de leur veau ; elles cessent de manger, se tourmentent, maigrissent et donnent peu de lait pendant plusieurs jours. « Quelle que soit la destination du veau, de quelque manière qu'on l'élève, on ne doit le séparer de sa mère qu'avec précaution ; un homme l'emporte tandis qu'un autre se place devant elle ; ou bien on ôte le veau lorsque la vache est hors de l'étable, si le temps le permet. Ne pas agir ainsi, ne pas épargner à la mère la vue des bouchers et de leurs chiens, c'est d'abord commettre une cruauté, mais c'est aussi exposer les vaches. J'ai vu une chute de matrice résulter de l'extrême agitation qu'avait éprouvée une vache en se voyant enlever son veau. » (F. Villeroy.)

Il faut autant que possible ne pas laisser accumuler le lait dans le pis des vaches qui ont perdu leur veau, car le besoin d'être soulagées, quand les mamelles sont distendues, leur rappelle leur nourrisson. Mais elle ne veulent quelquefois ni se laisser teter, ni souffrir l'approche de la trayeuse. A ce que nous avons dit en parlant des vaches laitières, nous ajouterons que si on veut leur donner des nourrissons étrangers, on ne doit pas les leur présenter le premier jour ; car elles les adoptent plus sûrement quelque temps après qu'elles ont perdu leurs petits. Si malgré cette précaution elles ne veulent pas se laisser teter, on les forcera au moyen d'entraves, et en restant à côté d'elles pendant que les veaux sont au pis. Ces soins pris pendant deux ou trois jours sont toujours efficaces. Si l'on avait la possibilité de mettre la peau fraîche du veau qui a été abattu sur celui qui doit le remplacer, ce moyen serait, dit-on, certain.

Presque toujours on trait les vaches après le sevrage jusqu'au moment où la sécrétion du lait cesse spontanément. Si on voulait les faire tarir il faudrait diminuer la nourriture, donner des purgatifs et augmenter le travail.

Les VEAUX doivent, quelques heures après leur naissance, aussitôt qu'ils ont été léchés, séchés par leur mère ou essuyés avec un linge, être mis dans la stalle qui leur est destinée, sur une bonne litière et même couverts, si le temps est froid ou le local mal fermé. Ils sont mieux libres dans une petite loge qu'attachés, comme on le fait trop souvent, dans un coin de la vacherie. Dans tous les cas il est nécessaire qu'ils soient séparés des vaches du moins dans les races bonnes laitières, car s'ils pouvaient teter à volonté ils épuiseraient leur mère sans avantage pour eux-mêmes.

Le premier lait est laxatif et reste peu nutritif pendant quelques jours ; il est en rapport avec les besoins des jeunes animaux et l'état de leurs organes digestifs. Il est essentiel de le leur faire prendre soit qu'on les fasse teter, soit qu'on les allaite artificiellement.

Il arrive même que le colostrum n'exerce pas un effet purgatif assez intense, que les veaux sont constipés. Il faut alors donner aux mères une nourriture moins substantielle, et même administer aux jeunes animaux quelques onces de miel ou un peu de manne dans du lait pur ou coupé avec de la tisane d'orge.

On donne aux veaux ces premiers soins quelle que soit leur destination. C'est seulement à compter de quinze jours, trois semaines, plus ou moins, que l'on doit commencer à nourrir d'une manière particulière ceux dont on veut faire des élèves.

§ 2. — Engraissement des veaux.

I. — *Procédés.*

La plus grande partie des veaux nés en France sont livrés jeunes à la boucherie, et, comme on engraisse tous les veaux qu'on ne veut pas élever, nous n'avons pas à parler de la manière de les choisir. Bornons-nous à dire que les velles sont plus fines, qu'elles donnent une graisse plus délicate, qu'elles en ont une plus forte quantité dans la région souspubienne ; que les veaux de toutes les races ne sont pas également forts, qu'on estime pour la boucherie ceux qui proviennent du taureau Schwitz et du taureau Durham.

Une stalle est de première nécessité pour les veaux destinés à la boucherie. Il ne faut pas même leur donner un emplacement trop vaste ; s'ils pouvaient sauter, jouer, ils s'engraisseraient plus lentement. Dans quelques contrées du nord on les tient dans un espace tellement étroit qu'ils ne peuvent ni avancer ni reculer : ils sont obligés de se tenir dans un repos presque absolu. Toujours leur litière doit être fine, épaisse et bien sèche.

On engraisse les veaux par l'allaitement naturel ou par l'allaitement artificiel.

ALLAITEMENT NATUREL. — Quand les veaux doivent être

livrés jeunes à la boucherie, on continue à les laisser teter à discrétion jusqu'au moment où on les vend. Si l'on en a plusieurs de différents âges, on complète l'engraissement des plus âgés avec le lait que les plus jeunes laissent dans le pis de leur nourrice.

Dans quelques contrées où le lait a peu de valeur, on laisse teter les veaux à discrétion jusqu'à l'âge de trois à cinq mois; ils consomment, dans les derniers temps de leur vie, le lait de deux ou trois vaches. Ces jeunes animaux s'engraissent très-bien, et ils ont une viande à grain fin, ferme quoique tendre, très-belle, très-succulente; mais en général ils payent fort mal la quantité de lait qu'ils consomment. Il serait bien à désirer, dans l'intérêt de l'économie rurale, que les propriétaires de ces pays trouvassent, dans la fabrication des fromages, des débouchés plus avantageux pour le lait.

Pour avoir des veaux dont la viande soit bien blanche, on leur donne exclusivement du lait ou des œufs; mais les bonnes farines, celle d'orge, de maïs, de féveroles, délayées dans l'eau (ainsi que nous allons le voir en parlant de l'allaitement artificiel), le pain, le riz, le pain non levé, produisent aussi une très-bonne viande.

ALLAITEMENT ARTIFICIEL. — *Pratique.* Cet allaitement est aussi facile à pratiquer qu'économique. On laisse le veau devant sa mère jusqu'à ce qu'elle lui ait donné les premiers soins, et, quand elle l'a séché, on le place dans la stalle qui lui est destinée; ou bien on l'éloigne de la mère immédiatement après la naissance, et on le sèche avec un linge. Du reste, il y a peu d'inconvénients à ce que la mère voie son petit.

Aussitôt que le veau est sec, qu'il est en état de prendre du lait, on trait la mère et on le fait boire : on a le soin, pour ne pas laisser refroidir le lait, de le tirer dans un vase assez petit ou préalablement échauffé. Les veaux qui n'ont jamais teté boivent, le plus souvent, sans difficulté. S'ils refusent de prendre le lait on place dans ce liquide un linge fin dont on met ensuite une partie dans la bouche du petit, auquel on fait remuer les mâchoires : il exprime ainsi le liquide, le fait couler dans sa bouche et s'habitue à boire en très-peu de temps. D'autres fois, après avoir mis une légère couche de lait dans un baquet, on y plonge la bouche du veau et on lui fait remuer la langue et la mâchoire avec le doigt; au besoin, on incline le vase pour faire couler le liquide. Ces moyens ne sont pas longtemps nécessaires : le veau, qui sait prendre le lait à l'aide de notre secours, le prend bientôt directement. Il s'en trouve, dit Parmentier, qui se refusent constamment à avaler le lait, on n'a pas d'autre moyen que de leur faire teter leurs mères. Nous croyons que pareille chose n'arrive qu'aux gens peu zélés, qui ne veulent pas se donner la peine de faire ce qui serait nécessaire. Même après avoir teté, les veaux s'habituent facilement à boire, et, une fois qu'ils ont bu, ils s'habituent de suite à teter de nouveau si on leur présente le pis; de sorte qu'on pourrait, et les faire boire, et les faire teter alternativement.

Le plus souvent on donne aux jeunes veaux exclusivement du lait pur pendant douze, quinze, vingt jours, selon la valeur de ce liquide et le prix de la viande; mais il y a toujours avantage à leur faire consommer le lait de la mère pendant huit ou dix jours, parce que ce liquide, encore séreux, est très-approprié à l'état des organes digestifs du jeune animal et qu'il convient médiocrement pour les usages économiques.

Aussitôt que l'on n'a pas assez de lait, ou qu'il y a plus d'avantage à le vendre en nature qu'à le transformer en viande, on donne aux jeunes veaux du lait écrémé ou du petit-lait, ou du lait de beurre, après avoir ajouté à l'un ou à l'autre de ces liquides une certaine quantité de farine.

On opère la substitution progressivement, en diminuant le lait insensiblement et en augmentant de la même manière la nouvelle nourriture.

Très-nutritifs et de facile digestion, les œufs produisent une viande excellente; on les fait souvent entrer dans la nourriture des veaux. Pour les administrer, on les casse légèrement et on les introduit presque entiers dans la bouche des jeunes animaux, qui avalent même la coquille; la substance calcaire est elle-même salutaire : en neutralisant les acides qui se trouvent dans les premières voies, elle peut contribuer

24.

à arrêter des diarrhées. D'autres fois, on délaye les œufs dans le lait auquel on ajoute de l'eau.

Les farines servent à l'engraissement des veaux dans tous les pays : on administre délayées dans le lait écrémé, dans l'eau, dans l'infusion de foin, celles de froment, de fèves, de pois, de maïs, d'orge, d'avoine, de tourteaux de graine de lin, etc. Un peu de sel, en rendant le mélange sapide, engage les veaux à en prendre une plus forte quantité.

La dose des farines varie selon leur nature, l'état des grains qui les ont fournies, et le besoin des animaux qui les consomment. On commence par 20 ou 30 grammes, une bonne cuillerée, que l'on réduit en bouillie et que l'on ajoute encore chaude, au lait écrémé pour l'échauffer. L'on augmente la quantité de matières solides à mesure que les animaux deviennent plus forts. Autant que possible, la nourriture doit être donnée aux veaux à la température qu'offre le lait au moment où il sort du pis de la vache.

Les contrées dans lesquelles on engraisse les veaux exclusivement avec du lait pur sont de plus en plus rares. Ce moyen n'est pas économique, mais il donne d'excellente viande. On fait boire au veau, après l'avoir mêlé ou successivement, le lait de plusieurs vaches, sans addition d'autres aliments.

Les soupes sont assez généralement employées à l'engraissement des veaux ; mais peu de cultivateurs tirent de ces préparations tout l'avantage qu'elles pourraient offrir. On les compose avec du bouillon gras, du pain, des pommes de terre ; il serait facile de les rendre très-économiques, et cependant variées, en les faisant avec des racines, des tubercules, des châtaignes, des tourteaux, des farines, des grains cuits, et quelques condiments que l'on soumettrait à la cuisson.

Dans l'allaitement artificiel des veaux, quand on opère un peu en grand, qu'on a un certain nombre d'animaux à élever, on peut avoir avantage à remplacer l'eau et le lait par des infusions de foin. Cette infusion a été fortement recommandée, sous le nom de *thé de foin*, par les Américains ; ils l'ont conseillée comme pouvant remplacer le lait. Elle a été employée en Angleterre et en France.

Pour préparer cette infusion, on verse de l'eau bouillante sur du foin placé dans un vase convenable et on couvre le mélange.

En réfléchissant à la composition du foin, aux principes qu'il peut céder à l'eau quand on le traite par ce liquide bouillant, on conçoit que du thé de foin, mêlé au lait, à des farines, contribue à l'engraissement en variant la nourriture et en facilitant l'administration d'autres aliments. Il est par lui-même un peu nutritif, car l'eau chaude peut enlever au foin des principes aromatiques, du mucilage, du sucre et quelques sels solubles ; mais il doit être considéré surtout comme excipient préférable à l'eau pour administrer des farines.

Lorsque le foin est suffisamment infusé, on verse le liquide sur de la farine de fèves, ou de maïs, ou de tourteaux, et on administre la bouillie lorsqu'elle est à une température convenable.

On considère le foin en nature comme nuisible, produisant une viande dure. Un peu de foin, si le veau reçoit, du reste, une bonne nourriture, ne peut pas produire de mauvais effets, et quand on garde des veaux plus de deux mois et demi, trois mois, on doit mettre à leur disposition du bon regain ou de la bonne herbe : les jeunes animaux en prennent quelques brins dans les intervalles des repas, boivent mieux et leur engraissement ne saurait en souffrir.

Nous savons que dans les environs de Paris les bouchers qui entrent dans une étable ne veulent pas des veaux qui mangent du foin ; que sur les marchés ils refusent ceux qu'ils jugent en avoir mangé ; mais cela provient de ce que les veaux auxquels on donne du foin sont d'ordinaire mal nourris et ne sont pas convenablement engraissés.

On a l'habitude dans quelques pays de mettre au veau une muselière en osier : les uns disent que c'est pour les empêcher de manger de la paille, d'autres pour qu'ils ne lèchent pas les murailles. Cette précaution est inutile complétement, si on donne au veau en quantité suffisante du bon lait et des œufs.

Boissons. Les veaux à l'engrais ont besoin de boire lors même qu'ils sont nourris au lait ; on les abreuve, dans quelques localités, avec de l'eau tiède seule, ou tenant en suspension de la farine ou des tubercules délayés.

Moyens particuliers, condiments, castration, saignée. Le sel favorise l'engraissement des veaux en les excitant à manger. Les Irlandais leur donnent des bols composés avec de la farine et de la craie trempée dans l'eau-de-vie ; la liqueur spiritueuse est destinée à assoupir, à faire dormir les animaux. C'est dans le même but qu'on leur donne le résidu de la bière mêlé au lait, et qu'en Flandre on leur fait boire des décoctions de têtes de pavot dans du lait chaud.

Comme les velles s'engraissent plus facilement que les veaux et que leur viande est meilleure, on a conseillé de châtrer les mâles, que l'on veut ne vendre qu'après l'âge de trois mois, afin de les rendre plus tranquilles et d'un engraissement plus prompt. La castration est toujours une opération douloureuse, et, quoique sans danger, elle empêche pendant quelques jours les animaux de profiter de leur nourriture : il ne faut la pratiquer que sur les veaux qu'on veut garder assez longtemps pour qu'ils gagnent, après la guérison, plus que l'opération ne leur a fait perdre.

La saignée facilite la nutrition des veaux en activant l'absorption, en rendant les animaux mous et lymphatiques ; mais, pour être utile, elle doit être modérée ; on conseille de tirer seulement, selon la force des animaux, de 100 à 125 grammes de sang à chaque saignée ; les veaux qu'on a traités de cette manière ont la viande blanche, estimée.

Avantages. Lorsque les veaux sont nourris au baquet, les vaches ne souffrent pas de la perte de leurs petits. On évite ainsi les peines, les accidents, et la perte du lait, qu'éprouvent toujours les vaches nourrices quand on les sépare subitement de leurs veaux ; car, ainsi que nous l'avons dit, c'est par l'allaitement surtout que s'établit l'affection entre les mères et les petits ; les femelles qui n'ont jamais allaité leur produit le connaissent à peine et peuvent en être séparées sans être tourmentées par la séparation. Ensuite elles ne souffrent pas du sevrage puisqu'on ne cesse de les traire que quand elles n'ont plus de lait.

Par l'allaitement artificiel, on peut donner le lait de toutes les vaches à tous les veaux qui naissent dans la ferme, sans aucune difficulté et sans avoir besoin de faire adopter à une vache le veau qu'elle n'a pas fait, ce qui est quelquefois difficile.

On évite, par l'allaitement artificiel, les coups, les contusions que les veaux donnent à leurs mères en les tetant; cette considération est cependant de peu d'importance, car si on laisse les vaches libres, lorsque les veaux ayant tiré tout le lait frappent trop fort, elles fuient ou les empêchent d'approcher.

Mais l'allaitement artificiel ne nuit-il pas à la sécrétion du lait? la bouche du veau, l'affection de la mère pour son nourrisson, le plaisir qu'elle ressent quand il la tette, ne sont-ils pas favorables à l'activité des mamelles? On peut croire aussi que l'action de teter prévient les engorgements, les inflammations du pis plus sûrement que la traite. Bien des personnes, après avoir essayé de faire boire les veaux aussitôt après la naissance, ont repris l'habitude de les faire teter, croyant avoir remarqué que le produit des vaches n'est pas aussi abondant quand elles sont séparées de leur petit de suite après le part.

Si ces inconvénients existent, ils sont bien peu marqués, car nous voyons l'allaitement artificiel usité dans des contrées où les vaches sont très-bonnes laitières, dans la Franche-Comté et en Suisse où l'on fait le fromage de Gruyère et même, à ce que l'on rapporte, dans la Hollande, le Holstein et en Angleterre, en Ecosse, en Amérique, en Prusse.

Toutefois, nous savons qu'il faut plus de soins pour traire les vaches, surtout celles qui mettent bas pour la première fois, quand elles ne nourrissent pas ; qu'il faut les traire avec précaution pour éviter les maladies et les indurations du pis.

Pour profiter des avantages de l'allaitement artificiel et en éviter les inconvénients il faudrait laisser teter les veaux dix ou quinze jours, quand les vaches ont mis bas pour la première fois, ne traire les vaches que lorsque la sécrétion lactée est bien établie et que la fièvre de lait est passée. Ce moyen est praticable, mais à condition qu'une personne intelligente se chargera de faire boire les veaux qui à cet âge s'habituent moins facilement à boire que lorsqu'ils viennent de naître.

On a dit encore que l'allaitement artificiel a l'inconvénient de retarder l'engraissement des veaux et de nuire aux qualités de la viande; que le veau qui boit se dégoûte et devient plus souvent malade. On dit enfin : « Le veau apprend plus ou moins difficilement à boire, et pendant ce temps il n'engraisse pas; le lait en passant des mamelles dans le seau perd le degré de chaleur qui lui est naturel et laisse échapper un arome qui faisait partie de ses éléments constitutifs ; le jeune animal qui tette avale par gorgées plus égales, et la succion excite l'appétit, la soif et la sécrétion de la salive si nécessaire à la digestion ; en suçant les trayons il profite d'une émanation animale dont l'effet est prouvé par l'embonpoint et la fraîcheur des personnes qui par état manient des viandes fraîches. »

Quelque fondées que soient ces considérations, il est plus économique de produire de la viande de veau avec une nourriture préparée artificiellement qu'avec du lait pur, donc qu'avec du lait pris dans le pis de la mère.

Quant à l'influence d'une nourriture artificielle sur les qualités de la viande, elle dépend de la nature des aliments, plutôt que de la manière dont les veaux les prennent; si les jeunes animaux, qui n'ont jamais teté, qui ont été nourris avec des fourrages, des foins, ont une viande dure, maigre, peu estimée, il en est de même de ceux qui ont été nourris exclusivement au lait, mais qui n'en ont pas pris une quantité suffisante pour leur âge; tandis que nous en voyons de l'âge de trois, quatre mois, qui ont été engraissés avec des substances autres que le lait naturel, et dont la viande est cependant, sous tous les rapports, de première qualité. Ainsi les animaux allaités artificiellement sont aussi bons que ceux qui tettent, si on les nourrit avec des substances propres à produire de la bonne viande.

C'est un abus impardonnable, a dit depuis longtemps madame Cretté de Palluet, de laisser teter les veaux, soit qu'on les destine à la boucherie, soit qu'on veuille les élever.

Cela est vrai à cause surtout de la facilité que donne l'allaitement artificiel de faire consommer par le veau des aliments moins chers, plus communs que le lait ; à cause de l'avantage que l'on peut trouver à faire boire le lait d'une vache par plusieurs veaux ou de donner à un même veau le lait de plusieurs vaches ; enfin, à cause de la possibilité d'éviter les embarras qu'occasionne le sevrage quand on élève les veaux, et les tourments de la mère si on les vend au boucher.

II. — *Avantages de l'engraissement.*

Dans les pays où l'on peut vendre le lait, on livre les veaux à la boucherie à l'âge de dix, quinze jours au plus tard, et sans avoir donné aucun soin à leur engraissement. On les vend même quelquefois deux ou trois jours et trop souvent immédiatement après la naissance. Les règlements de police défendent bien de livrer à la consommation des animaux aussi jeunes ; mais les bouchers savent trouver, même dans les villes où il y a un octroi, le moyen d'éluder les lois sanitaires. L'abattage des veaux qui viennent de naître n'est pas même à l'avantage de ceux qui les vendent au boucher ; dans tous les pays on trouverait du bénéfice à les garder au moins jusqu'à l'âge de trois à quatre semaines, si l'on employait les procédés d'engraissement que permet de mettre en pratique l'allaitement artificiel.

Au moment de la naissance, les veaux pèsent 30. 35, 40 kil., et quelquefois davantage, mais la viande en est molle, gélatineuse, sans saveur ni odeur. Elle est plutôt laxative que nutritive.

Par l'engraissement elle acquiert des qualités, de sorte qu'un veau, pendant les premiers mois de sa vie, gagne et en raison de la viande qu'il produit, et en raison de l'amélioration éprouvée par celle qu'il avait en venant au monde. Il résulte de ce double effet un avantage qui paye la nourriture à un prix assez élevé. Dans les premiers temps de l'élevage du veau, le lait est payé 15, 16 centimes, et quelquefois davantage.

En réfléchissant au nombre de veaux annuellement tués en France avant l'âge de quinze et même de huit jours, on comprend, comme le faisait remarquer M. Puvis, quelles pertes résultent et pour l'agriculture et pour la consommation de la pratique trop généralement suivie.

Une fois que la viande a acquis toutes ses qualités, que l'entretien du veau n'est payé que par la viande produite, il ne peut y avoir avantage à conserver le jeune animal qu'en lui donnant des substances d'un prix moins élevé que le lait.

Mais pour que l'engraissement des veaux soit une industrie avantageuse, il faut qu'elle soit limitée dans certaines exploitations ; que l'emploi du lait soit divisé, que quelques cultivateurs, ou le vendent en nature comme près des villes, ou en fabriquent du beurre comme en Normandie, ou du fromage comme dans la Franche-Comté, et que les autres le fassent consommer par des veaux ; il faut, en un mot, que le lait donné par chaque vache après chaque gestation serve à engraisser plusieurs veaux. Ainsi à une certaine distance des villes, les cultivateurs qui s'occupent de l'engraissement achètent les jeunes veaux qui naissent chez les nourrisseurs ; dans la Franche-Comté, ils achètent ceux des cultivateurs qui portent leur lait à la fromagerie, et les uns comme les autres engraissent successivement trois, quatre veaux avec le lait de chaque vache.

III. — *Qualités, catégories, de la viande de veau.*

Dans le commerce des veaux on ajoute une importance très-grande à la couleur de la viande. A Paris celle qui n'est pas très-pâle n'est pas reçue par certains consommateurs. Les marchands et les bouchers connaissent que la viande sera belle quand l'œil et les gencives sont très-pâles.

Il suffit pour rendre blanche la viande d'un veau de le saigner fortement quelque temps avant de l'abattre et de lui donner à boire. Nous ne saurions croire que de la viande très-blanche produite par ce moyen soit meilleure que celle qui serait un peu plus rouge. La seule condition pour que la viande de veau soit très-bonne, c'est qu'elle provienne de veaux assez jeunes et surtout très-gras, et par conséquent engraissés avec du lait pur pris à discrétion, ou avec des œufs et de la farine très-nutritive.

D'après la taxe on divise, dans le département de la Seine, la viande fournie par les diverses parties du corps en trois catégories, marquées dans la fig. 42, par des lignes horizontales,

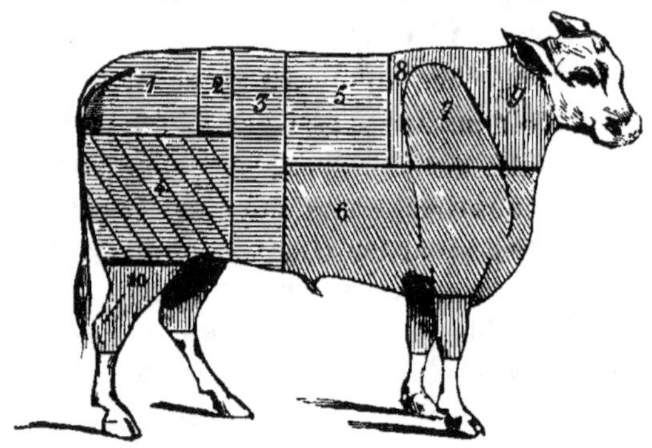

Fig. 42. — COUPE D'UN VEAU A PARIS.

obliques et verticales. Rentrent dans la première le *cul de veau* 1, l'*entre-deux* 2, les *rognons* 3, les *rouelles* 4, les *côtes couvertes* 5; dans la seconde la *poitrine* 6, le *haut de paleron* 7; dans la troisième les *basses-côtes* 8, le *collet* 9 et les *jarrets* 10.

§ 3. — Soins, nourriture des élèves jusqu'après le sevrage.

I. — *Choix*.

Dans le choix des veaux qu'on veut élever, on prendra en grande considération les qualités et l'état des parents; car tous les animaux de la même espèce se ressemblent beaucoup à la naissance et il serait fort difficile le plus souvent de prédire, d'après la conformation d'un veau qui vient de naître, si on peut l'élever avec avantage. Les uns gras, à formes arrondies, se développent mal ; tandis que d'autres, petits, maigres, mal conformés, deviennent d'excellentes bêtes. Mais c'est surtout dans le choix des velles qu'il faut y avoir égard ; car les signes d'une grande activité des mamelles , grandeur des écussons, ampleur du pis, volume des veines, sont obscurs ou non-développés dans les jeunes animaux.

En général, plus les animaux sont jeunes, plus il est difficile de les choisir, et les cultivateurs qui s'occupent d'élevage doivent se décider, pour le choix de leurs élèves, le plus tard possible. A cet effet, ils conserveront plus longtemps les produits des vaches de bonne race , afin de pouvoir faire leur choix définitif avec plus de certitude.

Quel que soit l'âge des animaux, on recherchera toujours les caractères que nous avons assignés comme indiquant les conditions générales des aptitudes ; seulement on se rappellera que dans les nouveau-nés et dans les très-jeunes sujets, les os, les membres, les articulations, sont relativement plus volumineux que les autres parties du corps.

On élève presque toujours de préférence les veaux qui naissent au printemps. Les vaches ont alors plus de lait, et l'élevage est plus facile dans les herbages qu'à la bouverie.

On a remarqué que dans les portées doubles, lorsque les vaches mettent bas d'un mâle et d'une femelle, celle-ci est stérile. Ce fait a été longtemps mis en doute. On s'appuyait sur ce qui se passe dans les autres animaux unipares : les brebis sœurs jumelles de béliers sont fécondes , pourquoi les vaches sœurs jumelles de taureaux ne le seraient-elles pas ?

Un grand nombre de faits positifs sont aujourd'hui connus. En 1850, il a été abattu à Raon-l'Étape, nous écrivait notre confrère M. Louis, un bœuf et une génisse, jumeau et jumelle, agés de 7 ans. Ces animaux tués dans la même quinzaine étaient nés et avaient été élevés chez le sieur Poirot; pendant cinq ans ils avaient fait sous le même joug un excellent travail; la femelle ressemblait à son frère par un air masculin et une encolure forte. Ignorant l'infécondité de ces sortes d'animaux, je lui ai donné différentes fois des aphrodisiaques

sans succès. Elle prit très-facilement la graisse et pesait
450 kilogr. et son frère n'en pesait que 425 : les ovaires n'é-
taient pas développés.

D'après le même praticien, M. Daprey de Gorge (département de la Manche) a possédé un taureau frère jumeau d'une
génisse qui a fait des saillies pendant un an et plus, qui a vu
environ deux cents vaches dont pas une seule n'a fait veau.
Les testicules étaient bien développés.

Mon père, rapporte M. G. Collin a élevé une génisse et un
bœuf provenant de la même portée. Le mâle est devenu très-
beau ; la femelle qui a été conservée jusqu'à l'âge de trois ans
et demi a éprouvé souvent à partir de dix mois des chaleurs
périodiques, mais elle n'a jamais conçu (1).

Par leur conformation, les femelles jumelles de mâles ressemblent à ces derniers : elles ont une encolure large et
épaisse, un ample fanon, une tête grosse et de fortes cornes,
le pis est peu développé, elles s'engraissent facilement et sont
excellentes pour le travail. M. Bella à Grignon les élevait pour
cette destination.

II. — Soins et nourriture.

Une bonne nourriture est la première condition d'un bon élevage. Elle est nécessaire pour hâter le développement des animaux et pour leur donner une bonne constitution. Elle produit
dans le premier âge de la vie beaucoup d'effet, et parce que
les jeunes animaux consommant peu, un léger supplément à
la ration ordinaire suffit pour exercer une influence sensible,
et parce que l'accroissement est rapide et que le tempérament se forme.

M. Perrault de Jotemps a constaté que l'accroissement d'un
veau est en moyenne de 1 kilogr. 200 gram. par jour pendant les dix-huit premiers jours, mais de 1 kilog. 390 gram.
par jour pendant la première huitaine, et seulement de 960 g.
pendant chacun des dix jours suivants, « il a donc été pendant
les huit premiers jours de près d'un tiers en sus de celui des

(1) Traité de Physiologie comparée, t. ii, p. 533.

dix derniers, et cette progression décroissante se continue moins rapide il est vrai, jusqu'à l'âge où l'accroissement de l'animal cesse. »

D'après M. Boussingault qui a résumé les observations de M. Perrault de Jotemps et celles qui lui sont propres, un veau en buvant en 24 heures de 9 à 11 litres de lait, croît pendant le même temps de 1 kilog. 130 gram.

Une velle, née à l'école d'Alfort d'une vache mancelle-normande et d'un taureau flamand, pesait, le jour de sa naissance (13 mai 1856) 36ᵏ 500 :

	kil.	Augmentation par jour. kil.
Le 17 elle ne pesait plus que. . .	36	
Le 24 elle pesait.	45,200	1,314
Le 31 —	52,700	1,071
Le 28 juin.	75,100	0,800
Le 26 juillet.	97,100	0,785

Elle prenait, par jour, de 5 à 8 kilog. de lait.

Si elle a cessé de croître aussi rapidement, nous avons lieu de croire que cela provenait de ce que la mère ne lui fournissait pas une quantité suffisante de lait, et qu'elle n'était pas habituée à manger, car, plus tard, son accroissement est devenu plus rapide. Elle pesait :

	kil.	Augmentation par jour. kil.
Le 17 août.	124	1,222
Le 31.	141	1,214

Et cependant, pendant tout ce mois elle ne recevait comme précédemment que de l'herbe à discrétion et le lait de sa mère. L'augmentation de poids varie non-seulement selon la nourriture consommée, mais encore selon la disposition des animaux. En général, après avoir beaucoup augmenté de poids pendant un mois, les animaux *se reposent* le mois suivant pour reprendre ensuite, quoique toujours soumis au même régime.

Les jeunes animaux consomment plus, à proportion de leur poids, que ceux dont l'accroissement est terminé.

Un veau, de 40 à 50 kilogrammes, consomme, par jour, de

6 à 10 kilogrammes de lait. C'est à peu près l'équivalent de 2 à 3 kilogrammes de foin. De sorte qu'il prend à raison de 6 à 7 kilogrammes de fourrage pour 100 kilogrammes de son poids vivant.

Il ne conviendrait pas de nourrir surabondamment, comme celles que l'on destine à l'engraissement, les bêtes destinées à travailler ou à produire du lait ; d'abord parce que l'accroissement n'est pas, comme la production de la graisse, en rapport avec la nourriture consommée : on peut bien hâter le dépôt de la graisse dans les tissus, mais il n'est pas possible de pousser également l'extension du poumon, la dilatation du cœur, l'allongement des os ; en second lieu, en donnant un excès de nourriture, on rendrait les animaux mous, moins propres à travailler ou à donner du lait, et peut-être stériles ; enfin, la nourriture employée à produire la graisse serait perdue, car des bêtes de travail ne seront jamais soumises à un régime pouvant les entretenir dans l'état excessif de graisse, qu'on produirait en nourrissant les veaux à discrétion.

Mais il faut s'attacher à faire éviter aux jeunes animaux les privations. Les veaux, qui sont mal nourris, qui sont soumis à un régime exclusif de fourrages secs, médiocres, prennent un gros ventre, ont des os saillants, sont ensellés, et restent toujours plus ou moins rabougris.

On nourrit les élèves et par l'allaitement naturel et par l'allaitement artificiel.

ALLAITEMENT NATUREL. — Après huit ou dix jours, les veaux prennent tout le lait de leur mère, mais, dans la plupart des exploitations, on les rationne, du moins pour faire des bêtes de travail et des vaches laitières. Dès l'âge de cinq à six semaines, on les conduit dans un pâturage ou bien on leur donne du regain, et à mesure qu'ils grandissent, on diminue graduellement la quantité de lait qu'on leur laisse prendre.

L'époque du sevrage doit varier et varie en effet, selon la facilité que l'on a de vendre le lait et de remplacer ce liquide par des substances propres à bien nourrir les jeunes animaux. Il n'y a pas avantage à faire teter fortement les veaux ;

quand ils ont pris du lait à discrétion, ils sont mous, difficiles à élever et souffrent davantage au moment du sevrage.

Le plus souvent on pratique le sevrage vers l'âge de 2, 3, 4 et 5 mois, et d'une manière graduée. Il offre peu de difficultés : par la mulsion on prévient, chez les mères, les accidents que le lait occasionne si souvent chez les autres femelles, et les jeunes veaux s'habituent facilement à la nourriture solide : on augmente progressivement leur ration en fourrages, et l'on diminue le lait dans le même rapport, en ayant soin de traire les mères avant de faire teter les nourrissons. Avec ces précautions on peut pratiquer le sevrage sans que les vaches s'en aperçoivent.

Lorsque les élèves vivent avec les mères à l'état de liberté, ils se sèvrent vers l'âge de 6 à 7 mois et quelquefois avant. Si l'on veut hâter ce moment, tout en laissant les mères et les petits dans le même pâturage, on met à ces derniers des muselières en forme de museroles qui ne les empêchent pas de paître et sur lesquelles sont implantées des pointes. Quand les veaux, pourvus de ces muselières, s'approchent du pis des vaches pour teter, ils les piquent et les font fuir; d'autres fois on recouvre les mamelles d'un tablier, d'une toile qui empêche les petits de teter. Mais ces moyens ont l'inconvénient de tourmenter inutilement les animaux : il est plus convenable d'éloigner les veaux de leurs mères.

Il faut, au moment du sevrage, surveiller les élèves, car alors ils contractent souvent l'habitude de se lécher, de se teter réciproquement, ce qui peut leur occasionner des égagropiles par l'introduction des poils dans les organes digestifs.

Sur les montagnes d'Auvergne on laisse approcher les veaux de la mère avant de la traire et pour exciter ses mamelles. A peine le nourrisson a-t-il saisi les mamelons qu'on le retire du pis pour l'attacher à l'avant-bras gauche de la vache; on ne le détache pour le laisser teter que lorsqu'on ne peut plus retirer de lait par la mulsion. On croit que cette pratique est nécessaire pour engager les vaches à donner leur lait, et l'on garde pour cet usage le tiers ou quelquefois la moitié des veaux nés dans chaque troupeau ; de sorte que chaque veau facilite la traite de deux ou de trois vaches.

C'est vers la fin de l'été qu'on sèvre les veaux sur nos montagnes. L'herbe est alors rare dans les pâturages. Il en résulte, pour les animaux, une double privation qu'il serait facile d'adoucir en réservant un paquis pour ce moment.

ALLAITEMENT ARTIFICIEL. — Comme pour l'allaitement artificiel des veaux que l'on engraisse, on sépare les jeunes animaux de leur mère immédiatement après la naissance. Ils s'habituent alors plus facilement à boire.

Après les avoir d'abord nourris avec du lait pur au moins pendant quelques jours, on leur donne du lait moitié pur, moitié écrémé, ou du lait écrémé seul, ou enfin du lait de beurre ou du petit-lait dans lequel on a délayé de la farine d'orge, de féveroles, de maïs, de pois ou de tourteaux de lin.

Par l'allaitement artificiel, on peut augmenter progressivement la quantité d'eau qu'on mêle au lait, ajouter à la boisson des substances farineuses, des racines, et ainsi proportionner toujours la nourriture à l'état des organes digestifs des jeunes animaux. Les tourteaux délayés dans l'eau remplacent le lait avec avantage ; on les donne jusqu'à ce que les élèves soient assez forts pour se nourrir avec du foin ou de l'herbe. Si alors on continue à ajouter des farineux c'est quand on veut soigner particulièrement l'élevage.

Le thé de foin, conseillé aussi pour l'élevage des veaux, ne peut être avantageusement préparé que si l'on opère sur un certain nombre d'animaux ; mais dans les contrées isolées où l'on fait le plus d'élèves, le lait, surtout le lait écrémé, ayant peu de valeur, est donné de préférence.

Il résulte d'expériences de M. Perrault de Jotemps que trois élèves nourris, l'un au lait pur et prodigué, l'autre, au lait réduit en quantité, le troisième, au thé de foin, avaient dépensé, à l'âge de cent treize jours, le premier, 112 fr. 20 c. ; le second, 98 fr. 36 c. ; et le dernier, 48 fr. 89 c. Il faut encore remarquer que la nourriture n'a commencé à varier pour ces trois animaux que le vingtième jour ; car jusqu'à cet âge ils ont pris chacun le lait de sa mère. Ainsi l'économie résulte exclusivement de la nourriture donnée pendant quatre-vingt-quatorze jours.

<pre>
Le 1er a consommé pendant l'allaitement. fr. 19   » ⎫
    Après l'allaitement, lait, 830 litres. .   83   » ⎬ 112 20
    Aliments divers . . . .   10 20 ⎭
Le 2e a consommé pendant l'allaitement.   19   » ⎫
    Après l'allaitement, lait, 691 litres. .   69 10 ⎬   98 36
    Aliments divers . . . .   10 26 ⎭
Le 3e a consommé pendant l'allaitement.   19   » ⎫
    Après l'allaitement, lait, 132 litres. .   13 20 ⎪
    Thé, foin, 163 litres. . . . .   1 33 ⎬   48 89
    Fourrages. . . . .   15 36 ⎭
</pre>

« Tous ceux qui ont vu nos veaux élevés au thé de foin, dit M. Ernest Perrault, ont trouvé que leur apparence ne laissait rien à désirer. »

M. Perrault commence l'administration du thé après le sevrage. Il donne d'abord du lait pur à la dose de 10 litres par jour, il diminue ensuite progressivement ce liquide et le remplace par d'égales quantités de thé. A partir du quarante-deuxième jour, le veau commence à toucher au foin ; le lait est supprimé, le thé est donné à la dose de 6 ou 7 litres pendant une quinzaine de jours, et l'on administre 1 ou 2 kilog. de farine dans la boisson. Vers le soixante-quinzième jour, on commence à donner des fourrages, foin, betteraves, etc.

M. de Jotemps pense qu'il ne faut pas donner aux veaux plus de 3 pour 100 ; avec cette ration, « il arriverait probablement, dit-il, que nos élèves, dans un temps donné, produiraient un moindre poids ; mais ce surplus de poids est acheté trop cher, et ne peut se maintenir qu'en continuant une prodigalité qui est un véritable non sens agricole. »

Dans cette circonstance il est souvent de notre intérêt de satisfaire les besoins des animaux ; seulement il ne faut pas les nourrir avec des friandises, il ne faut pas chercher à exciter leur appétit par une nourriture variée et succulente, il faut les nourrir copieusement sans les engraisser.

Si l'on doit apprécier les résultats de la nourriture d'après le poids des animaux dans les bêtes de boucherie, il n'en est

pas de même dans celles qu'on veut élever. Dans ces dernières, on doit tenir compte, en outre, de la précocité, de la
force, des qualités, de l'état de santé enfin, qui sont toujours
en rapport avec la nourriture, si elle est bien distribuée et,
si, du reste, les jeunes animaux prennent assez d'exercice et
sont bien soignés et bien logés.

CHAPITRE VI.

De l'élevage.

§ 1. — Soins, nourriture des élèves âgés de six mois à un an.

C'est ordinairement vers la fin de la belle saison que les
veaux dont on fait des élèves cessent de teter ; il faut leur
continuer, pendant quelque temps, les soins que nous avons
recommandé de leur donner à l'époque du sevrage, car, à cet
âge, les souffrances altèrent rapidement la santé, et la faim
arrête l'accroissement du corps.

Le plus souvent on ne soumet les veaux au régime de la
stabulation que fort tard, lorsque le mauvais temps ne permet plus de laisser les animaux dans les herbages ; et, au
lieu d'une nourriture substantielle, on leur donne un peu de
mêlée de paille et de mauvais foin. C'est ainsi qu'on nourrit
ordinairement les veaux qui ont passé l'été sur les montagnes.
Beaucoup de cultivateurs les font même conduire durant tout
l'hiver, quand le temps n'est pas trop rigoureux, dans les
bruyères et dans les friches ; les jeunes animaux perdent
leur fumier, sans que la nourriture qu'ils trouvent compense
les fatigues qu'ils éprouvent ; ils sont maigres, ont les muscles grêles, les os saillants, l'abdomen gros, le poil hérissé,
la peau couverte de gale et de poux. Le printemps leur est
d'ordinaire très-favorable ; il répare sur quelques-uns le pré-

25.

judice causé par la pénurie antérieure, mais très-rarement d'une manière complète.

C'est avec un pareil régime qu'on élève généralement le bétail en France. On fait ainsi des animaux sobres, rustiques, robustes, mais mal conformés et peu disposés à l'engraissement.

Même pour faire seulement de bonnes bêtes de travail, il faudrait rentrer le jeune bétail aussitôt que l'herbe devient rare sur les herbages et distribuer au râtelier une nourriture non-seulement bonne, mais un peu variée, donner des gesses, des vesces, du bon foin, en y ajoutant de petites rations de racines et de tubercules, des soupes ou, quand les circonstances le permettent, des résidus aqueux des fabriques.

C'est plutôt par négligence, par manque de zèle ou par ignorance que faute de ressources, que le bétail est si mal soigné dans la moitié de la France; car dans les plus petites fermes, il serait facile de trouver un coin de terre pour cultiver quelques racines, topinambours ou betteraves, qui permettraient de varier un peu la nourriture des élèves en hiver. Dans tous les ménages on aurait ce qui est nécessaire pour préparer des soupes, des buvées. Nous avons toujours remarqué que ce sont les soins plutôt que la fertilité des terres qui font, non pas les grands, mais les bons animaux, et nous citerons pour exemple les bœufs du Bazadais, les vaches de Saint-Girons comme les bœufs choletais.

Les veaux réclament peu de soins, ils sont faciles à élever; cependant il faut les tenir proprement, leur faire une bonne litière, les préserver du froid, les habituer au pansage, les caresser, et leur donner des friandises afin de s'en faire aimer. Un petit collier en bois, fixé à la crèche par une corde, est le meilleur moyen de les attacher. On doit les surveiller les premières fois qu'on leur met ce harnais, et prendre les précautions convenables pour prévenir les accidents.

§ 2. — Soins, nourriture des élèves âgés d'un an à deux ans.

Aussitôt que les premières herbes ont poussé, on conduit les veaux d'un an dans les pâturages, le plus ordinairement avec les vaches : on met ces animaux dans les bois et dans les friches. En général, on les nourrit pendant l'été dans les prés après la fauchaison, dans les herbages peu fertiles et dans ceux dont les bœufs, les vaches laitières, ont mangé la première pousse. Ceux qu'on conduit sur les montagnes y restent jusqu'à la dernière saison. Dans quelques montagnes d'Auvergne, on ne compte pas la nourriture du veau la première année, et généralement on fait payer 10 francs pour l'estivage du second été.

Les élèves ne réclament aucun soin pendant leur deuxième été. Il faut seulement séparer les mâles non châtrés d'avec les femelles. Celles-ci entrent souvent en chaleur très-jeunes : mais on ne doit pas les laisser couvrir avant l'âge de 15. 18 mois, même quand elles ont été bien nourries, qu'elles sont bien développées.

L'hivernage des bêtes bovines âgées de 20, 22 mois, n'offre rien de particulier; si elles ont été bien nourries antérieurement, elles sont fortes et peuvent se contenter de fourrages communs et même médiocres. Cependant les femelles pleines seront nourries avec soin, et l'on doit, par des caresses. habituer tous les jeunes animaux à se laisser panser, soigner ou traire.

L'élevage du bétail avec parcimonie est presque de première nécessité dans les contrées pauvres où les terres ont peu de valeur et où les fourrages sont rares. Là on ne peut abondamment nourrir ni bœufs, ni vaches en hiver, et le jeune bétail, quoique chétif, est tout profit parce qu'il a consommé des produits qui auraient difficilement reçu une autre destination.

Mais une pareille pratique est ruineuse quand on paye un peu cher le loyer des terres, là où il est possible de récolter des fourrages pour hiverner le cheptel. Ce n'est qu'en nourrissant convenablement qu'on peut communiquer aux animaux la taille et les formes, qui permettent de les vendre avec avantage, en même temps qu'on presse leur développement et qu'on gagne facilement six mois d'entretien : une génisse de 18 mois bien soignée est plus développée que celle de

2 ans qui a été mal nourrie. Et pour produire ce double résultat, il y a peu de sacrifices, d'avances à faire, car quand
on nourrit médiocrement ou même mal, il y a peu de chose
à ajouter à la ration pour nourrir bien.

§ 3. — Élevage des bêtes bovines selon leur destination.

A l'époque du sevrage et même pendant l'allaitement, on
doit commencer la spécialisation du régime afin de bien approprier les animaux à leur destination.

Il faut d'abord, pour obtenir facilement de grands résultats,
prendre parmi les animaux choisis pour être élevés et qui
doivent réunir les conditions fondamentales des aptitudes,
ceux qui présentent au plus haut degré ou des jarrets forts,
ou un bassin ample, ou un corps trapu, selon que l'on veut
produire ou des bœufs de travail, ou des vaches à lait, ou
des bêtes de boucherie.

Les premiers, ceux qui seront destinés au *travail,* recevront
une nourriture suffisante sans être trop copieuse, et une
nourriture qui ne puisse pas les *empâter.* On les fera pâturer
sur des terrains secs plutôt qu'humides et en pente, escarpés
plutôt que plats et gras. Pour logement, on leur réservera un
parc, ou une étable bien propre et bien aérée, fraîche plutôt
que chaude ; on aurait soin, s'ils étaient élevés à l'étable,
de leur faire faire de l'exercice.

Si on tenait à avoir du bétail très-dur au travail, on le châ-
trerait à 30 mois, 3 ans, et par un bistournage incomplet,
sauf à enlever plus tard les testicules quand on voudrait le
mettre à l'engrais ; mais il y a rarement avantage à agir de
cette manière en France, et des bœufs élevés économiquement comme nous venons de l'indiquer, suffisent pour exécuter les travaux qu'on doit exiger des ruminants dans nos
fermes, lors même qu'ils ont été châtrés à 18 mois, 2 ans et
d'une manière complète.

Pour produire des vaches *à lait* on ne craindra pas d'exciter l'appétit, ou plutôt le besoin de manger beaucoup ; on
donnera aux velles qui auront cette destination, des four-

rages volumineux plutôt que substantiels afin d'accroître leur voracité, de les remplir sans les rassasier. C'est avec une disposition à manger beaucoup et des organes digestifs très-développés, que les vaches pourront, dans la suite, consommer la grande quantité d'aliments nécessaire à la production de beaucoup de lait.

Sans chercher à accroître leur énergie, on les élèvera de manière à les rendre robustes; on leur prodiguera les caresses et les friandises, car il importe qu'elles soient douces et familières.

On les fera couvrir à l'âge de 15, 18, 20 mois, selon leur développement, et, après le vêlage, on aura soin d'exciter la sécrétion du lait en tirant ce liquide avec soin, ou mieux en faisant teter le veau, et en nourrissant la vache avec des aliments aqueux donnés en grande abondance.

Le choix des élèves importe moins pour produire *des bêtes de boucherie*. Avec des soins bien entendus, on peut faire de tous les veaux de bons, sinon de très-bons bœufs. On réservera même pour cette destination tous les animaux qui n'ont pas d'aptitude spéciale. Tel veau, qui, en raison de l'épaisseur de son corps et de la faiblesse de ses membres, serait incapable de travailler, peut faire une très-bonne bête de boucherie; on sait aussi que des vaches fortes, épaisses, mauvaises pour le lait, prennent très-bien la graisse.

Il n'est pas encore démontré qu'il soit avantageux de châtrer les femelles destinées à la boucherie avant qu'elles aient fait veau. Il convient mieux de les faire couvrir vers l'âge de 15 à 16 mois et de les livrer au boucher trois mois après. Mais les mâles doivent être châtrés à la mamelle et par l'ablation des testicules.

Les uns et les autres seront tenus dans des étables chaudes, médiocrement aérées et pourvues d'une bonne litière. On les abritera contre les temps rudes et les pluies froides. C'est sous l'influence d'une température douce et du repos que se développe le tempérament lymphatique, en même temps que se produisent de fortes masses de chair, si les animaux sont naturellement sanguins, s'ils ont une grande aptitude à produire du bon sang, une vaste poitrine pour bien l'élaborer et un squelette ample pour loger les muscles.

L'engraissement des bœufs est d'autant plus lucratif, comme l'a dit M. Malo, qu'il s'opère dans un temps plus court, à condition que les animaux sont prédisposés à un développement rapide par une bonne nourriture, distribuée dans le jeune âge.

Les chiffres suivants donneront une idée de la quantité d'aliments nécessaire pour produire les animaux qui se font remarquer dans nos concours par la perfection de leurs formes et leur haut degré d'engraissement :

Alain, Veau Durham Schwitz, né à Durcet le 11 juillet, pesant 40 kil., a consommé pendant sa première année :

		Moyenne par jour.
Lait.	1,692 litres.	4 litres 6
Farine	600 —	1 — 6
Son	324 —	0 — 9
Racines.	552 kil.	1 kil. 5
Foin.	1,164 —	3 — 2
Pain.	240 —	0 — 6

Il a augmenté, en consommant ces aliments, de 239 kil.; en moyenne, par jour, de 0,655.

Premium, Veau Devon Durham, né au Pin le 24 mai, pesant 38 kil., a consommé pendant sa première année :

Lait	1,310 litres.	3 litres 6
Foin.	857 kil.	2 kil. 3
Fourrages verts.	575 —	1 — 6
Racines.	1,200 —	3 — 3
Farine d'orge.	554 litres.	1 litre 5
Tourteaux.	75 kil.	0 kil. 2

Il a augmenté de 315 kil.; en moyenne, par jour, de 0,863.

Partner, Veau Devon Durham, né au Pin le 20 juin, pesant 34 kil., a consommé :

Lait.	1,000 litres.	2 litres 7
Foin.	865 kil.	2 kil. 4
Fourrages.	1,495 —	3 — 7
Racines.	1,200 —	3 — 3
Farine d'orge.	662 litres.	1 litre 8
Tourteaux.	75 kil.	0 kil. 2
Avoine.	19 litres.	0 litre 05

Il a augmenté de 278 kil.; par jour, de 0,761.

Tony, Veau Hereford Durham, né au Pin le 8 mai, pesant 48 kil., a
consommé :

		Moyenne par jour.
Lait	1,425 litres.	3 litres 9
Foin	931 kil.	2 — 5
Fourrages verts . . .	175 —	0 — 5
Racines	1,200 —	3 — 3
Farine d'orge	580 litres.	1 — 6
Tourteaux de lin. . .	75 kil.	0 kil. 2

Il a augmenté avec cette nourriture de 299 kil.; en moyenne
par jour, de 0,819.

Pour donner une idée de la manière dont cette nourriture
a été distribuée, nous nous bornons à ajouter que, pour les
animaux nés au Pin, le sevrage a eu lieu le 11 novembre, et
à rapporter la ration journalière donnée pendant le mois de
janvier suivant :

Foin . . .	5 kil.	Farine d'orge.	4 litres.
Racines. .	10 lit.	Tourteaux. .	05 kil.

Il est certain qu'il ne serait pas avantageux de distribuer
de semblables rations à de jeunes animaux qui devraient,
plus tard, être soumis au régime qu'on fait suivre ordinairement au bétail de nos fermes; mais elles sont nécessaires
quand on veut produire des animaux parfaits, au point de
vue de la conformation; et même les dépenses nécessitées
par l'élevage, dans les contrées à riche culture où les terres
et la main-d'œuvre sont à un prix très-élevé, ne sont compen-
sées par les produits que l'on tire des animaux qu'autant
qu'on les nourrit très-abondamment, et qu'on continue, sans
interruption, jusqu'au moment de l'abattage, les soins et la
nourriture choisie qu'on a commencé à distribuer.

Avec cette condition, en fournissant aux animaux une ration toujours proportionnelle à leur poids et composée de
bons aliments, on obtient, du moins dans les premières années de la vie, un accroissement continu, car lorsque le développement des organes se ralentit, la production de la
graisse devient plus active. Les chiffres suivants extraits des
renseignements publiés par l'administration de l'agriculture
le démontrent :

Accroissement mensuel moyen.	1re année.	2e année.	3e année.
De 8 bœufs élevés à Durcet. .	19k708	16k697	20k864
De 9 bœufs élevés à Durcet. .	18 995	24 120	19 680
De 5 bœufs élevés au Pin. . .	23 960	20 080	19 780
Moyenne de ces 22 bœufs. . .	20 888	20 332	20 108

Ainsi certains animaux ont eu un accroissement plus rapide entre le treizième et le vingt-quatrième mois qu'entre le premier et le douzième; d'autres même entre le vingt-cinquième et le trente-sixième qu'entre le treizième et le vingt-quatrième, mais en résumé l'augmentation de poids a été sensiblement uniforme pendant ces trois années.

§ 4. — Élevage des reproducteurs et des bêtes de concours.

Dans quelques positions particulières seulement, les herbages, la nature des fourrages, permettent de nourrir le cheptel de manière à faire acquérir à tous les animaux de la ferme toute la perfection que leur nature comporte; mais, dans toutes les exploitations, on peut soigner un ou deux animaux d'une manière particulière, pour en faire des reproducteurs. Cela nous paraît tellement facile, que nous croyons qu'il suffit d'attirer sur ce sujet l'attention des cultivateurs. Les moyens ne manqueront pas quand l'intention y sera.

Le premier à employer, si l'on tient à avoir du bétail bien conformé, c'est de laisser teter les veaux presqu'à discrétion, et même de leur donner pour nourrice une vache dont le lait soit bon, si celui de la mère ne remplit pas cette condition. Si, en général, les vaches de la ferme donnent du mauvais lait, on leur donnera des aliments susceptibles de rendre ce liquide riche en matières solides.

On aura, en outre, le soin de faire teter le veau souvent, et même de le laisser libre dans une loge avec la mère. Recevant le lait par petites quantités, les organes digestifs se dilateront moins.

Il n'est pas possible de préciser le temps pendant lequel le lait peut suffire à un veau; mais, dès l'âge de 6 semaines, 2 mois, on lui donnera des tourteaux, de la farine de lin, de la farine d'orge, de pois, de fèves ou de maïs.

De petites rations d'aliments choisis doivent être continuées jusqu'au commencement du deuxième printemps. Si l'on tient à avoir des animaux parfaits, on fera la distribution des grains et des farines avant celle du foin et des racines : les animaux ne prennent ensuite, de ces derniers aliments, que ce qui leur est nécessaire pour se bien nourrir. Ils ne contractent pas un gros ventre.

Une fois que les jeunes animaux ont un an, ils réclament seulement un herbage de bonne qualité; mais à 18 mois, à l'entrée du second hiver, on recommencera à leur donner du bon foin, et même des rations de farineux, de tourteaux ou de grains.

Sans entourer les animaux de soins excessifs, s'ils doivent servir simplement à la reproduction, on les abritera durant le mauvais temps. On prendra surtout cette précaution si l'on tient à ce que la peau soit souple et le poil fin.

Pour produire des animaux de concours, on continuera les distributions de grains faites au commencement des repas. On ne mettra pas les animaux dans des herbages trop fer-tiles, et, dans les bouveries, on réglera la nourriture pour ne pas produire un engraissement trop prononcé. Surtout on évitera d'employer les taureaux trop jeunes à la reproduc-tion. Les saillies déforment la colonne vertébrale, usent les jarrets, excitent l'appétit : les animaux qui font souvent la monte mangent davantage, prennent un gros ventre et de-viennent ensellés.

D'ailleurs, les organes génitaux, excités dans le jeune âge, prennent un fort développement, les testicules deviennent gros et le pénis fort. Tous les caractères du sexe masculin, la largeur de la tête, la grosseur des cornes, la force de l'enco-lure, deviennent plus marqués.

C'est avec précaution que sont ordinairement employés les beaux types que nous remarquons dans les concours. Même quand ils sont formés, ils n'effectuent que 10, 15 et 20 saillies par an, et ils les font toujours à quelque temps de distance l'une de l'autre; gras, et peu prolifiques, les tau-reaux élevés avec soin s'usent rapidement quand ils font des saillies rapprochées. Ils manquent d'ardeur et se fatiguent les reins et les jarrets.

Il y a peu de conditions, en France, où le petit cultivateur ne pourrait pas procurer à quelques élèves la nourriture choisie nécessaire pour faire de bons reproducteurs, et il en coûterait beaucoup moins aux chefs des grandes exploitations qui veulent améliorer leur bétail, de faire des sacrifices de soins et de nourriture pour donner à quelques taurillons l'épaisseur du corps, la rotondité des formes qui constituent la perfection, que d'acheter des reproducteurs étrangers. Dans tous les cas, si l'on croit nécessaire d'importer un taureau pour commencer l'amélioration, il faut faire en sorte d'en élever convenablement les produits, afin de n'avoir pas à faire de nouvelles importations. Celui qui ne veut pas prendre ce soin fait plus sagement de garder son bétail tel qu'il est, que de chercher à le perfectionner par croisement.

§ 5. — De la castration.

Nous pratiquons la castration sur les mâles et sur les femelles de l'espèce bovine.

I. — Castration des mâles.

Cette opération fait disparaître, dans la plupart des individus, la férocité, l'inclination à se battre entre eux, et cette grande disposition à s'emporter qui rend tous les taureaux si dangereux après l'âge de 2 à 3 ans.

Les animaux châtrés sont mous, faibles, maniables, dociles, plus disposés à obéir; paisibles et portés au repos, ils font moins de déperditions, ont une croissance plus rapide et prennent plus de taille.

Après la castration, les formes changent, le train antérieur diminue, l'encolure s'amincit, la tête devient fine et le front étroit; le poil qui recouvre cette dernière partie est lisse, et les cornes s'effilent.

Devenus plus mous, les tissus se laissent plus facilement pénétrer par les fluides nutritifs, la graisse se dépose entre les fibres, et la viande devient marbrée, plus pâle, tendre et succulente.

Ainsi, la castration modifie le caractère, la taille, les formes et les aptitudes des animaux mâles de l'espèce bovine ; mais les effets en sont subordonnés à l'âge auquel on la pratique. Si on enlève les testicules peu de temps après la naissance, les bœufs prennent les caractères des vaches, et ils deviennent plus grands, plus gros, plus gras ; mais ils seront, dans la suite, plus mous, moins actifs, moins ardents au travail, que si l'on pratique l'opération à l'âge de 4 à 5 ans. En Suisse, on appelle *melons* les bœufs châtrés jeunes, pour exprimer la consistance molle de leur corps. Les taureaux châtrés à l'âge de 7 à 8 ans ne perdent que la faculté de se reproduire ; ils conservent presque tous les autres caractères de leur sexe.

Ces effets dépendent aussi de la manière dont la castration est pratiquée. Si elle est complète, que les testicules soient enlevés ou complétement privés de la faculté de se nourrir par la torsion ou l'écrasement du cordon qui les porte, elle produit tout son effet ; mais si l'on se borne à ne paralyser qu'en partie ces glandes, par une torsion ou un écrasement incomplet du cordon qui les porte, les animaux ne perdent jamais complétement les caractères de leur sexe.

Toujours douloureuse, la castration entraîne quelquefois des suites très-graves : il en résulte un amaigrissement qui peut être considérable. D'ailleurs, elle ne produit ses effets que d'une manière graduée et très-lente : la viande des taureaux conserve ses caractères longtemps après la castration.

De là il résulte qu'il est préférable de vendre les taureaux entiers plutôt que de les châtrer pour les engraisser, quand on ne veut pas les garder longtemps après l'opération. Quoique moins savoureuse, plus rouge, la viande en est salubre et nutritive. Dans les environs de Paris et dans les départements voisins, jusqu'à une grande distance, on vend entiers les taureaux réformés.

A QUEL AGE CONVIENT-IL DE CHATRER LES TAUREAUX ? — Il est inutile de châtrer les veaux qui doivent être tués vers l'âge de 2 à 3 mois ; mais il faut châtrer avant le sevrage, ceux dont on veut faire des bœufs exclusivement destinés à l'engraissement. Les Anglais les châtrent à l'âge de 1 mois, et ils ont des bouvillons tranquilles, qui se nourrissent dans les herbages avec les vaches et prennent ensuite très-facilement la graisse.

Dans beaucoup de nos départements on pratique l'opération à l'âge de 18 mois ou 2 ans. Cette époque est un terme moyen, qui permet de faire des bœufs de travail, pouvant devenir de bonnes bêtes de boucherie. Châtrés à cet âge, les bœufs exécuteraient très-bien les pénibles travaux pour lesquels, dans quelques fabriques, on conserve des taureaux jusqu'à l'âge de 7 à 8 ans.

Même les taureaux employés à la reproduction, doivent être castrés vers l'âge de 30 mois à 3 ans ; après 4 ou 5 ans, s'ils ne travaillent pas beaucoup, ils sont difficiles à diriger et souvent dangereux ; d'ailleurs, après cet âge, l'engraissement en serait lent et la viande de médiocre qualité. Il ne doit y avoir d'exceptions que pour les taureaux de prix, dont on tient à obtenir un grand nombre de saillies.

Différentes manières de chatrer les taureaux. — Comme pour les chevaux, on enlève les testicules, ou l'on en détermine la paralysie.

Il faut amputer les testicules toutes les fois que les animaux seront destinés à l'engraissement. L'opération, quoique grave, est rarement suivie d'accidents, même sur les animaux qui, ayant fait la monte, ont les glandes très-actives. Pour la pratiquer, on ouvre le scrotum, et après avoir lié le cordon testiculaire, on coupe les glandes au-dessous de la ligature.

Pour déterminer l'atrophie des testicules, on emploie deux moyens : par l'un, appelé *martelage,* on écrase le cordon testiculaire en l'appuyant contre un corps dur et en le frappant avec un marteau.

Le second est connu sous le nom de *bistournage :* pour le pratiquer, on renverse les testicules de bas en haut ; on les fait pirouetter deux fois autour des cordons et l'on pratique la ligature du scrotum afin que les glandes ne puissent pas reprendre leur position naturelle. On rend l'opération plus ou moins parfaite, selon que l'on tord plus ou moins le cordon en faisant faire à la glande un nombre plus ou moins considérable de tours sur son axe.

Dans les provinces où l'on fait travailler les bœufs, on pratique généralement le bistournage. On préfère ce procédé à l'ablation des testicules parce qu'il est moins dangereux, qu'il n'occasionne aucune déperdition sanguine et qu'il laisse aux animaux plus de vigueur pour le travail. Les éleveurs de l'Auvergne, dont le bétail est si recherché, recommandent, même aux châtreurs, de laisser au taureau un peu D'AMOUR, c'est-à-dire de laisser un peu de vitalité aux testicules. Ainsi traités, les animaux ont toute l'énergie nécessaire pour les plus rudes travaux.

Au point de vue de la boucherie, le bistournage est blâmé. Cela provient de ce que l'opération est généralement pratiquée trop tard et d'une manière incomplète. Les affranchisseurs, en effet, *manquent* souvent plus ou moins les animaux, soit parce qu'ils ne tordent pas suffisamment le cordon testiculaire, soit parce qu'ils ne le fixent pas suffisamment quand il est tordu ou qu'ils enlèvent trop tôt la ligature. Dans tous les cas, les testicules conservent en partie leur vitalité; ils ont encore, plusieurs années après le bistournage, le volume d'un œuf de poule. Les bœufs suivent les vaches et les couvrent s'ils ne les fécondent pas. Ils sont durs à prendre la graisse et ne donnent pas de la bonne viande. Les herbagers qui les achètent en complètent la castration en enlevant les glandes plus ou moins atrophiées. comme nous l'avons dit en parlant de l'engraissement.

II. — *Castration des femelles.*

La castration a été conseillée pour rendre les vaches plus faciles à engraisser, pour augmenter les qualités de leur viande et pour les améliorer sous le rapport de la lactation.

Engraissement. On a remarqué depuis longtemps que les vaches châtrées prennent facilement la graisse, que leur viande est marbrée, tendre, succulente ; et les expériences tentées dans ces dernières années ont confirmé les observations qu'avaient faites les anciens à ce sujet.

M. Desbans rapporte (1) avoir pratiqué cette opération sur une vache qui était affectée de fureur utérine : « Étant continuellement en chaleur, elle tracassait sans cesse celles avec lesquelles elle pâturait ; cette maladie l'avait mise dans un état approchant du marasme. La castration eut pour résultat de faire prendre à la vache, en fort peu de temps, beaucoup d'embonpoint ; elle avait entièrement perdu l'idée de sauter sur ses camarades, sa seule occupation était de manger et de dormir. » D'autres vétérinaires, et plusieurs agronomes ont observé que les vaches châtrées sont faciles à maintenir en état ; que si elles déclinent sous le rapport de la lactation après les premières années qui ont suivi la castration, « cette diminution est bien compensée par l'engraissement tout naturel des vaches, qui est tel que, tout en donnant leur lait, elles sont au bout de douze ou quinze mois assez grasses pour la boucherie. »

Il est en effet unanimement reconnu que la castration est avantageuse sur les vaches taurelières, qui ne donnent pas de lait, ne peuvent pas être fécondées, qui maigrissent, tourmentent le bétail avec lequel elles vivent, fournissent de la mauvaise viande et ont très-peu de suif. La castration les rend molles, tranquilles et susceptibles de s'engraisser facilement. M. Charlier évalue à plusieurs millions les avantages que la castration pratiquée sur ces vaches procurerait à l'agriculture française.

Mais l'opération peut-elle être pratiquée avec profit sur les vaches qui sont dans l'état normal ? On sait que les vaches nouvellement fécondées s'engraissent rapidement, que leur viande est de très-bonne qualité et le suif abondant si elles ont été bien engraissées ; mais, comme le fait observer encore M. Charlier, le fœtus et les enveloppe fœtales qui se forment dans cette circonstance n'ont aucune valeur, la nourriture

(1) *Mémoires de la Société vétérinaire du Calvados et de la Manche*, Nº 4.

employée à les produire est perdue ; il y aurait donc avantage à faire transformer cette nourriture en viande.

Cela est incontestable, mais il ne l'est pas également que la quantité de viande produite en plus compenserait les frais, les pertes occasionnées par la castration : après l'opération les vaches passent un certain temps pendant lequel elles maigrissent, ne payent pas leur nourriture. Sans doute la viande des vaches châtrées est meilleure pour un état égal de graisse que celle des vaches dont la gestation est très-avancée ; mais il n'est pas démontré qu'elle soit meilleure que celle des génisses et des vaches tuées à temps et convenablement préparées. A ce point de vue nous ne pensons pas qu'il y ait intérêt à pratiquer la castration dans l'état actuel de l'économie rurale. Peut-on supposer qu'on trouverait de l'avantage à châtrer les vaches pour la boucherie quand, nous venons de le voir, on ne châtre pas même les taureaux quoique la castration des mâles soit si facile, qu'elle n'ait jamais de suites fâcheuses et que la viande de taureaux se vende de 15 à 20 centimes le demi-kilogr. de moins que celle des bœufs ? Tant qu'il nous faudra plutôt beaucoup de viande, serait-elle médiocre, que de la très-bonne viande, la castration se généralisera difficilement sur les vaches destinées à la boucherie.

Lait. C'est comme exerçant une heureuse influence sur la lactation que dans ces dernières années on s'est principalement occupé de la castration des vaches ; on a dit qu'elle leur donnait la faculté de fournir, pendant plusieurs années, la quantité de lait qu'elles avaient au moment où on la pratiquait. Cette propriété lui a été attribuée d'après des faits observés par M. Thomas Vinn, maître d'hôtel à Natchez, dans la Louisiane.

La même observation a été faite en Europe : « une petite vache de six ans et quatre veaux donnant fraîche huit pots, opérée en juin 1833, a donné en moyenne, pendant vingt-huit mois, six pots et quart par jour. Les années précédentes cette vache ne donnait, et pendant une partie de l'été seulement, que six pots de lait » (M. Michaud, Francillon). On estime que les vaches châtrées donnent annuellement le quart ou même le tiers de plus qu'avant l'opération, « et que leur lait est plus crémeux. »

Il est inutile de faire ressortir quels seraient les avantages d'une vache qui pendant deux ou trois ans fournirait sans interruption la quantité de lait qu'elle donne peu après la parturition et qui en même temps, et sans nourriture extraordinaire, deviendrait assez grasse pour faire une bonne bête de boucherie ; d'une vache qu'on ne serait pas obligé de faire porter et de garder deux ou trois mois à chaque gestation sans en retirer aucun produit tout en étant exposé à la voir avorter, rester inféconde ou avoir un part laborieux.

Les avantages de la castration seraient surtout considérables dans les localités où les fourrages sont chers, dans les environs des grandes villes, et dans les contrées éloignées des montagnes où l'on multiplie les bêtes à cornes ; il faudrait la pratiquer de préférence sur les vaches qui sont exposées à rester infécondes, à avorter ou à avoir des accidents lors du part ; sur celles qui sont vieilles, qu'on ne veut plus faire porter, afin de prolonger la durée de la lactation et de faciliter leur engraissement.

Malheureusement tous les essais n'ont pas été également heureux. M. Emile d'Extrem rapporte (1) que les vaches châtrées ne conservent pas leur lait plus de temps que celles qui n'ont pas subi l'opération, et qu'elles ne s'engraissent pas davantage. M. Prévost de Genève (2) a vu aussi le lait diminuer progressivement et finir par disparaître après la castration.

Depuis la rédaction de ce passage la castration des vaches a été souvent pratiquée ; mais les faits qui ont été publiés sont encore fort contradictoires. Nous rapportons les deux suivants :

M. Copeman a châtré, les 7 et 8 juin 1849, cinquante vaches appartenant à M. Vilcox, de Wimfield. Toutes étaient

(1) *Bulletin de la Société d'Agriculture du Gard,* février 1840.
(2) *Notice sur la castration des vaches*

en bon état et avaient allaité leur produit pendant les deux mois précédents. L'âge en variait entre 4 et 12 ans.

On espérait conserver longtemps la sécrétion des mamelles dans ces vaches, mais il est arrivé qu'une d'elles, vieille et nerveuse, est morte trois jours après l'opération, et une autre, celle-ci très-bonne, quarante-deux jours après; que dans les autres le lait a diminué de moitié dans les deux semaines qui ont suivi l'opération; plusieurs même cessèrent bientôt d'en donner, tandis qu'un petit nombre seulement en fournissait autant qu'avant l'opération. Dix seulement avaient conservé leur lait et même l'été suivant les meilleures ne donnaient pas seulement les deux tiers de ce qu'elles avaient avant la castration, une seule l'a gardé deux ans.

Quelques vaches qui avaient perdu le lait de suite après l'opération prirent de la graisse, mais plus lentement qu'on n'aurait dû l'espérer d'après la richesse des herbages où elles étaient nourries.

En réponse au *Journal des vétérinaires du Midi* qui rapporte ce fait, M. Charlier a adressé à cette publication une lettre dans laquelle nous lisons les passages suivants, écrits par un cultivateur de Loir-et-Cher, M. Ménard :

« Avec mes petites vaches, avant la castration, j'obtenais en moyenne de chaque bête 1,890 litres par an.

« Depuis la castration les vaches me donnent, pendant la première année, en moyenne 3,300 litres. Pour la seconde année je ne puis pas vous donner de moyenne parce que je pousse mes vaches en graisse et que je ne les conserve pas toujours deux ans après l'opération ;...

« Vous avez fait chez moi 67 castrations depuis le 31 mai 1854 et je n'ai pas perdu uue seule bête.

« Ceux qui nient les avantages de la castration quand on se propose comme moi de produire du lait et de la viande et de faire du profit avec les vaches n'ont pas l'expérience de l'opération. » (29 août 1856.)

Les différences observées proviennent-elles de l'âge du sujet, de l'époque à laquelle l'opération a été pratiquée? Faut-il opérer une vache qui a eu une, deux, trois, quatre gestations?

26.

Faut-il attendre qu'elle soit devenue une, deux, trois fois en chaleur après le part? Dans quel état doivent être la matrice, le système nerveux, les mamelles? La castration est-elle également salutaire sur toutes les vaches? La solution de ces questions laisse beaucoup à désirer. On conseille, pour faciliter la guérison, de pratiquer l'opération huit jours avant ou après l'époque du rut, car l'ablation des ovaires pourrait déterminer sur une vache dont les organes génitaux seraient le siége d'une congestion sanguine, une hémorrhagie qu'il faut éviter; on doit choisir l'automne ou le printemps plutôt que l'hiver ou l'été; enfin, pour que les vaches aient beaucoup de lait et le gardent longtemps, il faut les châtrer âgées de 5 à 7 ans, lorsqu'elles ont vêlé deux ou trois fois, et entre le quarante et le soixantième jour après le part.

On a considéré comme un des inconvénients de la castration ses effets sur la multiplication de l'espèce; on a dit que l'opération était contraire à la propagation des bonnes races surtout, puisqu'on ne la pratique que sur les meilleures laitières. Mais nous ne croyons pas que cette objection doive être prise en considération, car on ne châtre jamais que des vaches dont d'ailleurs on est résolu à ne pas tirer race; des vaches, dont les veaux, si elles portaient, seraient livrés au boucher de suite après leur naissance.

Nous ne pensons pas non plus qu'il faille proscrire la castration des vaches, crainte de voir diminuer le nombre des veaux; car l'opération ne serait jamais pratiquée que dans les localités où il est plus avantageux de vendre le lait que d'engraisser les veaux; et quels que soient les effets de la castration, on ne châtrera jamais les vaches dans les montagnes où l'élevage des veaux est lucratif.

Opération. Nous n'avons pas à décrire l'opération qu'on pratique par le flanc et beaucoup plus généralement aujourd'hui par le vagin; nous devons seulement nous demander si les dangers de la castration doivent la faire exclure. La mort peut être la suite de l'extirpation des ovaires, mais cet accident a rarement lieu. L'opération n'est pas dangereuse, disait M. Verrier il y a déjà plusieurs années, et

M. Charlier, qui s'est beaucoup occupé de cette opération au point de vue de la chirurgie et de l'économie rurale, estime que lorsqu'elle est bien faite « sur des vaches saines, qui ne sont pas en rut ni en état de gestation et dans de bonnes conditions hygiéniques, on peut à peine compter une perte sur cent bêtes opérées (1). » En effet, nous ne pensons pas que les dangers qu'elle présente empêchent de la pratiquer, si du reste elle était constamment suivie de succès par rapport à la lactation et à l'engraissement.

CHAPITRE VII.

De l'éducation.

Les bêtes à cornes sont indociles, maladroites, paresseuses, presque toujours par la faute des personnes qui les ont dressées. Si en élevant, soignant les bœufs, dit Thaër, on y apportait l'attention qu'on accorde à l'éducation du cheval, on pousserait très-loin leur perfectionnement.

Pour dresser les bêtes à cornes, on doit employer les friandises et les caresses. Les génisses, les jeunes taureaux s'attachent facilement à la personne dont ils reçoivent des bienfaits, et la suivent quand ils sont libres. Les bœufs qui ont été élevés avec ménagement, sont faciles à conduire et à engraisser; mais ceux qui ont été maltraités, regardent de travers leur conducteur, ont le caractère aigre, profitent mal des soins qu'on leur donne, se livrent à des mouvements d'impatience contraires à la perfection des travaux et à la conservation des instruments aratoires.

C'est surtout aux génisses qu'il importe de donner des caresses; on doit souvent leur passer la main sur le dos, sous le

____

(1) *De la castration des vaches*, par Pierre Charlier. Dans cet ouvrage M. Charlier démontre les avantages de la castration, décrit les instruments qu'il a imaginés pour la pratiquer, et trace les règles de l'opération.

ventre, leur gratter le front, et leur manier le pis; si c'est nécessaire, on leur donnera des friandises pour les habituer à se
laisser approcher et prendre les mamelles. Les vaches qui ont
été caressées dans leur jeunesse, surtout pendant leur première
gestation, se laissent traire sans difficulté; elles ressentent
même du plaisir, ruminent, regardent avec tendresse la
trayeuse et donnent le lait aisément. Si on leur distribue un
peu de sel, des rations de racines au moment de la traite,
elles s'habituent à quitter le pâturage aux heures convenues
pour aller porter leur lait au beurron. Les vaches qu'on a
brutalisées tremblent quand on les approche, ont peu de lait
et le donnent difficilement.

On doit même chercher à dresser au travail les bêtes destinées à donner du lait : elles peuvent ensuite fournir des attelages supplémentaires; mais il faut qu'elles aient été habituées
jeunes à porter le joug, car une fois formées, elles ne perdent pas de lait en raison du travail qu'elles font, mais des
fatigues qu'elles éprouvent; de sorte que celles qui sont habituées au travail, qui en sont peu fatiguées, rendent des services sans que leur rendement en lait diminue en proportion.

« Si dès leur jeunesse, dit Crud, on habitue les génisses à
un travail modéré, adultes, elles ne sont guère plus éprouvées des travaux de la charrue et de transport qu'une paysanne
élevée aux champs ne l'est de satisfaire aux travaux rustiques. Leurs forces augmentent par l'usage qu'elles en font,
pourvu seulement qu'elles ne soient pas surchargées; et lorsqu'après avoir fait leur veau, elles sont employées à la charrue ou ailleurs, leur lait ne diminue que peu. Il en est tout
autrement des vaches qui ont accompli leur développement
dans une mollesse et dans une oisiveté absolues; le plus souvent elles souffrent beaucoup lorsqu'on veut les habituer au
trait; de sorte que quelquefois elles diminuent de lait à tel
point qu'on se trouve réduit à opter entre ne plus faire usage
de ces bêtes, ou renoncer à en avoir une rente en lait. »

Pour accoutumer à l'attache les bêtes à cornes laissées libres jusqu'à un âge avancé, on doit d'abord leur mettre une
corde autour du cou ou autour des cornes, et les assujettir

ensuite à la crèche pendant qu'elles mangent et durant un instant seulement; on les accoutume ainsi graduellement à rester à leur place. On a besoin de moins de précautions pour les animaux qu'on a habitués à la chaîne dès leur première jeunesse.

L'âge auquel on doit faire travailler les bœufs varie selon la manière dont ils ont été nourris. On peut commencer de les atteler dès l'âge de 2 ou 3 ans, mais en les faisant travailler avec modération, afin de ne pas arrêter leur croissance, et en se rappelant qu'il suffit d'un jour d'excès de travail pour les ruiner; il est plus facile alors qu'à un âge plus avancé de les dresser et de corriger leur mauvais naturel. Ils ne doivent faire un travail suivi qu'à 4 ans; et ce n'est qu'à 5 qu'on peut sans leur nuire exiger d'eux tout ce qu'ils peuvent faire.

Pour dresser les bêtes à cornes, les accoutumer au joug ou au collier, on leur essayera plusieurs fois par jour le harnais qu'on laissera peu de temps en place; on les fixera ensuite à côté de bœufs forts et bien dressés. La première fois qu'ils auront le joug sur la tête, on les caressera, on leur donnera quelques friandises; une seconde fois on commencera à les faire marcher et plus tard on les attèlera à une voiture vide. Si l'on croit qu'il soit difficile de les retenir par des caresses, on les mettra à côté d'un compagnon, d'un bœuf capable de les empêcher d'exécuter des mouvements désordonnés. Cette précaution est nécessaire même pour habituer simplement les animaux à marcher avec le joug sur la tête; une fois qu'ils subissent cette contrainte sans résistance, leur dressage est à peu près terminé. Il suffit, du reste, qu'il y ait deux animaux réunis ensemble par le joug; ils s'accordent rarement pour agir à la fois dans le même sens et on les maîtrise avec facilité.

Aussitôt que les jeunes animaux sont habitués à traîner une voiture vide, on les attèle à des voitures d'abord très-légèrement chargées, mais sur lesquelles on met ensuite des fardeaux de plus en plus lourds; il ne faut pas de longtemps les mettre dans le cas d'employer toute leur force, d'abord pour ne pas les rebuter, les rendre rétifs, et ensuite pour ne pas leur faire contracter des efforts. Avec ces précautions, le bétail s'accoutumera à surmonter les fardeaux auxquels il sera attelé et fera toujours ce qu'on exigera de lui.

Il est plus difficile d'accoutumer les bœufs à tracer des sillons droits, à tourner la charrue sans être précédés d'un bouvier, qu'à tirer le char; c'est encore en les faisant labourer avec des animaux bien dressés qu'on les accoutumera à faire ces divers services.

L'agriculture est, comme toutes les industries, intéressée à exécuter les travaux avec économie, et c'est une condition de réussite qui lui manque dans la plupart de nos compagnes. Mais la lenteur excessive de la plupart de nos attelages provient de la manière dont ils ont été dressés et de la mauvaise nourriture qu'on leur donne. On confie le plus souvent le soin du dressage à des valets sans intelligence et sans activité, qui, sous prétexte de ménager les animaux, s'adonnent à leur indolence.

En accoutumant les animaux à une marche plus rapide, non-seulement on leur ferait faire plus de travail, mais on les soulagerait; car il faut moins de force pour traîner rapidement une voiture que pour la mener lentement; et les bœufs attelés à la charrue feraient leur travail en moins de temps et se fatigueraient moins.

Il faut, autant que possible, en dressant les animaux, les appareiller, réunir sous le même joug ceux qui sont du même âge, qui ont une force égale, qui sont également ardents au travail et prompts à prendre leur repas. De ces conditions dépendent la santé des bœufs et le bénéfice de leur entretien.

Il faut enfin accoutumer les animaux à changer souvent de compagnon de travail, et les mettre tantôt à droite, tantôt à gauche du timon, afin de les habituer à tirer avec les deux cornes alternativement, et de pouvoir employer des bœufs de rechange pour remplacer les malades ou pour donner, de temps en temps, quelques jours de repos aux animaux les plus fatigués, sans laisser le bouvier inoccupé.